Günter Köhler, Matthias Evert

Uterine Sarkome und Mischtumoren

Günter Köhler, Matthias Evert

Uterine Sarkome und Mischtumoren

Handbuch und Bildatlas zur Diagnostik und Therapie

de Gruyter
Berlin · New York

Autoren:

Prof. Dr. med. Günter Köhler
Ernst-Moritz-Arndt-Universität Greifswald
Klinik für Frauenheilkunde und Geburtshilfe
Wollweberstr.1-3
17475 Greifswald
Email: Koehlerg@uni-greifswald.de

Prof. Dr. med. Matthias Evert
Institut für Pathologie
Ernst-Moritz-Arndt-Universität Greifswald
Friedrich-Loeffler-Strasse 23e
17475 Greifswald
Email: matthias.evert@uni-greifswald.de

Das Buch enthält 55 Abbildungen und 5 Tabellen.

ISBN 978-3-11-021380-5

Bibliografische Information der Deutschen Nationalbibliothek

Die deutsche Nationalbibliothek verzeichnet diese Publikation in der Deutschen Nationalbibliografie; detaillierte bibliografische Daten sind im Internet über http://dnb.d-nb.de abrufbar.

Projektplanung und -management:
Dr. Petra Kowalski.
Herstellung: Manfred Link.
Satz: BlackArt, Berlin.
Produktion: NEUNPLUS1, Berlin.
Druck/Binden: Strauss GmbH, Mörlenbach.
Einbandgestaltung: deblik, Berlin.

Printed in Germany.

Vorwort

Über die seltenen uterinen Tumoren, insbesondere die klinisch so wichtigen Sarkome, existiert keine zusammenfassende Monographie, aber eine Unzahl von teilweise widersprüchlichen Publikationen und kleineren Studien. Aufgrund der geringen Zahl aussagekräftiger Studien gibt es auch keinerlei Therapiestandards und Leitlinien. Hilfreich sind allerdings die 2009 erschienenen „NCCN-Practice-Guidelines in Oncology". Die dort enthaltenen Therapieempfehlungen betreffen aber entweder alle uterinen Sarkome oder sie beziehen sich nur auf das endometriale Stromasarkom oder das undifferenzierte Sarkom (undifferenziertes endometriales Sarkom) und das Leiomyosarkom. Die Adenosarkome werden nicht berücksichtigt und die Karzinosarkome werden unter den Endometriumkarzinomen besprochen. Die NCCN-Guidelines basieren, wie dort formuliert, auf einer „lower-level evidence". Sie können somit nicht als Grundlage einer „evidence-based therapy" angesehen werden.

In dem vorliegenden Handbuch wurde versucht aus der Gesamtschau der bis Juni 2009 verfügbaren Literatur und Studien und aus einer jahrelangen Beratungstätigkeit im Rahmen der Greifswalder Einrichtung als deutsches klinisches Kompetenzzentrum für uterine sarkome und Mischtumoren einen „roten Faden" für die praktische Arbeit herauszuarbeiten. Besonderer Wert wurde darauf gelegt, sich dahingehend festzulegen, welche therapeutischen Maßnahmen zurzeit nicht als Standard angesehen werden können, bzw. als wirkungslos betrachtet werden müssen. Die ab 2009 geltende FIGO-Stadieneinteilung wurde schon berücksichtigt und die Daten aus Studien und Publikationen wurden, soweit dies möglich war, an das neue System adaptiert.

Wie für den Kliniker stellen die Sarkome und andere mesenchymale Tumoren des Uterus auch für den Pathologen eine ganz besondere Herausforderung dar, die mit zahlreichen diagnostischen und differentialdiagnostischen Fallen sowie Klassifizierungsproblemen behaftet ist. Obwohl deswegen eine vergleichsweise ausführliche pathologisch-anatomische Beschreibung der unterschiedlichen Tumoren mit aufgenommen wurde, besteht die Grundidee dieses Buches dennoch darin, ein Leitfaden zur Entscheidungsfindung für den behandelnden Gynäkologen und Onkologen zu sein.

Die Monographie hat ihre Wurzeln in dem von Prof. Dr. D. Elling (Berlin) und Chefarzt Dr. G.-P. Breitbach (Neunkirchen/Saar) begründeten und mit viel Engagement geleiteten Kasseler Zertifizierungskurs „Onkologische Diagnostik und Therapie – Bereich Gynäkologie – Intensivkurs der AGO in Kooperation mit der NOGGO und dem BNGO".

Die vorliegende Publikation hätte nicht entstehen können, wenn nicht für die Autoren ein optimales Klima innerhalb und zwischen den beiden nachstehend genannten Einrichtungen der Universität Greifswald bestehen würde. Dafür sei den Herren Prof. Dr. Marek Zygmunt (Direktor der Klinik und Poliklinik für Frauenheilkunde und Geburtshilfe) und Prof. Dr. Frank Dombrowski (Direktor des Instituts für Pathologie) recht herzlich gedankt. Es ist der Wunsch der Autoren, dass das vorliegende Handbuch auch als ein Aufruf zur intensiven, verständnis- und vertrauensvollen Zusammenarbeit zwischen Klinikern und Pathologen verstanden wird.

Prof. Dr. G. Köhler
Klinik und Poliklinik für Frauenheilkunde und Geburtshilfe der Universität Greifswald

Prof. Dr. M. Evert
Institut für Pathologie der Universität Greifswald

Greifswald, Juli 2009

Inhaltsverzeichnis

Abkürzungen

AUC area under the curve
CT Computertomographie
FIGO Fédération Internationale de Gynécologie et d'Obstétrique (franz. „Internationale Vereinigung für Gynäkologie und Geburtkunde").
GCSF Granulozyten-Kolonie-stimulierender Fakor
GOG Gynecologic Oncology Group
H&E Hämatoxylin-Eosin-Färbung
LITT laserinduzierte Thermotherapie
MRT Magnetresonanztomographie
NCCN National Comprehensive Cancer Network
PET Positronenemissionstomographie
SEER Surveillance, Epidemiology, and End Results
SIRT selektive interne Radiotherapie

1 Einleitung

Der Inhalt der Monographie fokussiert auf die malignen mesenchymalen Tumoren des Uterus einschließlich der mesenchymalen Tumoren mit unsicherer Dignität. Das Karzinosarkom (maligner Müller-Mischtumor) als gemischter epithelial-mesenchymaler Tumor wird an dieser Stelle mit besprochen, obgleich es sich mit hoher Sicherheit um eine besonders maligne Variante des Endometriumkarzinoms (▶ Kap. 4.3) handelt. Das Karzinosarkom verhält sich jedoch klinisch und prognostisch wie ein Sarkom und wird aufgrund dieser Eigenschaften in fast allen Studien und Publikationen dieser Entität zugerechnet.

Gutartige mesenchymale bzw. gemischte epithelial-mesenchymale Tumoren werden insoweit besprochen, als sie von Bedeutung für das Verständnis der malignen Formen sind oder diesen epidemiologisch, ätiologisch, pathogenetisch, pathologisch-anatomisch oder klinisch nahe stehen.

Trotz der Vielfalt der uterinen malignen mesenchymalen und Mischtumoren bestehen zahlreiche Gemeinsamkeiten in Ätiologie, Wachstum, Ausbreitung, Prognose, Symptomatik und Diagnostik sowie in der operativen, adjuvanten und palliativen Therapie. Dennoch gibt es zwischen den einzelnen Entitäten auch gravierende Unterschiede hinsichtlich Pathogenese, Prognose und systemischer Therapie, die der Kliniker kennen muss.

In den einzelnen Kapiteln wird klar zwischen auf den Uterus begrenzten, primär fortgeschrittenen und rezidivierten Tumoren hinsichtlich der operativen, adjuvanten und palliativen Therapie unterschieden. Der Begriff adjuvante Therapie wird entsprechend seiner Definition nur verwendet, wenn durch eine Operation Tumorfreiheit erreicht worden ist.

Das extrem seltene, vorrangig bei Kindern und in der Pubertät vorkommende Sarcoma botryoides gehört z. T. in das Fachgebiet der Kinderonkologie, bzw. in die Hände des Hämato-Onkologen. Als ebenfalls nicht epitheliale maligne Tumoren zählen die uterinen Lymphome nicht zur Gruppe der uterinen Sarkome. Beide Tumorentitäten werden hier nicht gesondert besprochen, aber bei notwendigen differentialdiagnostischen Erwägungen mit erwähnt.

1.1 Klassifizierung der malignen mesenchymalen und epithelial-mesenchymalen Tumoren des Uterus

Die **uterinen Sarkome** im engeren Sinne werden nur durch die **malignen mesenchymalen Tumoren** repräsentiert. Noch vor den gastrointestinalen Stromatumoren (GIST) stellen die uterinen Sarkome die häufigste und wichtigste Gruppe von Sarkomen in parenchymatösen Organen dar und werden den Weichteilsarkomen gegenüber gestellt. Die uterinen malignen mesenchymalen und epithelial-mesenchymalen Tumoren können nach unterschiedlichen Merkmalen eingruppiert werden. Für die klinische Arbeit ist nachfolgende Einteilung ausreichend:

Reine Sarkome enthalten nur Sarkomanteile (undifferenziertes uterines Sarkom, endometriales Stromasarkom, Leiomyosarkom, Rhabdomyosarkom, Chondrosarkom und, sehr selten, Liposarkom und Osteosarkom)

Mischtumoren enthalten benigne oder maligne epitheliale plus sarkomatöse Anteile (Adenosarkom, Karzinosarkom). Eine besondere Form mit einer benignen epithelialen und mesenchymalen Komponente, aber dennoch unklarer biologischer Wertigkeit, stellt das Adenofibrom dar.

Homologe Sarkome bestehen aus Gewebe, das normalerweise im Uterus vorkommt (endometriales Stroma, glatte Muskulatur, Bindegewebe und Gefäße).

Heterologe Sarkome bestehen aus uterusfremdem Gewebe (Knorpel, Knochen, quergestreifte Muskulatur, Fett). Dementsprechend können reine homologe oder reine heterologe Sarkome auftreten.

Mischtumoren können gleichfalls homologe oder heterologe Anteile enthalten. Der epitheliale Anteil bei Mischtumoren kann benigne oder maligne und die sarkomatöse Komponente kann vorherrschend („sarcomatous overgrowth“) sein. Unabhängig von der Herkunft können der sarkomatöse und/oder der epitheliale Anteil der Tumoren unterschiedlich stark differenziert bzw. entdifferenziert sein. Die offizielle WHO-Klassifikation (17) der uterinen mesenchymalen Tumoren ist in ▶ Tab. 1.1 wiedergegeben.

Tab. 1.1 WHO-Klassifikation der mesenchymalen Tumoren des Uterus

Mesenchymal tumours (mesenchymale Tumoren)
Endometrial stromal and related tumours (endometriale Stroma- und verwandte Tumoren)
- Endometrial stromal sarcoma, low-grade (endometriales Stromasarkom, low-grade)
- Endometrial stromal nodule (endometrialer Stromaknoten)
- Undifferentiated endometrial sarcoma (undifferenziertes endometriales Sarkom)

Smooth muscle tumours (glattmuskuläre Tumoren)
- Leiomyosarcoma (Leiomyosarkom)
    - epithelioid variant (epitheloide Variante)
    - myxoid variant (myxoide Variante)
- Smooth muscle tumour of uncertain malignant potential (glattmuskulärer Tumor mit unsicherem malignen Potential)
- Leiomyoma, not otherwise specified (Leiomyome, nicht anderweitig spezifiziert)
    - histological variants (histologische Varianten)
        - mitotically active variant (mitotisch aktive Variante)
        - cellular variant (zellreiche Variante)
        - haemorrhagic cellular variant (hämorrhagische zellreiche Variante)
        - epithelioid variant (epitheloide Variante)
        - myxoid variant (myxoide Variante)
        - atypical variant (atypische Variante)
        - Lipoleiomyoma variant (Lipoleiomyomvariante)
    - growth pattern variants (Varianten im Wachstumsmuster)
        - diffuse Leiomyomatosis (diffuse Leiomyomatosis)
        - intravenous Leiomyomatosis (intravenöse Leiomyomatose)
        - metastasizing leiomyoma (metastasierendes Leiomyom)

Miscellaneous mesenchymal tumours (mesenchymale Mischtumoren)
- Mixed endometrial stromal and smooth muscle tumour (gemischter endometrialer stromaler und glattmuskulärer Tumor)
- Perivascular epithelioid cell tumour (perivaskulärer epitheliodzelliger Tumor)
- Adenomatoid tumour (Adenomatoidtumor)
- other malignant mesenchymal tumours (andere maligne mesenchymale Tumoren)
- other benign mesenchymal tumours (andere gutartige mesenchymale Tumoren)

Mixed epithelial and mesenchymal tumours (gemischte epithelial-mesenchymale Tumoren)
- Carcinosarcoma (malignant müllerian mixed tumour; metaplastic carcinoma) (Karzinosarkom – maligner Müller-Mischtumor, metaplastisches Karzinom)
- Adenosarcoma (Adenosarkom)
- Carcinofibroma (Karzinofibrom)
- Adenofibroma (Adenofibrom)
- Adenomyoma (Adenomyom)
- Atypical polypoid variant (atypische polypoide Varianten)

1.2 Epidemiologie, Ätiologie und Pathogenese

Die Sarkome des Uterus repräsentieren ungefähr 8 % aller uterinen und weniger als 1 % aller gynäkologischen Malignome. Von 10.000 Frauen erkranken etwa 2 an einem uterinen Sarkom. Die **Inzidenz** hat im letzten Jahrzehnt zugenommen. Als Ursache werden höheres Alter, verbesserte Diagnostik und die Einnahme von Tamoxifen diskutiert. Am häufigsten sind Karzinosarkome, gefolgt von Leiomyosarkomen, Stromasarkomen und Adenosarkomen.

Eine bis zu 40 Jahre zurückliegende **Bestrahlung** des kleinen Beckens gilt, mit Ausnahme des Leiomyosarkoms, seit langem als Risikofaktor für die Entstehung von gynäkologischen Sarkomen. Die meisten im kleinen Becken lokalisierten postradiologischen Sarkome sind allerdings Osteosarkome (16). Zunehmende Bedeutung gewinnt als ätiologischer Faktor die Einnahme von **Tamoxifen** zur Prophylaxe und adjuvanten Therapie des Mammakarzinoms. Das Risiko beginnt bereits nach einjähriger Anwendung von 20 mg/d und steigt mit der Einnahmedauer kontinuierlich an. Sarkome werden noch 10 Jahre nach Absetzen des Tamoxifens beobachtet. Betroffen sind alle homologen uterinen Sarkome und die malignen Mischtumoren (2, 9). Als pathogenetischer Faktor wurde ursprünglich die inhärente estrogene Wirkung des Tamoxifens vermutet. Eher ist jedoch ein mutagener Effekt anzunehmen, zumal unter bzw. nach Tamoxifen auch vermehrt nicht-endometrioide Estrogenrezeptor-negative Endometriumkarzinome beobachtet werden. Zudem konnte für das Karzinosarkom experimentell nachgewiesen werden, dass die Tumorigenese des Tamoxifens nicht über den Estrogenrezeptor läuft (1). Obgleich der Lebensgewinn durch eine adjuvante Tamoxifentherapie beim Mammakarzinom deutlich höher liegt, als die Sterberate an tamoxifenbedingten malignen Uterustumoren, sollten die Patientinnen über diese seltene, aber bedeutungsvolle Nebenwirkung aufgeklärt werden. Die zurzeit verfügbaren Daten weisen darauf hin, dass der selektive Estrogenrezeptor-Modulator (SERM) **Raloxifen** in der Ätiologie der Sarkome keine Rolle spielt (6). Möglicherweise ist auch das Mammakarzinom per se mit einer erhöhten Sarkominzidenz assoziiert. Beim Karzinosarkom findet sich häufig ein mutiertes p53 und in einigen Fällen lässt sich eine erbB2-Mutation nachweisen. Auf die spezielle Pathogenese der einzelnen Entitäten wird in den entsprechenden Kapiteln eingegangen.

1.3 Stadieneinteilung

Bis zum Jahr 2008 gab es eine gemeinsame Stadieneinteilung, die sich auf alle uterinen Sarkome einschließlich der Karzinosarkome bezog. Verwendet wurde eine leicht abgewandelte oder die originale Stadieneinteilung des Endometriumkarzinoms. Die alte Einteilung wird zum Verständnis der bis zum aktuellen Zeitpunkt erschienenen Literatur an dieser Stelle noch einmal dargestellt (▶ Tab. 1.2).

Tab. 1.2 Stadieneinteilung der uterinen Sarkome, nach FIGO (bis 2008)

I	Sarkom ist auf das Korpus begrenzt
II	Sarkom befällt Korpus und Zervix
III	Sarkom hat sich außerhalb des Uterus, aber nicht außerhalb des kleinen Beckens ausgebreitet
IV	Sarkom hat sich außerhalb des kleinen Beckens ausgebreitet oder befällt die Blasen- und/oder Rektumschleimhaut

Eine Unterteilung des Stadium I in ein Stadium I A/B/C war bestenfalls beim Karzinosarkom sinnvoll. Bei den stromalen Sarkomen und dem Leiomyosarkom war sie eher irreführend, da diese auch innerhalb des Myometriums oder in der Zervix entstehen können. Mitunter wurde das Stadium III noch in ein Stadium IIIA mit Befall der Uterusserosa und/oder der Adnexe und in ein IIIB mit Befall der pelvinen und/oder paraaortalen Lymphknoten unterteilt (IIIB des Sarkoms entsprach beim Endometriumkarzinom dem Stadium IIIC). Auch das Stadium IV wurde in Analogie zum Endometriumkarzinom von manchen Autoren in ein Stadium IVA (Befall der Blasen und/oder Rektumschleimhaut) und IVB (extrapelvine Metastasen) aufgetrennt.

Seit 2009 unterliegen die unterschiedlichen Sarkome einer neuen Einteilung, die dringend erforderlich war, aber nicht alle Probleme lösen kann (5). Die neuen, auf die einzelnen Entitäten zugeschnittenen Stadieneinteilungen werden in den entsprechenden Kapiteln gesondert abgehandelt. Die ab 2009 geltende Stadieneinteilung wirft allerdings neue Probleme auf (▶ Kap. 1.6).

1.4 Diagnostik

Für die Diagnostik und Systematisierung hat bei den Sarkomen die Bestimmung der Zahl der Mitosen eine besondere Bedeutung. Sie wird als **Mitosenzahl**/10 HPF angeben (10 HPF = 10 high-power-fields = Auswertung von 10 Feldern mit einer 400fachen mikroskopischen Vergrößerung Okular 10, Objektiv 40). Näheres, auch zu den wichtigen Tumornekrosen und den nukleären bzw. zytologischen Atypien, ist beim Leiomyosarkom (▶ Kap. 3.6) beschrieben. Die Zahl der Mitosen korreliert nicht bei allen uterinen Sarkomen zwangsläufig mit der Prognose.

Nicht selten liegt schon bei der Primärdiagnose eine Metastasierung vor. Vor einer geplanten Therapie soll deshalb ein bildgebendes Staging von Becken, Abdomen und Thorax mittels CT oder MRT erfolgen. Für die Anwendung eines PET gibt es gegenwärtig keine Berechtigung (14). Es gibt außer beim Karzinosarkom zurzeit keine klinisch brauchbaren Tumormarker.

1.5 Prognose

Die uterinen Sarkome haben in ihrer Gesamtheit eine **ungünstige Prognose**. Die mediane Zeit bis zum Auftreten von Rezidiven beträgt 14 Monate. Bereits das 1-Jahres-Gesamtüberleben beträgt nur 61 %, das entsprechende krankheitsfreie Überleben 47 %. Das 5-Jahres-Gesamtüberleben aller Sarkome aller Stadien ist mit 17,5 % extrem schlecht. Dennoch gibt es zwischen den einzelnen Entitäten erhebliche Unterschiede in der Prognose. So hat das endometriale Stromasarkom und das Adenosarkom ohne „sarcomatous overgrowth" sogar eine sehr gute Prognose. Insgesamt scheinen Frauen unter 50 Jahren eine bessere Prognose zu haben, während sich nach neueren Untersuchungen eine steigende Parität eher ungünstig auswirkt (7). Hauptursache für die schlechte Prognose ist die sehr frühzeitige, oft schon bei der Erstdiagnose vorhandene okkulte oder klinische **Fernmetastasierung** bei den meisten Sarkomen. Auch die Erstrezidive manifestieren sich bei 73 % als isolierte Fernmetastasen oder in Kombination mit lokalen Rezidiven (13). In zahlreichen retrospektiven, prospektiven und randomisierten Studien konnte bislang nicht nachgewiesen werden, dass eine **Lymphonodektomie** oder eine adjuvante Chemo- bzw. Strahlentherapie einen statistisch signifikanten Einfluss auf das Gesamtüberleben ausübt. In Übereinstimmung mit den retroperitonealen Sarkomen (3) sind verbleibende makroskopische Tumorreste und positive Resektionsränder unabhängige prädikative Faktoren für ein verkürztes Überleben. Auch in der palliativen Situation ist eine **allgemeine Chemoresistenz** augenfällig. Sie findet ihren Ausdruck in einer niedrigen Remissionsrate bis zu einer fast kompletten Unwirksamkeit einzelner Chemotherapeutika und/ oder in den außerordentlich kurzen progressionsfreien Intervallen von meist noch unter der Behandlung versagender zunächst effektiver Substanzen. Die Resistenz ist ein Charakteristikum des Sarkoms, zumal auch bei den Karzinosarkomen die sarkomatöse Komponente für ein schlechtes Ansprechen verantwortlich zu sein scheint (12).

Aufgrund der besonders schwierigen Situation und der noch bestehenden Unklarheiten betreffs des gesamten Therapiespektrums ist es dringend erforderlich diese Patientinnen in adäquate Studien einzubringen.

1.6 Probleme

Die Seltenheit der uterinen Sarkome und ihre Vielfalt sind wesentliche Ursachen für das **Fehlen fundierter randomisierter Studien mit größeren Fallzahlen, die sich auf eine einzelne Sarkomentität beziehen**. Daten zur Chemotherapie stammen z. T. aus randomisierten Studien zu Weichteilsarkomen, in die uterine Sarkome lediglich mit eingeschlossen wurden. Die beiden einzigen randomisierten Phase III-Studien zur adjuvanten Chemotherapie bzw. zur postoperativen Strahlentherapie beziehen sich auf alle uterinen Sarkome. Umfangreichere retro- und prospektive Studien, die nur eine Entität untersuchen, umfassen fast ausnahmslos alle Tumorstadien, mit mehrheitlich fortgeschrittenen und metastasierten Fällen. Folglich finden sich unter einer als adjuvant bezeichneten Therapiestudie häufig auch palliative Behandlungen. Die gewonnenen Resultate bedürfen dementsprechend einer kritischen Wertung. Randomisierte Studien zum operativen Vorgehen liegen nicht vor.

Die in jüngster Zeit publizierten, retrospektiv erhobenen **SEER-Daten** (Data from the National Cancer Institute: **S**urveillance, **E**pidemiology, and **E**nd **R**esults) mit relativ großen Fallzahlen zu den einzelnen Entitäten müssen wegen zahlreicher teils schwerwiegender **BIAS** mit großer Zurückhaltung interpretiert werden. Sie zeigen dennoch Trends auf und können für schwierige Entscheidungsfindungen unterstützend herangezogen werden.

Eine Auswertung der Sarkome wird weiterhin dadurch erschwert, dass sich die **Klassifikation in den letzten beiden Jahrzehnten mit erheblichen Folgen auf die prognostische Einschätzung mehrfach geändert** hat. Das ist z. T. dadurch bedingt, dass die Diagnose und Differentialdiagnose der einzelnen Sarkome für den Pathologen außerordentlich schwierig sein kann und kaum eine andere Tumorkategorie des Uterus eine derartige Quelle diagnostischer, therapeutischer und prognostischer Unsicherheiten ist (8). Einzelheiten sind bei den Sarkomentitäten besprochen und können vertiefend in den Handbüchern für gynäkologische Pathologie nachgelesen werden (4, 8, 11, 18).

Ein weiteres erhebliches Problem für die Auswertung von Studien stellt die **2009 eingeführte neue Stadieneinteilung** (5) dar. Während z. B. das Stadium II der alten Einteilung noch ein auf den Uterus begrenztes, wenn auch auf die Zervix übergegriffenes oder dort entstandenes Sarkom beinhaltet, repräsentiert das aktuelle Stadium II eine extrauterine, wenn auch auf das Becken beschränkte Erkrankung. Eine dramatische Veränderung hat auch das Stadium III erfahren. Die bis zum Zeitpunkt der Verfassung des Manuskripts erschienen Publikationen und Studien beziehen sich ausnahmslos auf die alte Stadieneinteilung. Aus diesem Grund wird sich bei der Besprechung der endometrialen Sarkome bei numerischer Nennung eines Stadiums prinzipiell auf die alte Einteilung bezogen.

Die Veränderungen in der Stadieneinteilung sind für das Karzinosarkom weniger einschneidend, das nach der aktuell geltenden Einteilung für Endometriumkarzinome eingestuft wird (5). Auf die Einzelheiten wird beim Karzinosarkom (▶ Kap. 4.3) eingegangen.

Insgesamt lässt sich aus der Fülle der Literatur, auch unter dem Aspekt einer neuen Stadieneinteilung, dennoch ein roter Faden für die Diagnostik und Therapie ableiten, wenn auch wenig wirklich gesicherte Daten im Sinne einer „evidenced" basierten Medizin vorliegen.

1.7 Therapieempfehlungen

Im deutschen Sprachraum existieren zurzeit keine Leitlinien zur Therapie der uterinen Sarkome und Mischtumoren. Die in dieser Monographie ausgesprochenen Therapieempfehlungen basieren auf wenigen randomisierten Studien zu den uterinen Sarkomen, vor allem aber auf zahlreichen retrospektiven Untersuchungen und Analysen, zu denen auch die SEER-Daten gehören (▶ s. o).

In den mehrfach zitierten aktuellen **NCCN-Practice-Guidelines** in Oncology von 2009 (10) betreffen die Therapieempfehlungen entweder alle uterinen Sarkome oder sie beziehen sich entweder nur auf das endometriale Stromasarkom (low-grade endometriales Stromasarkom) oder das high-grade undifferenzierte Sarkom (undifferenziertes endometriales Sarkom) und das Leiomyosarkom. Die Adenosarkome werden nicht berücksichtigt. Diese Guidelines sind in eine höherwertige **Category-2A-** (based on lower-level evidence and there is uniform NCCN consensus) oder eine niedrigere **Category-2B-Empfehlung** (based on lower-level evidence and there is nonuniform NCCN consensus but no major disagreement) unterteilt. Die Empfehlungen (recommendations) basieren in hohem Maße auf z. T. sehr kleinen retrospektiven Studien und sind daher nicht als Grundlage einer „evidence based therapy" anzusehen. Einen höheren Stellenwert besitzt dagegen eine auch im Zusammenhang mit den uterinen Sarkomen mehrfach ausgesprochene **Category-3-Empfehlung** (based on any level of evidence but reflects major disagreement) In den NCCN-Guidelines sind die aktuellen Daten der randomisierten Studie zur postoperativen Bestrahlung (15) von uterinen Sarkomen noch nicht aufgenommen. Entsprechende NCCN-Empfehlungen zur Bestrahlung müssen daher sehr kritisch gewertet werden. Glücklicherweise ergeben sich gerade aus der zitierten randomisierten Studie (15) Therapieempfehlungen zur postoperativen Strahlenbehandlung der uterinen Sarkome, die auf einer relativ sicheren wissenschaftlichen Basis stehen.

Die im vorliegenden Handbuch gegebenen Empfehlungen zu den systemischen Therapien beziehen sich nur auf die anzuwendenden Zytostatika in der wirksamen Dosierung und gegebenfalls Kombiation sowie auf das Applikationsintervall. Einzelheiten sowohl betreffs einer Hydrierung, der Gabe von Wachstumsfaktoren, Protektiva und Supportiva als auch zu möglichen Komplikationen bzw. zur Toxizität müssen in den einschlägigen Publikationen nachgelesen werden. Das Gleiche gilt für die vorgeschlagenen hormonellen Maßnahmen.

1.8 Literatur

1. Amant, F., Lottering, M.-L., Joubert, A., Thaver, V., Vergote, I., Lindeque, B. G.: 2-Methoxyestradiol strongly inhibits human uterine sarcomatous cell growth. Gynecol. Oncol. 91 (2003) 299–308
2. Arenas, M., Rovirosa, A., Hernández, V., Ordi, J., Jorcano, S., Mellado, B., Biete, A.: Uterine sarcomas in breast cancer patients treated with tamoxifen. Int. J. Gynecol. Cancer 16 (2006) 861–865
3. Bonvalot, S., Rivoire, M., Castaing, M., Stoeckle, E, Le Cesne, A., Blay, J. Y., Laplanche, A.: Primary retroperitoneal sarcomas: a multivariate analysis of surgical factors associated with local control. J. Clin. Oncol. 27 (2009) 31–37
4. Clement, P. B., Young, R. H.: Atlas of gynaecologic surgical pathology. Elsevier Saunders 2008
5. FIGO Committee on Gynecologic Oncology: FIGO staging for uterine sarcomas. Int. J. Gynecol. Obstet. 104 (2009) 179
6. Jolly, E. E., Bjarnason, N. H., Neven, P., Plouffe, L. jr., Johnston, C. C. jr., Watts, S. D., Arnaud, C. D., Mason, T. M. Crans, G., Akers, R., Draper, M. W.: Prevention of osteoporosis and uterine effects in postmenopausal women taking raloxifene for 5 years. Menopause 10 (2003) 337–344
7. Koivisto-Korander, R., Butzow, R., Koivisto, A.-M., Leminen, A.: Clinical outcome and prognostic factors in 100 cases of uterine sarcoma: Experience in Helsinki University Central Hospital 1990 – 2001. Gynecol. Oncol. 111 (2008) 74 – 81
8. Löning, T.: Funktionelle Morphologie und Pathologie des Myometriums. In: Löning, T., Riethdorf, L. (Hrsg.): Pathologie der weiblichen Genitalorgane III – Pathologie des Uterus der Vagina und Vulva. Springer, Berlin - Heidelberg - New York 2001, 652–704
9. Moinfar, F., Azodi, M., Tavassoli, F. A.: Uterine sarcomas. Pathology 39 (2007) 55–71
10. National Comprehensive Cancer Network: NCCN Practice Guidelines in Oncology – V.2..2009, Uterine neoplasms. www.nccn.org
11. Nucci, M. R., Quade, B. J.: Uterine mesenchymal tumors. In: Crum, Ch. P., Lee, K. R. (eds.): Diagnostic gynecologic and obstetric pathology. Elsevier Saunders 2006, 611–673
12. Ozguroglu, M., Bilici, A., Ilvan, S., Turna, H., Atalay, B., Mandel, N., Sahinler, I.: Determining predominating histologic component in malignant mixed müllerian tumors: is it worth it? Int. J. Gynecol Cancer 18 (2008) 809–812
13. Pautier, P., Genestie, C., Rey, A., Morice, P., Roche, B., Lhomme, C., Haie-Meder, C.; Duvillard, P.: Analysis of clinicopathologic prognostic factors for 157 uterine sarcomas and evaluation of a grading score validated for soft tissue sarcoma. Cancer 88 (2000) 1425–1431
14. Reed, N. S.: The management of uterine sarcomas. Clin. Oncol. 20 (2008) 470–478
15. Reed, N. S., Mangioni, C., Malmström, H., Scarfone, G., Poveda, A., Pecorelli, S., Tateo, S., Franchi, M., Jobsen, J. J., Coens, C., Teodorovic, I., Vergote, I., Vermorken, J. B.: Phase III randomised study to evaluate the role of adjuvant pelvic radiotherapy in the treatment of uterine sarcomas stages I and II: an European organisation for research and treatment of cancer gynaecological cancer group study (protocol 55874). Eur. J. Cancer 44 (2008) 808–818
16. Sheppard, D. G., Libshitz, H. I.: Post-radiation sarcomas: a review of the clinical and imaging features in 63 cases. Clin. Radiol. 56 (2001) 22–29
17. Tavassoli, F. A., Devilee, P. (Eds.): Word Health Organization Classification of Tumours. Pathology and Genetics of Tomours of the Breast and Female Genital Organs. IARC Press: Lyon 2003
18. Zaloudek, C., Hendrickson, M. R.: Mesenchymal tumors of the uterus. In: Kurman, R. J. (ed.): Blaustein's pathology of the female tract. Fifth Ed. Springer 2002, 561–615

2 Tumoren des endometrialen Stromas und stromale Sarkome

2.1 Benigne Tumoren des endometrialen Stromas – endometrialer Stromaknoten (benigner Stromaknoten)

2.1.1 Klinik und Diagnostik des endometrialen Stromaknotens

Vom endometrialen Stroma können benigne und maligne Tumoren ausgehen. Der wichtigste benigne Tumor ist der endometriale Stromaknoten. Wegen der engen Verwandtschaft und der Verwechslungsmöglichkeit mit dem endometrialen Stromasarkom muss der endometriale Stromaknoten an dieser Stelle mit besprochen werden.

Epidemiologie, Ätiologie und Pathogenese

Endometriale Stromaknoten werden zwischen dem 23.–75. Lebensjahr beobachtet. Das mediane Alter der betroffenen Frauen liegt bei 47 Jahren. Die Entstehung aus einer Endometriose gilt für die Läsionen ohne Verbindung zum Endometrium als sehr wahrscheinlich.

Makroskopischer Befund

Der Stromaknoten wächst vorrangig intramural expandierend und komprimiert auch makroskopisch das umgebende Myometrium und eventuell Endometrium. Der Tumor erscheint dadurch gut abgegrenzt und imponiert auf der eher glatten, fleischig erscheinenden Schnittfläche meist gelblich bzw. bräunlich, aber auch weiß, wobei zystische Strukturen vorkommen können. Fokale Nekrosen sind möglich. Die Masse der Tumoren ist nur wenige mm groß. Selten treten sie multipel auf oder werden größer als 15 cm. Ein polypoides Vorwachsen in das Cavum uteri ist möglich.

Mikroskopischer Befund

Feingeweblich besitzt der endometriale Stromaknoten eine starke Ähnlichkeit mit einem proliferativen Stroma. Die Kompression des Myometriums ist durch das verdrängende Wachstum meist gut erkennbar. Der Tumor ist auf Grund der fehlenden Infiltration auch feingeweblich relativ scharf zum Myometrium abgegrenzt (▶ Abb. 2.1A). Bis zu 3 mm tiefe Zellinvasionen in das Myometrium können jedoch vorkommen. Man spricht in diesem Fall von einem **endometrialen Stromatumor mit limitierter Infiltration** (2). Kleine satellitenartige Tumoren innerhalb einer 9 mm-Zone kommen vor. Blut- und Lymphgefäßinvasionen werden definitionsgemäß nicht beobachtet. **Zysten und infarktartige Nekrosen** werden bei bis zu 60 % der Tumoren verzeichnet, mitunter findet man myxoide und verschiedene Differenzierungen glattmuskulärer und keimsstrangähnlicher Komponenten. Obgleich der Tumor vom Endometrium abstammt, kann er komplett innerhalb des Myometriums liegen.

In den meisten Fällen liegen **keine oder weniger als 3 Mitosen/10 HPF** vor. Bis zu 15 Mitosen/10 HPF sind beschrieben (5). Die Zahl der Mitosen ist für die Diagnose Stromaknoten nicht relevant und korreliert nicht mit der Prognose. Der Stromaknoten exprimiert immunhistochemisch in hohem Maße **Estrogen- und Progesteronrezeptoren, Vimentin und CD10**, i. d. R. aber **nicht Desmin oder Caldesmon**. In seltenen Fällen lässt sich morphologisch eine glattmuskuläre, skelettmuskuläre oder keimstrangähnliche (sex cord-like) Differenzierung mit entsprechend aberrantem Immunophänotyp nachweisen, was die Abgrenzung zu den entsprechenden anderen Entitäten schwierig machen kann.

Symptome und Befunde

Insbesondere kleine Stromaknoten sind nicht selten Zufallsbefunde in einem Hysterektomiepräparat. Klinisch stehen sonst **Uterusvergrößerung, Menorrhagien** und evtl. **Zusatzblutungen** im Vordergrund. Gelegentlich sind abdominelle Schmerzen verbunden mit einem vergrößerten Uterus das einzige Symptom. Prinzipiell ähneln die Symptome denen eines Leiomyoms.

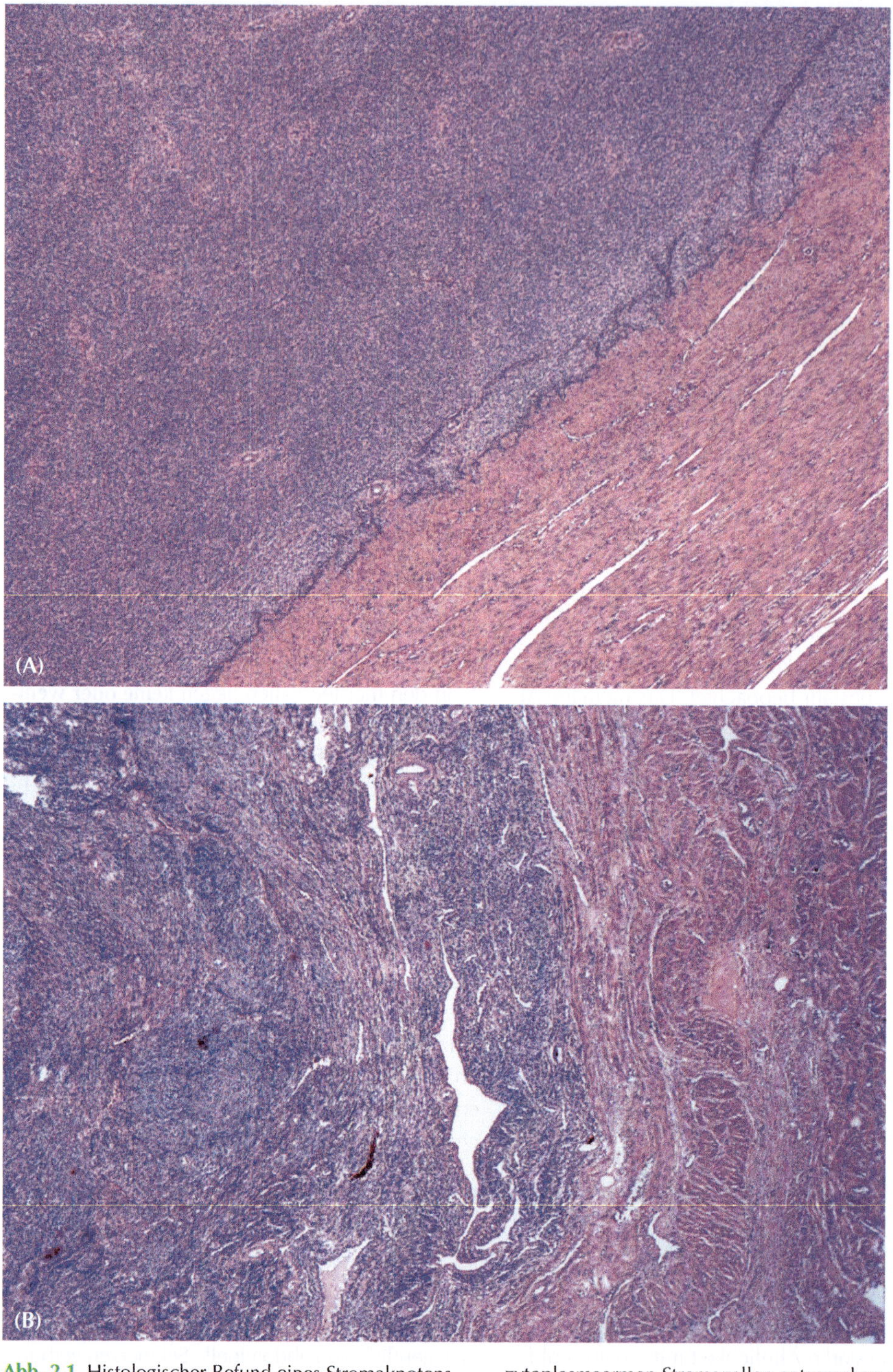

Abb. 2.1 Histologischer Befund eines Stromaknotens und Differentialdiagnose zum Leiomyom.
(**A**) Typischerweise scharfe Begrenzung des Stromaknotens (oben links) zum Myometrium (unten rechts). Die zytoplasmaarmen Stromazellen entsprechen morphologisch denen des endometrialen Stromasarkoms. (**B**) Ein zellreiches Leiomyom kann ähnlich aussehen und muss immunhistochemisch ausgeschlossen werden

Diagnostik

Wegen der Blutungsstörungen besteht die Diagnostik vorrangig aus einer Hysteroskopie in Kombination mit einer gezielten Biopsie bzw. einer Abrasio.

Differentialdiagnose

Bei intramuraler Entwicklung wird der Stromaknoten prä- und intraoperativ meist mit einem **Myom** verwechselt. Er ist jedoch weicher als letzteres, von bräunlich-gelblicher Farbe und hat keine Kapsel. Die Schnittfläche erscheint aufgrund der fehlenden verwirbelten Struktur glatter als beim Myom.

Wölbt sich der Stromaknoten polypös in das Uteruskavum vor, ist makroskopisch eine Verwechslung mit einem **Endometriumkarzinom** oder einem **Polypen** möglich. Die bedeutendste Differentialdiagnose stellt das **endometriale Stromasarkom** dar. Im Abrasionsmaterial kann die Unterscheidung zu diesem Tumor und zu einem **zellulären Leiomyom** (▶ Abb. 2.1B) schwierig sein. Letzteres ist jedoch durch dickwandige Gefäße charakterisiert. Im Gegensatz zum zellulären Leiomyom exprimieren Stromaknoten häufig CD10, während sich in Zellen des zellreichen Leiomyoms im Gegensatz zum Stromaknoten wiederum Desmin darstellen lässt. In diesem Zusammenhang können auch die **uterinen Tumoren** genannt werden, **die keimstrangähnliche Elemente aufweisen** (▶ Abb. 2.2). Diese Tumoren können sich sowohl vom uterinen Stroma als auch vom Myometrium ableiten, oft besitzen sie eine gemischte Differenzierung. Es gibt Indizien, dass Tumoren mit einer glattmuskulären Differenzierung einen günstigeren Verlauf zeigen, die Seltenheit dieser Tumoren lässt aber noch keine endgültigen Schlüsse zu. Eine weitere differentialdiagnostische Herausforderung stellt die so genannte **Stromatose** dar. Als Stromatose wird eine drüsenarme oder drüsenfreie Endometriose bezeichnet. Sie wird mitunter nach einer langen oder hochdosierten Gestagentherapie beobachtet (reaktive Stromatose, Stromapolyp) (3). Die Stromatose liegt meist auf der Oberfläche des Peritoneums und bildet keine eigentlichen Tumoren. An ihr können zyklische Veränderungen bzw. alte Einblutungen mit Hämosiderin beobachtet werden.

Klinischer Verlauf und Prognose

Der Stromaknoten ist ein benigner Tumor, er rezidiviert und metastasiert nicht (4). Die Prognose ist dementsprechend gut.

2.1.2 Therapie des endometrialen Stromaknotens

Primäre medikamentöse und konservative nichtoperative Therapie

Unabhängig davon, dass der Stromaknoten fast ausnahmslos eine postoperative Diagnose darstellt, sind keine primär medikamentösen und konservativen nicht-operativen Therapien bekannt.

Primäre Operation

Beim Stromaknoten ist eine **Hysterektomie** indiziert, da sonst selbst bei einer subtilen feingeweblichen Untersuchung eine Invasion in das Myometrium und somit ein endometriales Stromasarkom nicht sicher ausgeschlossen werden kann. Zusätzlich sprechen zytogenetische Untersuchungen dafür, dass der Stromaknoten möglicherweise als **Vorläufer des endometrialen Sarkoms** anzusehen ist.

Die Hysterektomie sollte abdominal erfolgen. Wenn die Integrität des Uterus bzw. Tumors nicht zerstört wird, ist eine vaginale oder eine laparoskopisch assistierte vaginale Hysterektomie möglich. Die **Entfernung der Adnexe** ist bei einem sicher diagnostizierten Stromaknoten nicht erforderlich. Unter dem Aspekt, dass sich hinter dem Stromaknoten ein endometriales Stromasarkom verbergen kann, sollte in der Prämenopause die Indikation zur Adnexektomie eher großzügig gestellt werden. Diese Empfehlung ist zurzeit umstritten (▶ Kap. 2.2.1.2). **Bei jungen Frauen mit Kinderwunsch ist eine lokale Exzision** möglich (4). Das Exzidat muss mit einem deutlichen myometrialen Saum versehen sein, um eine Infiltration nicht zu übersehen. **Präoperativ** sollte durch eine **Sonographie** ein klar umschriebener Tumor möglichst gesichert sein. Da die Diagnose präoperativ meist nicht bekannt ist, lässt sich die Forderung nach einem entsprechenden MRT-Befund nur selten realisieren.

Da mit den verfügbaren diagnostischen Methoden ein endometriales Stromasarkom präoperativ nicht ausgeschlossen werden kann, gibt es zur Operation keine Alternative. Wegen noch vieler of-

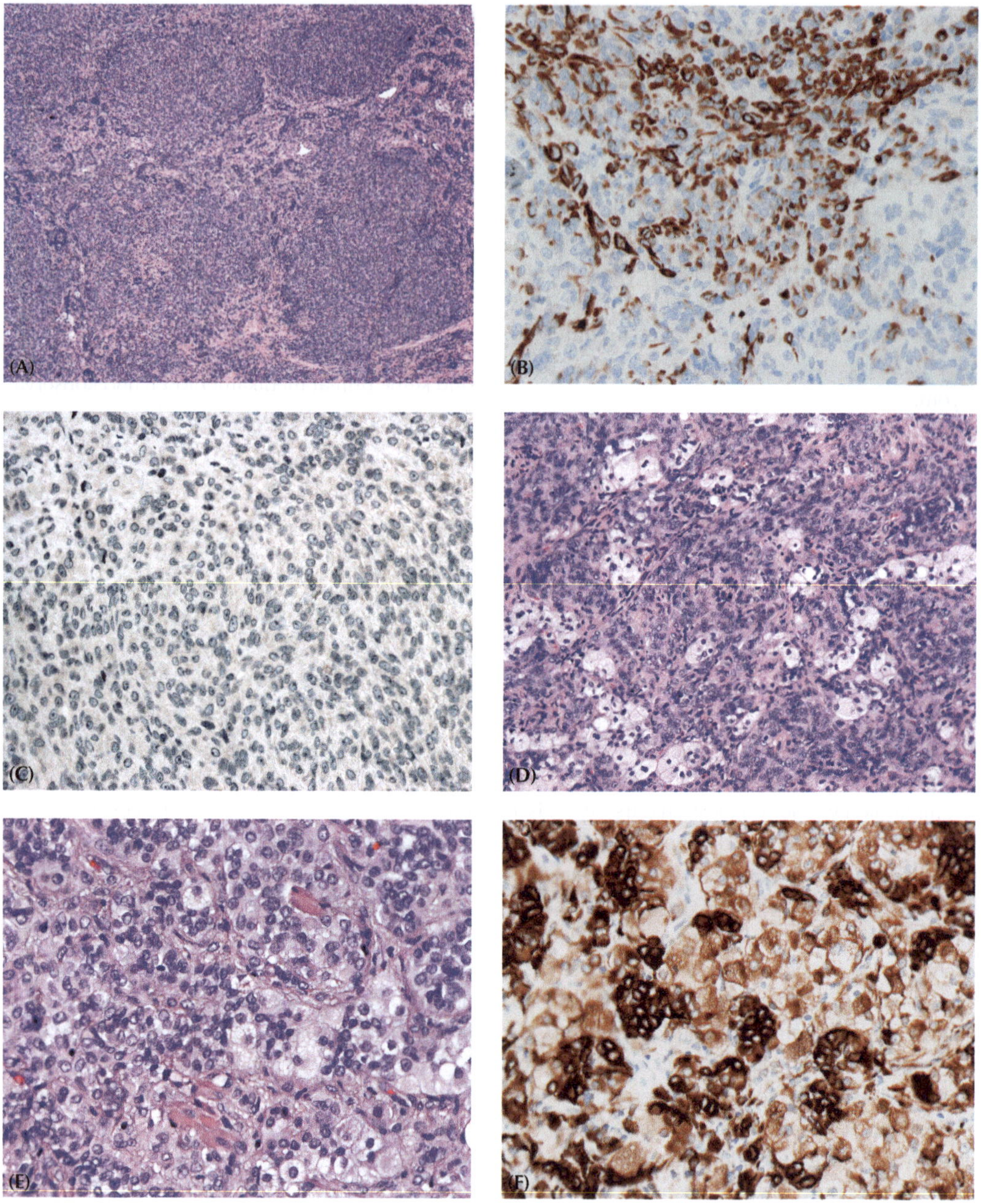
(A)
(B)
(C)
(D)
(E)
(F)

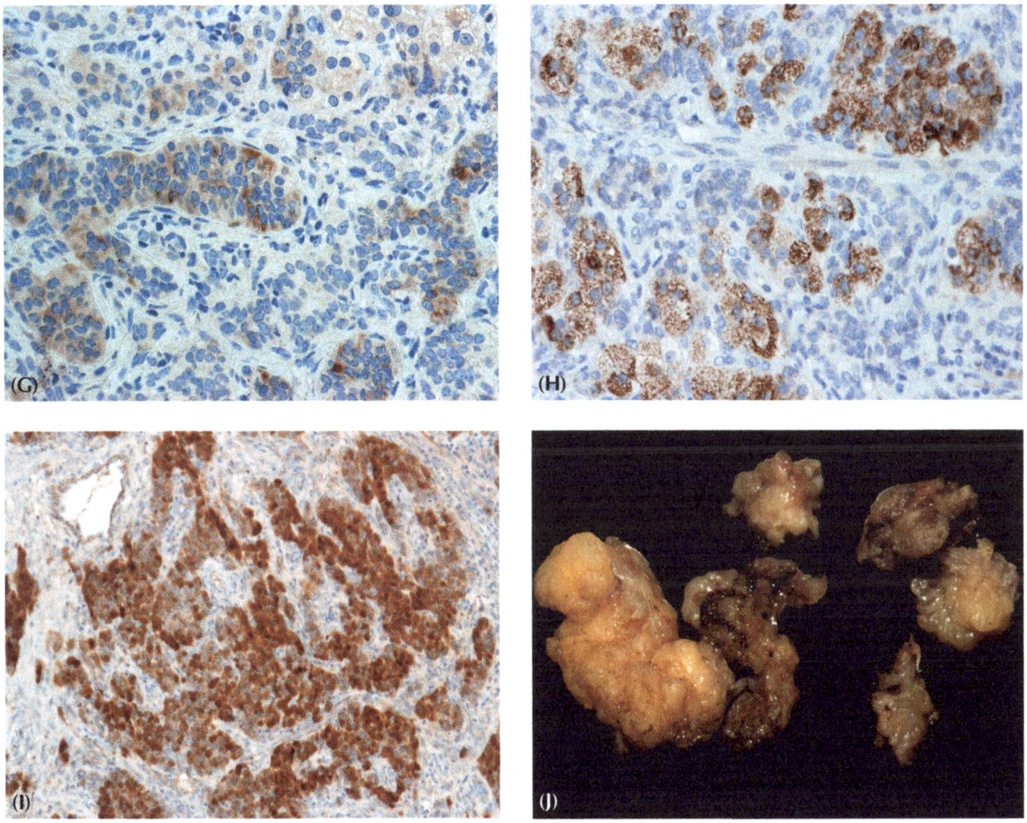

Abb. 2.2 Uteriner Tumor mit keimstrangähnlichen Elementen.
Dieser seltene Tumor sieht wegen der hohen Zelldichte bei schwacher Vergrößerung aus wie ein Stromaknoten, bei unscharfer Begrenzung wie ein (niedrig-gradiges) endometriales Stromasarkom oder ein zellreiches Leiomyom (**A**). Im vorliegenden Fall zeigt sich eine prognostisch günstige glattmuskuläre Differenzierung (**B**, Desmin), CD 10 als Marker des endometrialen Stromas ist nicht nachweisbar (**C**). Auffällig und diagnostisch entscheidend sind Areale mit kleinen trabekulären kompakten Zellverbänden, die in Nester zytoplasmareicher fein vakuolisierter Zellen übergehen, die an Lutein-Zellen aus dem Ovar oder sogar Zellen der Nebennierenrinde erinnern (**D, E** unterschiedliche Vergrößerung). Diese Zellen exprimieren in unterschiedlichem Ausmaß die typischen Marker dieser Gewebe, u. a. Zytokeratine (**F**), Inhibin-alpha (**G**), Melan-A (**H**) und Calretinin (**I**) und lassen sich so ausreifenden Zellen des Keimstranggewebes zuordnen. Mit der Ausreifung ist eine Produktion von Steroidhormonen oder ähnlichen Substanzen verbunden, was nicht nur die Vakuolisierung der Zellen feingeweblich erklärt, sondern auch die einem Gelbkörper bzw. der Nebennierenrinde vergleichbare leuchtend gelbe Farbe des Tumors verständlich macht (**J**, Abradat des submukös gelegenen Tumors).

fener Fragen hinsichtlich dieses sehr seltenen Tumors sollte die Indikation zur Hysterektomie eher großzügig gestellt werden.

Merke: Die abdominale Hysterektomie ist die Therapie der Wahl. Nur wenn eine Verletzung des Uterus bzw. Tumors ausgeschlossen werden kann, ist auch eine vaginale/laparoskopisch assistierte vaginale Hysterektomie möglich. Die Indikation zur Adnexentfernung in der Prämenopause sollte eher großzügig gestellt werden. Bei noch bestehendem Kinderwunsch ist eine Tumorexstirpation möglich, sie muss sicher im Gesunden erfolgen.

Adjuvante Chemotherapie
Nicht erforderlich.

Adjuvante Hormontherapie
Nicht indiziert.

Postoperative Strahlentherapie
Nicht indiziert.

Operation von primär fortgeschrittenen auf das Becken und die Bauchhöhle begrenzten Tumoren
Entsprechende Daten sind nicht bekannt. Die Therapie der Wahl des endometrialen Stromaknotens ist in jedem Fall die sicher komplette Tumorentfernung.

Nachsorge
Eine besondere Nachsorge ist beim endometrialen Stromaknoten nach einer Hysterektomie nicht erforderlich. Bei einer Tumorexstirpation ist eine **klinische, symptomorientierte Nachsorge** analog zu den Sarkomen sinnvoll. Sie sollte mit einer **Sonographie des Uterus** kombiniert werden. Ob nach erfülltem Kinderwunsch die Hysterektomie nachgeholt werden soll, ist durch Daten nicht belegt.

Rezidive und Metastasen
Rezidive und Metastasen sind nicht beschrieben und bei dem gutartigen Tumor auch nicht zu erwarten.

2.1.3 Literatur

1. Clement, P. B., Young, R. H.: Atlas of gynaecologic surgical pathology. Saunders Elsevier 2008
2. Dionigi, A., Oliva, E., Clement, P. B., Young, R. H.: Endometrial stromal nodules and endometrial stromal tumors with limited infiltration: A clinicopathologic study of 50 cases. Am. J. Surg. Pathol.26 (2002) 567–581
3. Löning, T.: Funktionelle Morphologie und Pathologie des Myometriums. In: Löning, T., Riethdorf, L. (Hrsg.): Pathologie der weiblichen Genitalorgane III – Pathologie des Uterus der Vagina und Vulva. Springer, Berlin – Heidelberg – New York 2001, 652–704
4. Sutton, G. P.: Endometrial stromal sarcomas – Clarification. Gynecol. Oncol. 111 (2008) 158
5. Tavassoli, K. L., Norris, H. J.: Mesenchymal tumors of the uterus. A clinicopathological study of 60 endometrial stromal nodules. Histopathology 5 (1981) 1–10

2.2 Maligne Tumoren des endometrialen Stromas – Stromasarkome

Die Stromasarkome gehören in die Gruppe der **reinen homologen Sarkome**. Aufgrund ihrer Seltenheit wurde diese Entität in randomisierten Studien ausschließlich zusammen mit anderen uterinen Sarkomen untersucht. Eine isolierte Auswertung der stromalen Sarkome ist bislang nur aus retrospektiven bzw. einarmigen prospektiven Studien bekannt. Hinzu kommt, dass in den meisten Studien keine Unterteilung der malignen endometrialen Stromatumoren in low- und high-grade endometriale Stromasarkome bzw. das endometriale Stromasarkom und das undifferenzierte endometriale Sarkom vorgenommen worden ist.

Low-grade und high-grade endometriales Stromasarkom
Seit etwa 40 Jahren werden die endometrialen Sarkome in low- und high-grade endometriale Stromasarkome unterteilt. Die **Unterscheidung erfolgte vorrangig anhand der Mitosenzahl** pro 10 HPF. Im Wesentlichen wurden die Tumoren mit weniger als 10 Mitosen/10 HPF dem low-grade und solche mit mehr als 10 Mitosen/10 HPF dem high-grade endometrialen Stromasarkom zugerechnet. Seit mehr als 25 Jahren ist bekannt, dass die Prognose nicht mit der Zahl der Mitosen korreliert (18). Die Einteilung in high- und low-grade endometriale Stromasarkome nach der Mitosenzahl ist daher nicht mehr zeitgemäß. Dennoch unterscheidet man heute **2 unterschiedlich aggressive Typen** von Stromasarkomen, die anhand des Grades **nukleärer Atypien** und des **Vorhandenseins von Nekrosen** differenziert werden. Der besser differenzierte Tumor heißt **endometriales Stromasarkom (optional immer noch low-grade)** und der aggressive Tumor **undifferenziertes endometriales Sarkom** (also nicht mehr high-grade). Nach Wegfall der Zuordnung nach der Mitosenzahl müssen zahlreiche high-grade endometriale Stromasarkome dem endometrialen Stromasarkom (früher low-grade endometriales Stromasarkom) und der Rest dem undifferenzierten endometrialen Sarkom (schlecht differenziertes endometriales Sarkom, undifferenziertes uterines Sarkom) zugeteilt werden.

Beide Entitäten zeigen ein unterschiedliches klinisches Verhalten und sind als eigenständige Krankheitsbilder aufzufassen. Genetische Untersuchungen sprechen sogar dafür, dass zwischen beiden Tumoren keine verwandtschaftlichen Beziehungen bestehen (42).

Leider ist die Diskussion um die Einteilung der stromalen Sarkome noch nicht abgeschlossen. So wird das low-grade endometriale Stromasarkom auch als endometriales **Stromasarkom mit Grad-1 Atypie** bezeichnet und das undifferenzierte endometriale Sarkom noch in ein **undifferenziertes endometriales Stromasarkom mit Grad-2 und Grad-3 Atypien** unterteilt. In der jüngsten Literatur wird vorgeschlagen, die undifferenzierten endometrialen Sarkome in ein undifferenziertes **endometriales Sarkom mit nukleärer Uniformität (Grad-2)** und mit **nukleärem Pleomorphismus (Grad-3)** einzuteilen (31). Wo es erforderlich ist, werden diese beiden Formen getrennt besprochen.

Der ständige Wechsel in der Klassifizierung schränkt die Aussagekraft zahlreicher Studien deutlich ein und macht eine Auswertung besonders älterer Untersuchungen schwierig bis unmöglich. Die nachfolgenden Abschnitte beziehen sich auf die Unterteilung in das **endometriale Stromasarkom** und das **undifferenzierte endometriale Sarkom**. Diese Einteilung wird heute mehrheitlich angewendet und aus Gründen der Korrektheit und der internationalen Vergleichbarkeit nachdrücklich gefordert (39, 42, 61, 62, 66). Wenn im nachfolgenden Text vom endometrialen Sarkom oder Stromasarkom gesprochen wird sind immer beide Formen gemeint.

Epidemiologie, Ätiologie und Pathogenese

Die malignen stromalen Tumoren sind insgesamt selten. Ihr Anteil an allen uterinen Sarkomen beträgt nur etwa 10–15 %. Wie auch andere uterinen Sarkome werden Stromasarkome zunehmend nach bzw. unter der Anwendung von **Tamoxifen** beobachtet (11, 60). Das in bis zu 50 % mit einer Endometriose assoziierte extrauterine Vorkommen im Ovar, im Septum rectovaginale und in der Peritonealhöhle ist ein Hinweis darauf, dass stromale Sarkome aus einer **Endometriose** entstehen können (6). Auch die Entwicklung aus einer **Adenomyose** ist wahrscheinlich, zumal Stromasarkome nicht selten innerhalb des Myometriums lokalisiert sind. Ein mutiertes p53 findet sich in mehr als 25 % der endometrialen Sarkome (31, 48).

Bei dem sarkomatösen Anteil von Adenosarkomen (▶ Kap. 4.2) und Karzinosarkomen (▶ Kap. 4.3) handelt es sich i. d. R. um endometriale Sarkome. Trotz der Gemeinsamkeiten der endometrialen Sarkome stellen das endometriales Stromasarkom und das undifferenzierte endometriale Sarkom 2 klinisch und pathogenetisch unterschiedliche Entitäten mit differenten therapeutischen Konsequenzen dar.

Stadieneinteilung

Ab 2009 ist eine neue **FIGO-Stadieneinteilung** für endometriale Sarkome und Adenosarkome verbindlich (▶ Tab. 2.1) (19). Sie löst die alte Einteilung ab, die auf die für das Endometriumkarzinom geltende Stadieneinteilung zurückgegriffen hat.

Die neue Stadieneinteilung ist besser auf die endometrialen Sarkome zugeschnitten, lässt aber einige Fragen offen. So bleibt die Tatsache unberücksichtigt, dass sich Stromasarkome auch aus einer Adenomyose innerhalb des Myometriums entwickeln können, und damit nicht zwangsweise von

Tab. 2.1 Stadieneinteilung endometriale Sarkome und Adenosarkome, nach FIGO 2009

I	**Tumor auf Uterus begrenzt**
IA	Tumor auf Endometrium/Endozervix begrenzt, ohne Myometriuminvasion
IB	Tumor auf innere Hälfte des Myometriums begrenzt
IC	Tumor invadiert äußere Myometriumhälfte
II	**Tumor auf Becken begrenzt**
IIA	Befall der Adnexe
IIB	Befall extrauteriner Organe des Beckens
III	**Intraabdominale Metastasen**
IIIA	ein befallenes Organ
IIIB	mehr als ein befallenes Organ
IIIC	positive pelvine und/oder paraaortale Lymphknoten
IV	**Tumorbefall Blase und/oder Rektum und/oder Fernmetastasen**
IVA	Tumorbefall Blase und/oder Rektum
IVB	Fernmetastasen

Simultane Tumoren des uterinen Korpus und der Ovarien bzw. des Beckens in Assoziation mit einer ovariellen bzw. pelvinen Endometriose sollen als unabhängige Primärtumoren klassifiziert werden.

der eutopen Schleimhaut ausgehen müssen, wie es die Einteilung in die Stadien IA/B/C impliziert.

Ein erhebliches Problem besteht darin, dass die Ergebnisse der überwiegenden Mehrheit der retro-, prospektiven und randomisierten Studien nicht mehr sauber auf die neue Stadieneinteilung übertragen werden können. Während z. B. das Stadium II ursprünglich noch ein auf den Uterus begrenztes, wenn auch auf die Zervix übergegriffenes Sarkom beinhaltet, repräsentiert das aktuelle Stadium II eine extrauterine, wenn auch auf das Becken beschränkte Erkrankung. Eine dramatische Veränderung hat auch das Stadium III erfahren, das nach der alten Einteilung einem Stadium IV entspricht. Therapieempfehlungen der Vergangenheit, die sich auf das Stadium II bzw. III beziehen, können somit nicht kritiklos auf die aktuellen FIGO II und III Stadien übertragen werden. Da noch keine Studien/Literaturquellen existieren, die sich auf das neue System stützen, wird sich bei der Besprechung der endometrialen Sarkome bei numerischer Nennung eines Stadiums prinzipiell auf die alte Einteilung bezogen.

2.2.1 Endometriales Stromasarkom (low-grade endometriales Stromasarkom)

Das endometriale Stromasarkom ist als **rein homologes Sarkom** eine eigenständige uterine Tumorentität. Es muss aus klinischer und prognostischer Sicht sowohl vom Stromaknoten als auch vom undifferenzierten endometrialen Sarkom abgegrenzt werden. Bis auf Ausnahmen wurde es bislang als **low-grade endometriales Stromasarkom** bezeichnet. Die Datenlage zum endometrialen Stromasarkom ist insgesamt schwach, aber besser als beim undifferenzierten endometrialen Sarkom. Das betrifft insbesondere das therapeutische Vorgehen. Entsprechende Empfehlungen basieren im Wesentlichen auf relativ kleinen Fallzahlen aus Phase II- und III-Studien und auf umfangreicheren Daten aus den SEER-Erhebungen, die mehrheitlich jedoch alle uterinen Sarkome mit einbezogen haben. Erschwerend wirkt weiterhin der ständige Wechsel in der Klassifizierung dieser Entitäten.

2.2.1.1 Klinik und Diagnostik des endometrialen Stromasarkoms

Epidemiologie, Ätiologie und Pathogenese

Das endometriale Stromasarkom ist das häufigste vom endometrialen Stroma ausgehende Sarkom. Dennoch beträgt der Anteil an allen Genitaltumoren nur 0,2 %. In Analogie zum Stromaknoten tritt es vorrangig bei prämenopausalen Patientinnen, in Einzelfällen schon im 2. Lebensjahrzehnt auf. Die Frauen sind mit median 43–49 Jahren meist jünger als beim undifferenzierten endometrialen Sarkom (28, 32, 62).

Molekulargenetische Untersuchungen lassen eine **Entstehung aus einem Stromaknoten**, zumindest aber gemeinsame pathogenetische Ursachen vermuten (42). Als sehr wahrscheinlich gilt auch die **Entstehung aus einer Endometriose**, zumal endometriale Stromasarkome häufig mit einer Endometriose assoziiert sind (39). Familiär sollen vermehrt hormonabhängige Mamma-, Prostata- und Endometriumkarzinome vorkommen. Der Zusammenhang mit diesen Krankheitsbildern lässt für die Genese ein **hyperestrogenes Umfeld** vermuten, wozu auch die vermehrte intratumorale Expression von Aromatasen gehört (55).

Primäre Lokalisationen sind im gesamten Genitalbereich, inklusive der Vulva, aber auch retroperitoneal sowie in der Bauchhöhle einschließlich aller Darmabschnitte und der Leber möglich. Fast immer lässt sich bei diesen Lokalisationen ein Zusammenhang mit einer Endometriose herstellen. Es gibt auch Berichte über retroplazentar in der Dezidua gelegene endometriale Stromasarkome (25). Prinzipiell verpflichtet das primäre Auffinden eines extrauterinen endometrialen Stromasarkoms (z. B. Scheide, Vulva, Abdomen, Lunge) zu einer Exploration der Gebärmutter. Nicht selten ist jedoch eine Hysterektomie oder eine organerhaltende Operation aus anderer Indikation vorausgegangen, bei der in einigen Fällen das Sarkom übersehen worden ist. Dabei kann das endometriale Stromasarkom auch ungewöhnlicherweise innerhalb eines Myoms gelegen haben (▶ Abb. 2.3). Wenn möglich, sollte eine Nachmusterung des alten Präparates erfolgen.

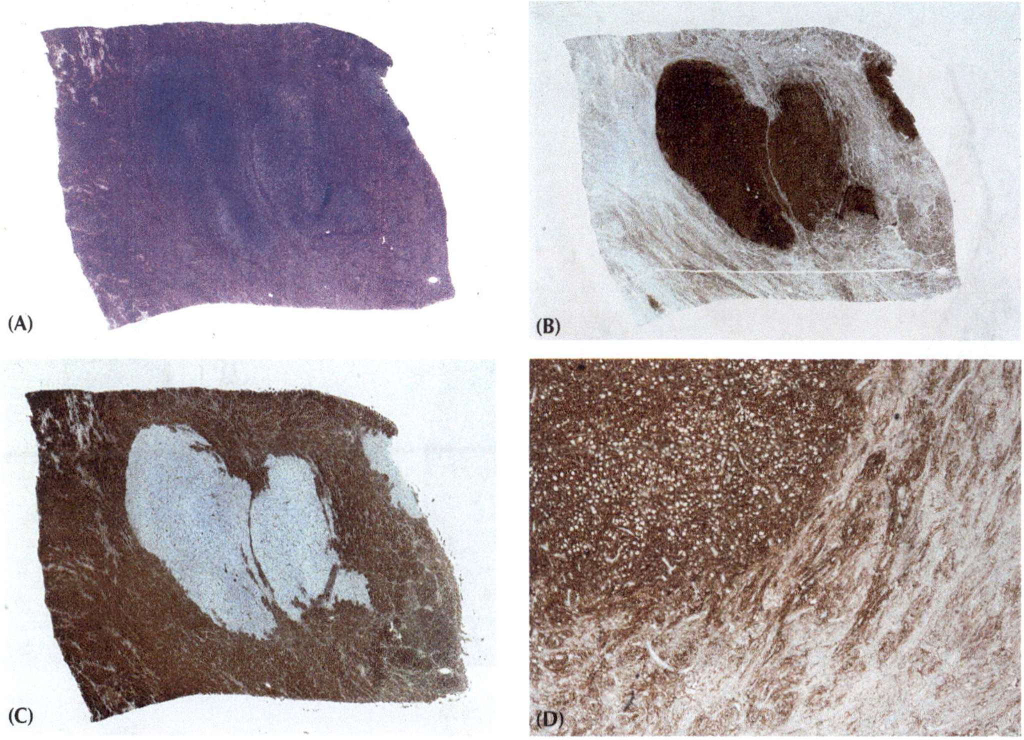

Abb. 2.3 Endometriales Stromasarkom in einem Leiomyom.
(**A**) Makro-Scan eines histologischen Schnittes, der das zentral gelegene, wegen seiner höheren Zelldichte deutlicher blauer erscheinende Stromasarkom, innerhalb eines Leiomyoms erkennen lässt. Der Befund bestätigt sich immunhistochemisch, das Stromasarkom ist CD 10-positiv (**B**), das umgebende Leiomyom exprimiert myogene Marker, hier glattmuskuläres Aktin (**C**). Während der Tumor in (**A**) relativ scharf begrenzt ist und einem Stromaknoten ähnelt (vgl. Abb. 2.1), ist die Läsion anderenorts unscharf begrenzt und zeigt eine in der immunhistochemischen Darstellung von CD 10 gut sichtbare zungenförmige Infiltration in das Myometrium, was zur Diagnose eines Stromasarkoms führt (**D**)

Makroskopischer Befund

Makroskopisch bietet das endometriale Stromasarkom ein ähnliches Bild wie der Stromaknoten. Die Schnittfläche des Tumors ist gelblich bis gelblich-braun, mitunter auch rosig. Entsprechend seines infiltrativen Wachstums sind die **Tumorgrenzen i. d. R. unscharf**, häufig sind strangartige oder knotige Infiltrationen zu erkennen. Je nach Ausmaß der Infiltration können die Tumorgrenzen makroskopisch allerdings auch scharf erscheinen. Der Tumor kann zunächst als kleines Knötchen (▸ Abb. 2.4A) und später polypös in das Uteruskavum vorwachsen (▸ Abb. 2.4B, C). Ausgedehnte Befunde können zur Verlegung des kompletten Uteruskavums führen (▸ Abb. 2.4D). Er kann hysteroskopisch, sonographisch und intraoperativ zunächst wie ein Polyp oder wie ein Endometriumkarzinom imponieren. Bei einem mehr knotigen Wachstum ähneln die Konsistenz und das Aussehen einem Myom bzw. Fibromyom, zumal die Masse des Tumors gerne innerhalb des Myometriums liegt. Mitunter erinnert der Befund an ein degeneriertes Myom. Neben dem polypösen und knotigen Wachstum ist auch eine diffus infiltrierende Ausbreitung im Myometrium möglich. Auch multizystische Tumoren sind beschrieben, sind allerdings selten. In Metastasen findet sich dagegen häufiger eine zystische Struktur. Im Gegensatz zum Stromaknoten wächst das endometriale Stromasarkom kontinuierlich über die Uterusgrenzen hinaus.

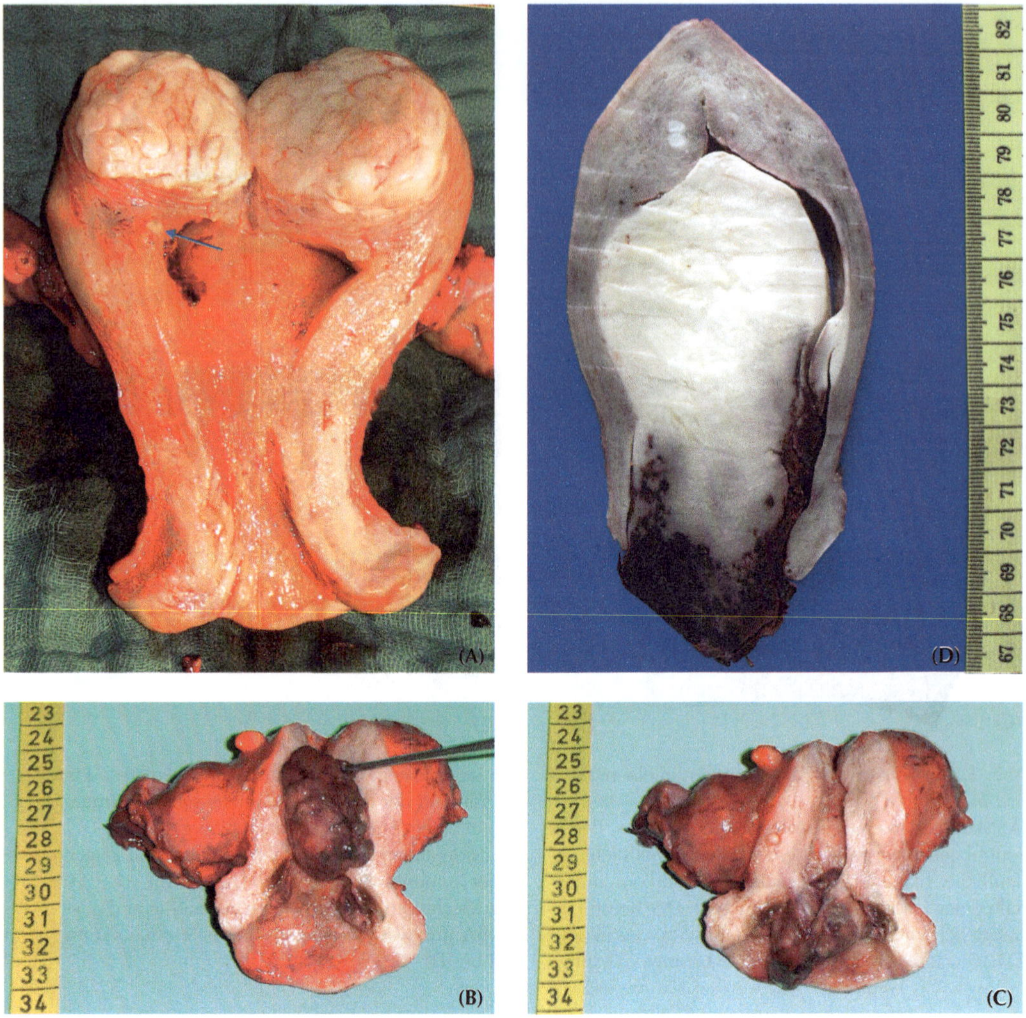

Abb. 2.4 Endometriales Stromasarkom – makroskopischer Befund.
Die Bandbreite der makroskopischen Befunde von Stromasarkomen ist groß. Sie reicht von Zufallsbefunden, wie dem in (**A**) erkennbaren, kleinen, allenfalls durch seine leicht gelbe Färbung auffälligen Knoten (Pfeil), der von dem viel auffälligeren konventionellen Leiomyom im Fundus dominiert wird, über gestielte Polypen (**B**;**C**) bis hin zu großen Tumoren (**D** nach Formalinfixation), die das gesamte Uteruskavum ausfüllen und durch die Cervix uteri prolabieren können. Dieser Tumor zeigt zudem ausgedehnte Einblutungen an seiner prolabierten Kappe.

Mikroskopischer Befund

Feingeweblich ist beim endometrialen Stromasarkom der **Reichtum an kleinen uniformen Zellen** auffällig (▶ Abb. 2.5). Die Morphologie des endometrialen Stromas ist noch erkennbar und erinnert an ein Stroma der Proliferationsphase. Signifikante Atypien oder ein auffälliger Pleomorphismus lassen sich nicht nachweisen (42). Endometriale Stromasarkome können besonders in ihrer Randzone „eingefangene" Drüsen aus dem umgebenden normalen Endometrium enthalten. In jüngster Zeit wurden auch intra- und extrauterine endometriale Stromasarkome mit fokal oder über den ganzen Tumor verteilten endometrialen Drüsen beschrieben (**endometriales Stromasarkom mit extensiver glandulärer Differenzierung**) (39). Solche Befunde können die

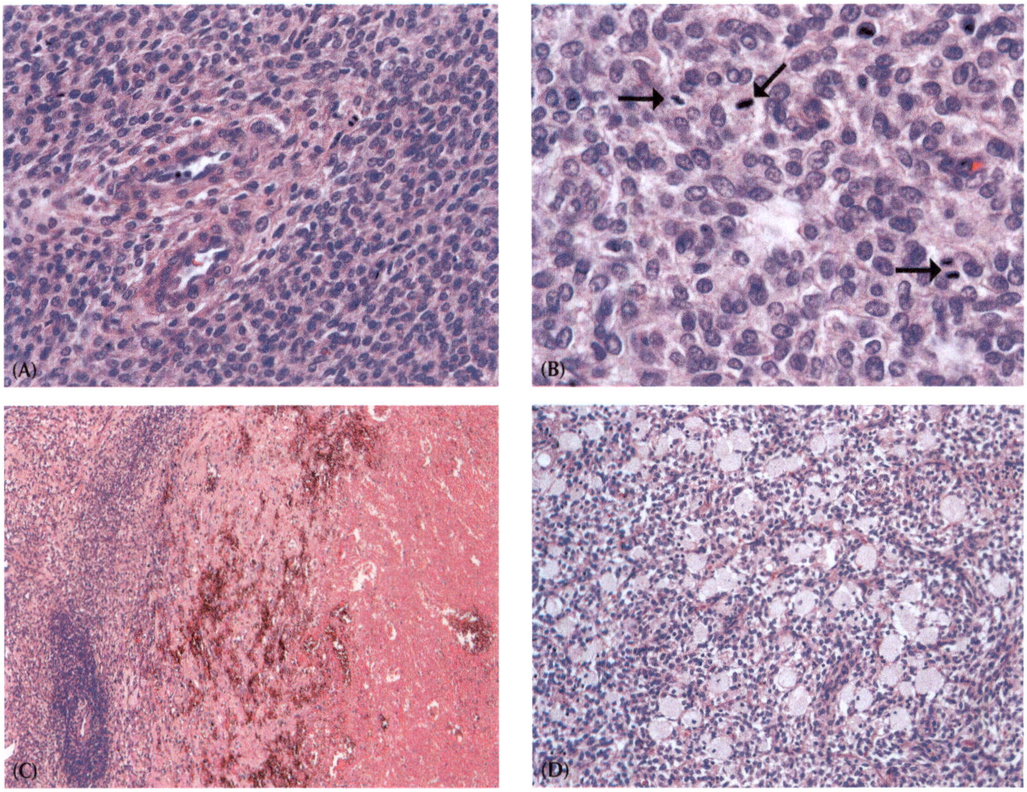

Abb. 2.5 Endometriales Stromasarkom – mikroskopischer Befund.
Das endometriale Stromasarkom (low-grade) besteht üblicherweise aus relativ monomorphen zytoplasmaarmen Zellen in meist irregulärer, gelegentlich faszikulärer Anordnung, die zytologisch von einem Stromaknoten in der Regel nicht zu unterscheiden sind (**A**). Mitosen sind hin und wieder nachweisbar (Pfeile in **B**). Nekrosen (rechts in **C**) sind eher selten, Einlagerungen von Schaumzellen (vakuolisierte Makrophagen) sind dagegen ein häufigerer Befund (**D**).

Differentialdiagnose zum Adenosarkom erheblich erschweren. Die **histologischen Unterschiede zum Stromaknoten** bestehen in einer oft nur fokalen, aber typischen zungenförmigen Infiltration des Myometriums (▶ Abb. 2.6A), einer charakteristischen Invasion in die Lymph- und Blutgefäße, einer häufigeren Beteilung des Endometriums sowie in einer verstärkten Vaskularisierung. Die Gefäße entsprechen am ehesten uniform verteilten endometrialen Spiralarterien (▶ Abb. 2.5A). Möglicherweise ist der endometriale Stromaknoten als Vorläufer des endometrialen Stromasarkoms anzusehen. Eine Unterscheidung zum Stromaknoten kann am Abrasionsmaterial ohne angrenzendes Nachbargewebe außerordentlich schwierig bis unmöglich sein (▶ Abb. 2.6B,C).

Wegen des typischen Wachstumsmusters innerhalb des Myometriums oder in Gefäßen existieren in der Literatur die Begriffe „endometrial-stromal-myosis, endometrial-stromatosis bzw. endolymphatic-stromal-myosis", die eher verwirrend sind und nicht angewendet werden sollten. Die Zahl der Mitosen pro 10 HPF (▶ Abb. 2.5B) ist ohne Einfluss auf die Diagnose und Prognose. Sie kann mehr als 10 Mitosen/10 HPF betragen. Nekrosen (▶ Abb. 2.5C) kommen kaum vor und atypische Mitosen sind selten. Typisch für das endometriale Stromasarkom ist der hohe Gehalt an **Estrogen- und Progesteronrezeptoren** in 71 bzw. 95 % der Fälle (54). Bei einigen Tumoren sind die Estrogen- und Progesteronrezeptoren allerdings sehr heterogen verteilt (42). Der

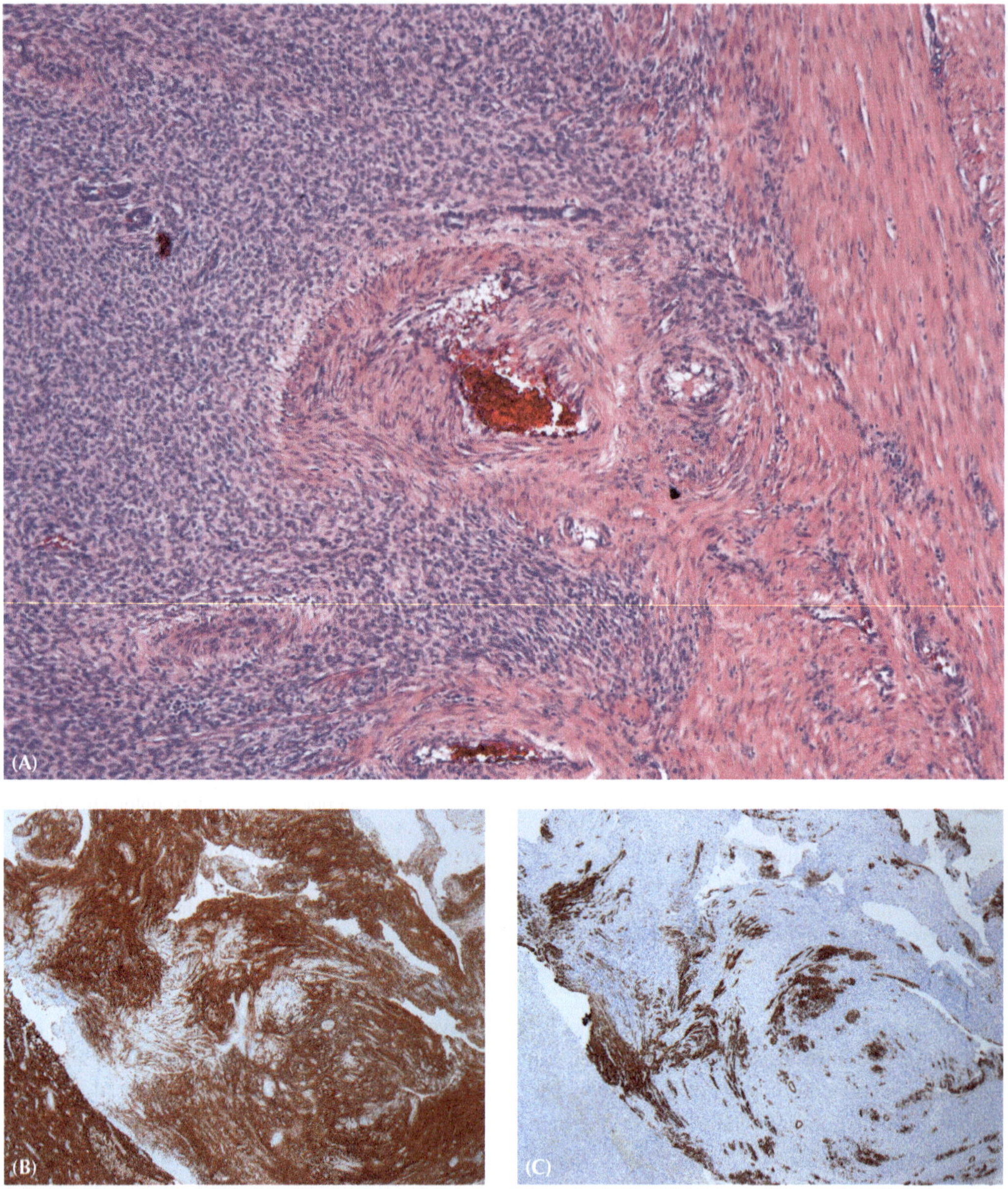

Abb. 2.6 Endometriales Stromasarkom – Abgrenzung zum Stromaknoten.
Das wichtigste Unterscheidungskriterium gegenüber dem Stromaknoten ist die zungenförmige Infiltration des Myometriums (**A**). Dieses Kriterium ist in der Abrasio naturgemäß kaum anwendbar, weshalb die endgültige Diagnose zumeist erst am Hysterektomiepräparat gelingt. Gelegentlich kann man durch Immunhistochemie eine Myometriuminvasion schon im Abradat wahrscheinlich machen. (**B**) und (**C**) zeigen dasselbe Areal eines Korpusabradats (Serienschnitt): Die CD10-positiven Tumorzellen (**B**) umwachsen CD 10-negative Leiomyozyten des Myometriums, die ihrerseits stark Caldesmon exprimieren (**C**).

Tumor kann auch **Aromatasen** enthalten und somit selbst Estrogene synthetisieren (55). Nachgewiesen ist auch die Expression von **GnRH-Rezeptoren**. Diese Eigenschaften bilden die Grundlage für eine Therapie mit Gestagenen, Aromatasehemmern und GnRH-Analoga. In 45 % der Fälle findet sich auch ein positiver Androgenrezeptor (40). Immunhistologisch lassen sich **Vimentin**, öfter glattmuskuläres **Aktin**, aber sehr viel **seltener andere myogene Marker** darstellen und bis zu 70 % der Tumoren bilden **EGFR** (41). Typisch für ein endometriales Stromasarkom ist die Expression von **CD 10**. Zytogenetisch ist das endometriale Stromasarkom i. d. R. diploid.

Wenn mehr als 30 % des Tumors aus glattmuskulär differenzierten Zellen besteht, wird von einem **gemischt endometrial und glattmuskulär differenziertem Stromasarkom** gesprochen. Die glattmuskuläre Komponente ist i. d. R. benigne. Die Dignität unterscheidet sich nicht von den reinen endometrialen Stromasarkomen und orientiert sich gleichfalls an der Invasion in das Myometrium und in die Gefäße (42). Das endometriale Stromasarkom kann keimstrangähnliche Elemente (u. a. LEYDIG-Zellen) enthalten. Sehr selten werden heterologe Elemente aus quergestreifter Muskulatur, Fett oder Knochen beobachtet (39).

Symptome und Befunde

Das endometriale Stromasarkom ist nicht selten ein Zufallsbefund am Hysterektomiepräparat. Bei Symptomatik werden die Patientinnen meistens wegen **Zusatzblutungen** und/oder **Menorrhagien** bzw. wegen **Blutungen in der Postmenopause** auffällig. Das Wachstum des Tumors führt zu einem **unregelmäßig vergrößerten Uterus** häufig gekoppelt mit **Unterbauchschmerzen**. Palpatorisch fällt die fleischige Konsistenz des meist vergrößerten Uterus auf. Neben den anderen uterinen Sarkomen ist das endometriale Stromasarkom eine wesentliche Ursache für eine Uterusvergrößerung in der Postmenopause. Prinzipiell ist ein in der Postmenopause wachsender Uterus als ein Hinweis auf ein Sarkom anzusehen. Ein innerhalb der Uteruswand wachsendes endometriales Stromasarkom lässt sich durch seine deutlich weichere Konsistenz und die unscharfen Grenzen zur Umgebung zwar relativ gut vom Myom aber kaum von einer Adenomyose differenzieren. Bei einem polypösen Wachstum in das Uteruskavum hinein kann der Tumor im Zervikalkanal erscheinen (▶ Abb. 2.4D). Derartige Befunde sind oft mit einem foetiden Fluor vergesellschaftet. Die Zervixdilatation durch die Geschwulst bildet eine weitere Ursache pelviner Schmerzen.

Diagnostik

Bei Zusatzblutungen und Blutungen in der Postmenopause sind prinzipiell eine **Hysteroskopi**e und/oder eine **fraktionierte Abrasio** indiziert. Dabei ist zu berücksichtigen, dass die Abrasio in bis zu 30 % eine falsche histologische Diagnose liefert (3). Für die Diagnostik ist ein zytologischer Abstrich wegen geringgradiger zellulärer Atypien meist wertlos. Bei aus der Zervix herausragenden Tumormassen sollte man sich auf eine entsprechende Biopsie beschränken. Eine Hysteroskopie und/oder Abrasio birgt in diesem Fall das Risiko einer Uterusperforation. Die Gefahr ist deutlich geringer, wenn sonographisch die Uteruswand in ausreichender Breite intakt ist.

Sonographisch ist das Bild vielgestaltig. Das Kavum ist häufig zentral mit nur unscharf vom Endometrium abzugrenzenden Tumormassen ausgefüllt. Neben homogenen hypoechogenen können auch septierte zystische Strukturen sichtbar sein. Auch scheint der Tumor mitunter durch echoreiche „Septen" in Felder unterteilt zu sein. Ein innerhalb der Uteruswand gelegenes endometriales Sarkom zeichnet sich neben der inhomogenen Echogenität durch schlecht definierte Grenzen zum Myometrium aus. Meist ist das Endometrium an den Rand gedrängt. Ebenso sind vom Myometrium ausgehende polypoide Massen, die in das Kavum vorwuchern, möglich. Die Grenzen zum Endometrium sind auch hier unscharf und in Richtung Myometrium können noduläre Strukturen darstellbar sein. Möglich ist auch eine diffuse myometrane Verdickung mit heterogener Echogenität (27). Im Doppler-Bild finden sich reichlich vaskuläre Muster und Gefäße mit einem hohen Widerstand aber auch einem low-resistance-flow.

Im **MRT** stellt sich das endometriale Stromasarkom als Tumor im Uteruskavum oder im Myometrium dar. Die meisten endometrialen Stromasarkome zeigen ein stärkeres Enhancement als das Myometrium. Intramural können knotige wurmartige Strukturen erkennbar sein. Die Unterscheidung von einem Leiomyosarkom, einem Endometriumkarzinom oder einem Myom mit zystischer Degeneration ist häufig schwierig. Das Signal ist in T1-gewichteten Bilder typischerweise hoch und in T2-gewichteten Bildern heterogen hoch. Das endometriale Stromasarkom unterscheidet sich vom Endometriumkarzinom, wenn überhaupt, durch irreguläre Tumorgrenzen meist in Kombination mit randständigen knotigen Läsionen.

Gelegentlich liegt schon bei der Primärdiagnose eine Metastasierung vor (17). Vor einer geplanten Therapie soll deshalb ein bildgebendes Staging von Becken, Abdomen und Thorax mittels CT oder MRT erfolgen. Für die Anwendung eines PET gibt es gegenwärtig keine Berechtigung (52). Es existieren zurzeit keine klinisch brauchbaren Tumormarker.

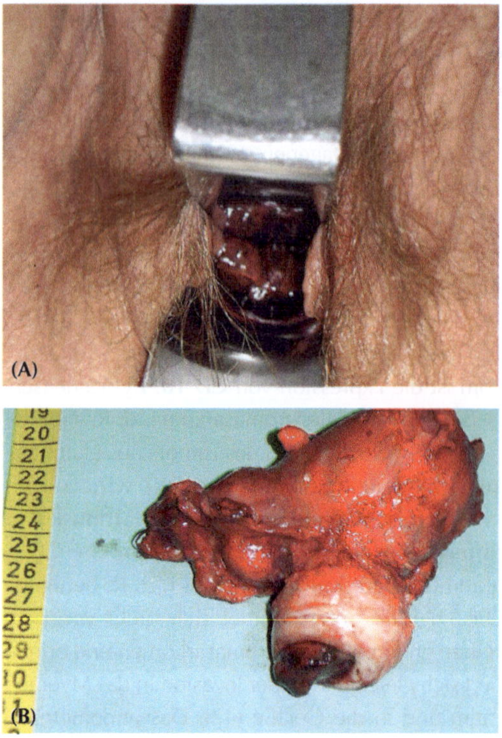

Abb. 2.7 Vaginal prolabierendes endometriales Stromasarkom.
Hysteroskopisches (**A**) Bild und makroskopischer Befund (**B**) eines durch den Zervikalkanal prolabierten endometrialen Stromasarkoms bei einer 77-jährigen Patientin. Der Fall ähnelt dem aus ▶ Abb. 2.4D einer 48-jährigen Patientin.

Differentialdiagnose

Die Differentialdiagnose des endometrialen Stromasarkoms ist im Wesentlichen mit der des Stromaknotens identisch. Die Unterscheidung zum **Stromaknoten** kann selbst am Operationspräparat schwierig sein, da Invasionsherde nur fokal auftreten können. Makroskopisch kann der Befund auch so stark einem **Myom** gleichen, dass selbst bei der histologischen Aufarbeitung eines Uterus myomatosus das Sarkom übersehen werden kann. Bei aus der Zervix bzw. aus der Scheide heraus prolabierenden Tumoren (▶ Abb. 2.7A, B) muss auch an **andere uterine Sarkome** (s. u.), **nekrotische Polypen** (▶ Abb. 2.8A, B), **fortgeschrittene Endometriumkarzinome** (▶ Abb. 2.8C), aber auch an **andere seltene Tumoren** gedacht werden (▶ Abb. 2.8D). Während „normale" Polypen fast ausnahmslos einen gut definierten Stiel besitzen, hat die Mehrheit der polypös wachsenden endometrialen Stromasarkome typischerweise einen breitbasigen Ansatz. Makroskopisch kann auch ein **Angiomyom** (▶ Kap. 3.1) aufgrund seines erheblichen Gefäßreichtums und einer dementsprechend weichen Konsistenz ebenso wie ein **zystisch degeneriertes Myom** mit einem endometrialen Stromasarkom verwechselt werden. In zweifelhaften Fällen sollte intraoperativ ein Schnellschnitt erfolgen.

Auch sonographisch sind Verwechslungen mit anderen malignen uterinen Tumoren häufig. Bei größeren Tumormassen im Kavum ist die Differentialdiagnose gegenüber einem **Karzinosarkom** oder einem **fortgeschrittenen Endometriumkarzinom** kaum möglich. Beim fortgeschrittenen Endometriumkarzinom ist die Herkunft vom Endometrium jedoch meist gut erkennbar und die Echogenität i. d. R. erhöht. Ein diffus im Myometrium ausgebreitetes Sarkom ist schwierig von einer **Adenomyose** zu differenzieren. Intramurale Tumoren können einem **Myom** ähneln, der hypoechogene Rand und die hypoechogene Struktur des Leiomyoms fehlen allerdings. Auch hysteroskopisch ist ein in

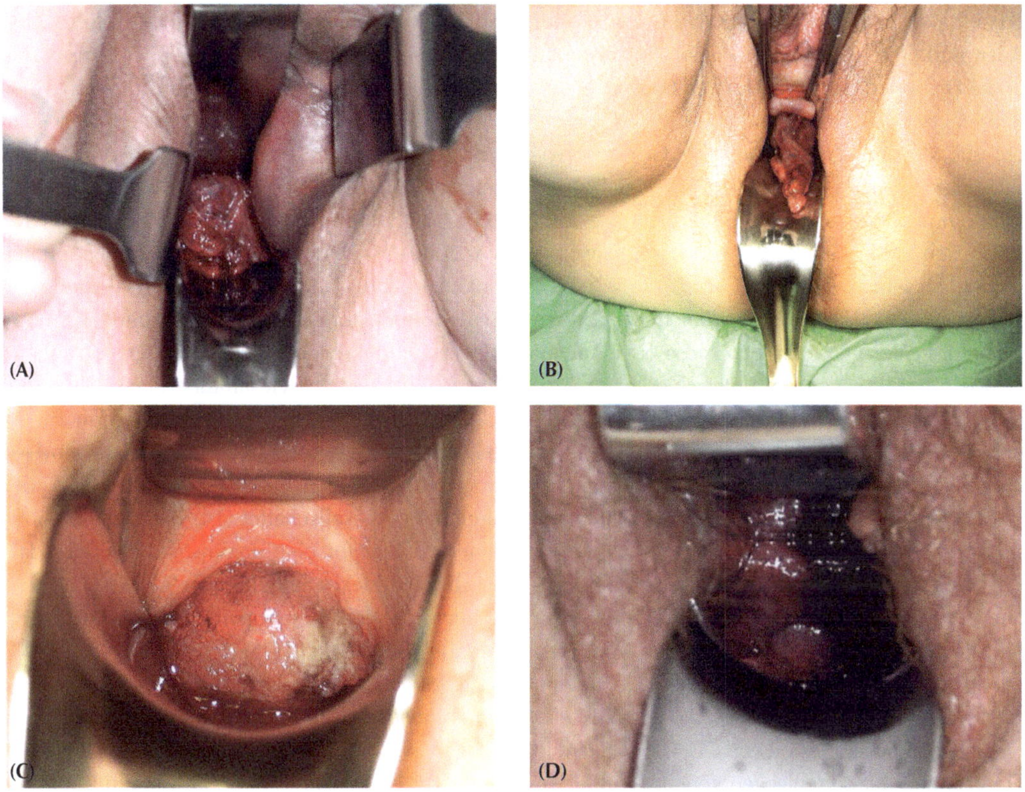

Abb. 2.8 Differentialdiagnose vaginal prolabierter Uterustumoren.
Das Bild eines vaginal prolabierenden endometrialen Stromasarkoms (Abb. 2.7A) kann bei der Spekulumuntersuchung durch eine Vielzahl anderer Tumoren imitiert werden, z. B. durch andere Uterussarkome (▶ Abb. 2.9A; undifferenziertes Stromasarkom), durch banale Schleimhautpolypen des Endometriums (**A**; **B**), durch polypoide Endometriumkarzinome (**C**) oder durch Raritäten, wie hier eine solide Metastase einer akuten myeloischen Leukämie (**D**).

das Kavum ausgebreitetes endometriales Stromasarkom kaum von einem Endometriumkarzinom zu unterscheiden.

Feingeweblich kann eine **Adenomyose**, die nach einer Gestagentherapie sehr drüsenarm wird, mit dem endometrialen Stromasarkom verwechselt werden (37). Die wichtigste histologische Differentialdiagnose ist der **Stromaknoten**. Besonders schwierig ist die exakte Diagnosestellung, wenn ein endometrialer Stromatumor mit limitierter Infiltration oder mit einer vermehrten Mitoserate vorliegt (13, 67). Metastasen stammen, auch wenn sie wie ein Stromaknoten aussehen, immer von einem endometrialen Stromasarkom (67).

Bei der **histologischen Aufarbeitung** muss beachtet werden, dass Anteile eines endometrialen Stromasarkoms und eines undifferenzierten endometrialen Sarkoms nebeneinander vorkommen können (10). Besonders aufmerksam muss nach epithelialen Strukturen gesucht werden, um ein Adenosarkom oder Karzinosarkom nicht zu übersehen. Die Differentialdiagnose wird weiterhin dadurch erschwert, dass die endometrialen Stromasarkome in ihrer Randzone häufig „eingefangene" Drüsen aus dem umgebenden normalen Endometrium enthalten (▶ Kap. 2.2.2 und ▶ Kap. 4.2). In jüngster Zeit wurden auch intra- und extrauterine endometriale Stromasarkome mit fokal oder über den ganzen Tumor verteilten endometrialen Drüsen beschrieben (39). In diesen Fällen ist die **Abgrenzung zum Adenosarkom** besonders erschwert und erfolgt vielleicht sogar willkürlich. Bei den endometrialen Stromasarkomen fehlen aber die für Adenosarkome typischen stromalen Protrusionen in die Drüsen, die periglandulären Stromazellverdichtungen sind weniger ausgeprägt oder nicht präsent. Morphologisch können die Grenzen zwischen den Stroma- und Adenosarkomen daher verschwommen und die Differentialdiagnose zwischen den beiden Entitäten kann kompliziert bis unmöglich sein.

Ebenso können Drüsen im endometrialen Sarkom auch zur Fehldiagnose **Endometriose** oder **Adenomyosis** führen. Wegen der unterschiedlichen Prognose der differentialdiagnostisch infrage kommenden Krankheitsbilder muss der histologischen Aufarbeitung besondere Aufmerksamkeit geschenkt werden. Auch kann die Abgrenzung zum **zellreichen Leiomyom** erhebliche Schwierigkeiten bereiten, zumal beide Tumoren Estrogen- und Progesteronrezeptoren und SMA (smooth muscle antigen) und, im Falle des Stromasarkoms allerdings selten, auch Desmin exprimieren. Hier hilft die in aller Regel die im Gegensatz zu den den Stromasarkomen im Leiomyom fehlende Expression von CD 10 vor allem in Kombination mit der entgegen gerichteten Caldesmonexpression weiter (► Abb. 2.6B, C) (73).

Zusammenfassend wird die endgültige Diagnose vielfach erst am Operationspräparat offenkundig. Prinzipiell gilt daher, dass das Abrasionsmaterial nicht für eine definitive Diagnose der unterschiedlichen Sarkomentitäten geeignet ist.

Klinischer Verlauf und Prognose

Etwa 50–86 % der Patientinnen mit einem endometrialen Stromasarkom kommen mit einem auf den Uterus begrenzten Tumor zur Aufnahme. Der Tumor wächst im Gegensatz zum undifferenzierten Sarkom verhältnismäßig langsam. Die bislang publizierten Angaben (58) zu einem **pelvinen und paraaortalen Lymphknotenbefall** von bis zu 33 % sind kritisch zu werten. Die Untersuchungen erfolgten an Kollektiven, die alle Stadien (Fälle primärer extrauteriner Ausbreitung, rezidivierte und metastasierte Tumoren) sowie Sektionsbefunde endometrialer Stromasarkome eingeschlossen halten. Eine Analyse bei Primärtumoren der Stadien I-IV ergab 9 % positive pelvine und keine paraaortalen Lymphknoten (32). In einer weiteren Untersuchung betrug die Rate befallener Lymphknoten bei auf den Uterus begrenzten Tumoren 10 % (14). Nach den retrospektiv erfassten SEER-Daten (62) liegt die Zahl der positiven Lymphknoten bei 7 % (im Mittel 12 Lymphknoten entfernt, 63 % der Tumoren Stadium I und II, nach FIGO vor 2009). Nach der SEER-Erhebungen hatten bei auf den Uterus begrenzten Tumoren weder eine Lymphonodektomie noch das Vorhandensein positiver Lymphknoten einen statistisch signifikanten Einfluss auf das Gesamtüberleben (5-Jahres-Überleben positive bzw. negative Lymphknoten 85,7 bzw. 95,2 %). Positive Lymphknoten sind jedoch mehrheitlich mit einer extrauterinen Ausbreitung vergesellschaftet (14) und stellen somit einen Marker für eine ungünstige Prognose dar. Auch die **Adnexbeteiligung** von 9,5 % ist fast ausschließlich von einer weiteren extrauterinen Ausbreitung begleitet (14).

Es gibt zurzeit sonst keine histopathologischen und biochemischen Parameter, die eine Rezidivierung bzw. Metastasierung mit einiger Sicherheit voraussagen können. Eine p53-Mutation hat keinen Einfluss auf die Prognose (48). Auch die Zahl der Mitosen/10 HPF ist beim endometriales Stromasarkom ohne prognostische Aussagekraft.

Insgesamt sind die vorliegenden Zahlen zu den **Rezidivraten und Überlebensdaten** aufgrund der Berechnung aus kleinen Fallzahlen inkonsistent und möglicherweise zu hoch angesetzt. Die angenommene Rezidivrate von 25–50 % zeigt eine klare Korrelation mit dem Stadium, das als der wichtigste **Prognosefaktor** gilt. Die Prognose ist deutlich günstiger als beim undifferenzierten endometrialen Sarkom. Dementsprechend kommen nur 25 % der Patientinnen mit einem endometrialen Stromasarkom, jedoch 52,5 % Frauen mit einem undifferenzierten endometrialen Sarkom im Stadium III oder IV (FIGO vor 2009) zur Aufnahme (62, 69).

Fernmetastasen und Rezidive stehen in keinem Zusammenhang mit einem Lymphknotenbefall. Selbst bei negativen Lymphknoten werden innerhalb von 2 Jahren bis zu 30 % Rückfälle beobachtet (22). Nur 40 % der Rezidive treten ausschließlich im kleinen Becken auf. Demgegenüber stehen

60 % intraabdominale Rezidive, Fernmetastasen oder eine Kombination aller Ausbreitungsformen (28). Das wesentliche Rezidivgeschehen liegt damit außerhalb des kleinen Beckens. Isolierte Lungenmetastasen finden sich nur in etwa 10 %.

Die mediane Zeit bis zum Auftreten der ersten Rezidive liegt nach unterschiedlichen Angaben im Stadium I zwischen 5,4–9,3 Jahren, im Stadium I und II bei 3 Jahren und im Stadium III und IV (FIGO vor 2009) bei nur 9 Monaten (1, 28). Dennoch sind Spätrezidive nach mehr als 10–30 Jahren für diesen Tumor charakteristisch.

Nach den neuesten SEER-Daten, errechnet an 356 Fällen, beträgt das **5-Jahres-Überleben** in den Stadien I und II 96 %, in den Stadien III und IV 89 % und in allen Stadien zusammengenommen 92 % (FIGO vor 2009) (62). Das ist deutlich günstiger als es bislang mit einem 5-Jahres-Überleben von 60 % für alle Stadien (Stadium I und II um 85 %, Stadium I 90 %) angenommen wurde (8). In das 5-Jahres-Überleben gehen zwangsläufig die Spätrezidive nicht ein. Eine 5-Jahres-Überlebensanalyse wird daher von verschiedenen Seiten als insuffizient für die Beurteilung des endometrialen Stromasarkoms angesehen (13). Insgesamt ist ein höheres Alter mit einer schlechteren Prognose verbunden (7, 62).

Bezogen auf alle uterinen Sarkome hat das endometriale Stromasarkom zusammen mit dem Adenosarkom ohne „sarcomatous overgrowth" die günstigste Prognose. Nach den neusten SEER-Daten (62) ist sie sogar besser, als beim Endometriumkarzinom und dramatisch günstiger als beim undifferenzierten endometrialen Sarkom.

2.2.1.2 Therapie des endometrialen Stromasarkoms

Es gibt zurzeit noch keine Studien/Literaturquellen, die die ab 2009 geltende Stadieneinteilung (▶ Kap. 1.3) berücksichtigen. Die jeweiligen Literaturübersichten und Studien nehmen daher ausschließlich Bezug auf die FIGO-Stadieneinteilung des Endometriumkarzinoms, wie sie bis 2008 verwendet wurde.

2.2.1.2.1 Therapie von auf den Uterus begrenzten Tumoren

Die Therapie von auf den Uterus begrenzten endometrialen Stromasarkomen bezieht sich auf die Stadien I und II der bis 2008 geltenden FIGO-Stadieneinteilung für uterine Sarkome. Nach der aktuellen Einteilung für endometriale Stromasarkome würden diese Tumoren einem Stadium I entsprechen. Ein in den nachfolgenden Kapiteln numerisch benanntes Stadium bezieht sich ausnahmslos auf die alte FIGO-Einteilung.

Primäre medikamentöse und konservative nichtoperative Therapie

Bei auf den Uterus begrenzten endometrialen Stromasarkomen ist die Operation die Therapie der Wahl, es gibt zurzeit keine Indikationen für eine primäre medikamentöse oder eine lokale konservative Therapie bei allgemein operablen Patientinnen.

Primäre Operation

Die **abdominale Hysterektomie mit beidseitiger Salpingoophorektomie** gilt beim endometrialen Stromasarkom als allgemein akzeptierter Standard. Ein vaginales Vorgehen ist wegen der Verletzungsgefahr des Uterus und der fehlenden Möglichkeit zur Exploration der Bauchhöhle nicht indiziert. Bei einer laparoskopisch assistierten vaginalen Hysterektomie darf der Uterus nicht verletzt werden. Durch ein (versehentliches) **Morcellement** von uterinen Sarkomen bei einer vaginalen oder endoskopischen Hysterektomie muss mit einer Prognoseverschlechterung gerechnet werden (16). Nach einer retrospektiven Untersuchung mit einer allerdings sehr niedrigen Fallzahl soll es zu einer leichten Erhöhung der Lokalrezidivrate kommen, ohne dass das Gesamtüberleben beeinflusst wird (44). In einer Analyse retroperitonealer Sarkome erwiesen sich makroskopische Tumorreste und Tumorrupturen als signifikante unabhängige prädikative Faktoren für ein verschlechtertes Überleben (5). Tumorrupturen bei retroperitonealen Sarkomen können möglicherweise als prädikativer Surrogatmarker für die potentiellen Folgen eines Morcellements von uterinen Sarkomen gewertet werden. Die Daten beziehen sich allerdings vorrangig auf retroperitoneale Leiomyosarkome. Es wird dringend geraten, nach einem Morcellement des Tumors den Uterus komplett zu entfernen, soweit dies nicht primär erfolgt ist. In 15 % wurden bei entsprechenden Reoperationen ein höheres Tumorstadium vorgefunden (16). Zurzeit besteht keine Möglichkeit den potentiellen Schaden einer iatrogen induzierten Tumorzelldissemination auszuschalten.

Es gibt aufgrund der positiven Hormonrezeptoren nicht unbegründete Hinweise, dass das Belassen der Adnexe bei prämenopausalen Frauen die Prognose verschlechtert bzw. das Rezidivrisiko steigert (2, 4, 35). Danach betragen das mediane progressionsfreie Überleben bei entfernten Adnexen 5 und bei in situ verbleibenden Ovarien 2 Jahre (17). Jüngere Berichte sprechen allerdings für ein identisches progressionsfreies und Gesamtüberleben mit und ohne **Ovarektomie** (28), sind aber nicht frei von BIAS zugunsten eines Ovarerhaltes (34). Nach den neusten relativ umfangreichen SEER-Daten ist das Belassen der Ovarien bei prämenopausalen Frauen ohne negativen Einfluss auf das Gesamtüberleben (62). Die retrospektiv erhobenen SEER-Daten weisen zwar systemimmanent BIAS auf, sind aber zumindest ein Hinweis auf die relative Unbedenklichkeit eines Ovarerhaltes. Zurzeit besteht dennoch überwiegend Konsens, dass die Adnexentfernung bei prämenopausalen Frauen wegen des hohen Steroidrezeptorgehalts des Tumors eher indiziert ist (2, 4, 21, 35). Auch unter dem Aspekt, dass von den uterinen Sarkomen die endometrialen Sarkome am häufigsten in die Ovarien metastasieren (72), ist eine Ovarektomie nicht unbegründet. In der Gesamtschau aller Daten besteht zumindest aber die Option, die Adnexe zu erhalten, bzw. auf eine nachträgliche Exstirpation der Ovarien zu verzichten. Nach den aktuellen NCCN-Empfehlungen kann die Entscheidung zur Oophorektomie individualisiert in Abhängigkeit vom reproduktiven Alter bzw. den Fertilitätswünschen (fertility consultation as appropriate) gefällt werden (46). Die Patientin mit einem rezeptorpositiven endometrialen Stromasarkom sollte jedoch in jedem Falle auf das potentiell erhöhte Rezidivrisiko eines Ovarerhaltes hingewiesen und aktenkundig in die Entscheidung einbezogen werden.

Es gibt Empfehlungen bei Patientinnen, denen es zumutbar ist, zumindest eine selektive **pelvine und paraaortale Lymphonodektomie** positiver (vergrößerter) Lymphknoten durchzuführen (43). Autoren, die eine systematische pelvine und paraaortale Lymphonodektomie befürworten, begründen dies mit dem Argument, dass die meisten Rezidive innerhalb des kleinen Beckens liegen. Daten einer kleineren Untersuchungsreihe legen nahe, dass sich durch eine Lymphonodektomie möglicherweise die Zahl pelviner Rezidive verringern lässt (58, 69). Tatsächlich befinden sich jedoch isolierte pelvine Rezidive gegenüber einer intraabdominalen Ausbreitung oder einer Fernmetastasierung bzw. einer Kombination aller Ausbreitungsformen in der Minderheit (▶ Kap. 2.2.1.1). Dementsprechend konnte sowohl in der Vergangenheit als auch anhand der aktuellen SEER-Daten mit 100 lymphonodektomierten Frauen von 383 Fällen keinerlei Nutzen einer Lymphonodektomie auf das Überleben nachgewiesen werden (62). Selbst bei positiven Lymphknoten war kein Effekt erkennbar. Auf systemimmanente BIAS der retrospektiven SEER-Erhebungen sei jedoch hingewiesen. Positive Lymphknoten bei auf den Uterus begrenzten Tumoren haben keine prognostische Aussagekraft.

Betreffs der Lymphonodektomie beziehen sich die aktuellen NCCN-Guidelines unter Ausschluss der Karzinosarkome auf alle uterinen Sarkome (46). Nach den NCCN-Category-A2-Empfehlungen kann der Entschluss zur pelvinen und paraaortalen Lymphonodektomie individualisiert auf der Grundlage des klinischen Szenarios und der intraoperativen Befunde basieren, nach der die Lymphonodektomie unterlassen werden soll, wenn eine extrauterine Ausbreitung vorliegt oder wenn keine Lymphadenopathie vorhanden ist (omit if no lymphadenopathy (46)). Zusätzlich kann die Entscheidung zu diesem Eingriff individualisiert in Abhängigkeit vom reproduktiven Alter bzw. den Fertilitätswünschen (fertility consultation as appropriate) gefällt werden (46). Zusammenfassend wird durch das NCCN eine Empfehlung zu einer an die Situation der Patientin angepassten selektiven Lymphonodektomie von vergrößerten Lymphknoten ausgesprochen. In der Gesamtschau aller vorliegender Daten entbehrt ein Lymphknotensampling oder ein systematisches Lymphknotenstaging gegenwärtig jedoch einer hinreichenden wissenschaftlichen Basis und kann daher nicht als Standard definiert werden (21, 62).

Entschließt man sich dennoch zu einem dieser Eingriffe, muss bedacht werden, dass sich aus den Befunden, auch bei positiven Lymphknoten, zurzeit keine prognostischen und therapeutischen Konsequenzen ergeben. Darüber und über die potentiellen Komplikationen einer Lymphonodektomie muss die Patientin zweifelsfrei und aktenkundig aufgeklärt werden.

Bei sehr jungen Frauen mit klar abgegrenztem Tumor im Uterus scheint eine konservative organerhaltende Operation möglich zu sein (64). Die Entfernung muss sicher im Gesunden erfolgen. Das Problem ist die damit regelhaft verbundene Erhaltung der Adnexe. In diesen Fällen muss eine sorgfältige Aufklärung erfolgen, da der Ovarerhalt möglicherweise Rezidive begünstigt. Unter Umständen kann bei diesen Frauen eine adjuvante Hormontherapie in Betracht gezogen werden. Exakte sonographische und eventuell MRT-Nachkontrollen sind nach **uteruserhaltender Operation** extrem wichtig.

Merke: Die abdominale Hysterektomie mit Entfernung der Adnexe gilt als Standard. Optional ist in der Prämenopause ein Belassen der Adnexe möglich. Möglicherweise ist bei rezeptorpositiven Tumoren das Rezidivrisiko bei Belassen der Ovarien erhöht. Eine selektive oder systematische pelvine und paraaortale Lymphonodektomie kann gegenwärtig nicht als Standard definiert werden. Es besteht jedoch weitgehend Konsens, dass bei Patientinnen, denen es zumutbar ist, eine selektive pelvine und paraaortale Lymphonodektomie durchgeführt werden kann. Die Ergebnisse einer Lymphonodektomie können nicht zur Einschätzung der Prognose herangezogen werden, haben keinen Einfluss auf das Gesamtüberleben und begründen keine Indikation für eine postoperative adjuvante Maßnahme. Das Unterlassen einer Lymphonodektomie ist nicht als fehlerhaft einzustufen. Bei klar abgegrenztem Tumor ist bei dringendem Kinderwunsch eine Tumorexstirpation unter Organerhalt möglich, sie muss sicher im Gesunden erfolgen.

Adjuvante Chemotherapie

Es gibt zurzeit keine validen Daten über den Nutzen einer adjuvanten Chemotherapie von operierten auf den Uterus begrenzten endometrialen Stromasarkomen. Selbst einarmige Studien mit einer hinreichend großen Fallzahl, die sich unter Weglassung der undifferenzierten endometrialen Sarkome ausschließlich auf endometriale Stromasarkome beziehen, sind nicht bekannt. In einer randomisierten Studie, die allerdings alle uterinen Sarkome einschließt, und in einer Metaanalyse (51, 68) von Weichteilsarkomen ist durch eine adjuvante Chemotherapie kein Überlebensgewinn erkennbar. Retrospektive Analysen mit meist allen uterinen Sarkomen und z. T. kleinen Zahlen von stromalen Sarkomentitäten sind in ihren Ergebnissen widersprüchlich. Einige Untersuchungen sprechen für einen möglichen Effekt hinsichtlich einer Senkung von Fernmetastasen, ohne Nachweis einer signifikanten Überlebensverbesserung (29, 35); in anderen konnte keine Wirksamkeit nachgewiesen werden (30), insbesondere, wenn sie sich nur auf das endometriale Stromasarkom beziehen(28). In den aktuellen NCCN-Category-2A-Empfehlungen wird dementsprechend nur eine Beobachtung angeraten (46). Es besteht allgemeiner Konsens, dass eine adjuvante Chemotherapie nicht indiziert ist (postsurgery chemotherapy cannot be considered standard of care for patients with a localized gynaecological sarcoma who are at high-risk for relapse (63)). Wenn man sich auf der Basis retrospektiver Untersuchungen dennoch zu einer adjuvanten Chemotherapie (▶ Kap. 2.2.1.2.2 und 2.2.1.2.5.) entschließt, muss die Patientin über den nicht nachgewiesenen Nutzen zweifelsfrei aufgeklärt werden.

Merke: Es gibt keine validen Daten, dass bei adäquat operierten Patientinnen eine adjuvante Chemotherapie das Überleben verlängert. Es existieren zudem keine ausreichend erprobten und wirksamen Chemotherapieschemata. Es gibt zurzeit keine Indikation für eine adjuvante Chemotherapie.

Adjuvante Hormontherapie

Die hohe Expression von Steroidrezeptoren und Aromatasen im Tumor qualifiziert die endometrialen Stromasarkome prinzipiell für eine adjuvante **Hormontherapie mit Gestagenen, GnRH-Analoga oder Aromatasehemmern**. Entsprechende randomisierte und nicht randomisierte prospektive Studien sind jedoch nicht bekannt. Aus Einzelbeobachtungen und einer retrospektiven Sammelstatistik (9, 56, 69) ist ein Nutzen einer adjuvanten Hormontherapie von auf den Uterus begrenzten Tumoren nicht zweifelsfrei ablesbar. Es bleibt offen, ob eine begrenzte adjuvante Hormontherapie die typischen Spätrezidive bzw. Metastasen tatsächlich verhindern kann. Notwendige Langzeitdaten stehen aus. Es ist weiterhin bekannt, dass einige endometriale Sarkome trotz positiver Estrogen- und Progesteronrezeptoren nicht auf Gestagene und GnRH-Analoga ansprechen. Dafür wird die sehr heterogene Verteilung der Rezeptoren im Tumor und möglicherweise eine Interaktion mit einem vorhandenen Androgenrezeptor verantwortlich gemacht (40).

Bei einer adjuvanten Therapie mit **Gestagenen** müssen Nebenwirkungen, wie Beeinflussung des Blutzuckers, starke Gewichtszunahme, Depressionen und Thromboembolien, berücksichtigt werden. Wegen des nicht belegten Nutzens und der Nebenwirkungen ist eine Gestagenbehandlung gegenwärtig nicht indiziert. In den aktuellen NCCN-2A-Empfehlungen ist dementsprechend nur eine Beobachtung vorgesehen (46). Dennoch wird von einigen Autoren (21) eine 24-monatige adjuvante **Gestagentherapie mit Megestrol** unterstützt (► Kap. 2.2.1.2.5). Unter den gemachten Einschränkungen bieten sich **Aromatasehemmer** („off label use") als Alternative an, eine wissenschaftlich begründete Indikation ist jedoch nicht gegeben. Wenn man sich dennoch für eine adjuvante Therapie mit Aromatasehemmern entscheidet, wird eine Behandlungsdauer von 5 Jahren für sinnvoll gehalten (57). Die Patientin muss bei Verordnung einer adjuvanten Hormontherapie zweifelsfrei und nachvollziehbar über den nicht erwiesenen Nutzen aufgeklärt werden.

Bislang sah es so aus, als wenn eine Ovarektomie bereits eine adjuvante ablative Hormontherapie darstellt (► primäre Operation). Nach den neuesten SEER-Daten (62) hat eine Ovarektomie gegenüber einem Belassen der Adnexe jedoch keinen Einfluss auf das Gesamtüberleben. Aus der Gesamtschau bleibt die Datenlage zur **Entfernung der Ovarien als adjuvante ablative Hormontherapie** bei rezeptorpositiven Tumoren weiterhin unklar. Solange die Unwirksamkeit dieser Maßnahme nicht sicher erwiesen ist, sollte man sich schon bei der Erstoperation eher für die Ovarektomie entscheiden. Es muss jedoch über die potentiellen Nebenwirkungen dieser Maßnahme aufgeklärt werden (62). Wenn auch das Belassen der Adnexe nicht als fehlerhaft eingestuft werden kann, sollte mit der Patientin das potentiell erhöhte Rezidivrisiko aktenkundig besprochen werden.

In Einzelfällen wird über eine adjuvante Hormontherapie nach einer konservativen Operation mit Ovarerhalt berichtet. Wenn man davon ausgeht, dass belassene Ovarien mit einer höheren Rezidivrate verbunden sein können, erscheint diese Maßnahme sinnvoll, ohne dass wirklich Beweise für die Effektivität vorliegen. In diesen Fällen wären am ehesten **GnRH-Analoga** über eine Dauer von 5 Jahren anzuwenden (► Kap. 2.2.1.2.5).

Erhält eine Patientin bei der Diagnose der Ersterkrankung einen Hormonersatz mit Estrogenen oder eine Tamoxifentherapie, sollten diese jedoch abgesetzt werden.

Merke: Es gibt keine validen Daten, dass nach einer Hysterektomie bei auf den Uterus begrenzten Tumoren eine adjuvante Hormontherapie oder eine Ovarektomie als adjuvant ablative Hormontherapie das Überleben verlängert. Möglicherweise ist bei rezeptorpositiven Tumoren das Rezidivrisiko bei Belassen der Ovarien erhöht, so dass die Indikation zur Ovarektomie eher großzügig gestellt werden sollte. Andere adjuvante hormonelle Maßnahmen sind nicht indiziert. Bei konservativ operierten prämenopausalen Frauen ist eine 5-jährige Therapie mit GnRH-Analoga möglicherweise von Nutzen.

Postoperative Bestrahlung

Ein Effekt einer postoperativen Bestrahlung von auf den Uterus begrenzten endometrialen Stromasarkomen auf das progressionsfreie und Gesamtüberleben konnte bislang nicht nachgewiesen werden. Eine randomisierte Phase III-Studie (EORTC 55874) mit allen uterinen Sarkomen unter Einbeziehung von 30 stromalen Sarkomen der Stadien I und II (FIGO vor 2009) ergab kein verbessertes progressionsfreies bzw. Gesamtüberleben für den Strahlen- gegenüber dem Beobachtungsarm (53). Wegen der geringen Zahl der stromalen Sarkome in dieser Studie wurde für diese Entität jedoch keine definitive Schlussfolgerung gezogen. Die aktuellen an endometrialen Stromasarkomen erhobenen SEER-Daten lassen gleichfalls keinen Nutzen einer postoperativen Bestrahlung erkennen (62). Zu einem identischen Ergebnis kamen auch kleinere retrospektive Untersuchungen an endometrialen Stromasarkomen (28, 69). Größere retrospektive Analysen entweder unter Einbeziehung aller uterinen Sarkome aller Stadien (36) oder nur von endometrialen Stromasarkomen beider Entitäten (35) sprechen für eine nicht signifikante Reduktion von Lokalrezidiven ohne Einfluss auf das Überleben. Die besten Ergebnisse sollen in dieser Hinsicht erreicht werden, wenn die **perkutane Bestrahlung** mit einer **Brachytherapie** kombiniert wird (36). Es ist denkbar, dass die Lokalrezidivrate in Analogie zum Endometriumkarzinom auch durch eine alleinige Kontakttherapie gesenkt werden kann. Entsprechende Daten sind nicht bekannt.

Die vorrangige Lokalisation von Rezidiven und Metastasen außerhalb des Beckens stellt ohnehin die Sinnhaftigkeit einer perkutanen Bestrahlung infrage. Damit gibt es zurzeit keine validen Erhebungen, die eine postoperative perkutane Bestrahlung beim endometrialen Stromasarkom unterstützen. In den aktuellen NCCN-2A-Empfehlungen 2009 wird dementsprechend nur eine Beobachtung empfohlen (46). Generell gilt eine postoperative Strahlentherapie bei einem auf den Uterus begrenzten endometrialen Stromasarkom als nicht indiziert (38) und sollte der Rezidivtherapie vorbehalten bleiben (59).

Merke: Nach dem gegenwärtigen, relativ gut belegten Erkenntnisstand verlängern eine postoperative perkutane Bestrahlung und/oder eine Brachytherapie das Überleben nicht. Betreffs einer Senkung der Lokalrezidivrate sind die Daten widersprüchlich. Eine perkutane postoperative Bestrahlung ist bei einem auf den Uterus begrenzten Tumor nicht indiziert. Zur Senkung der Lokalrezidivrate kann eine Brachytherapie von Nutzen sein und in Erwägung gezogen werden.

Primäre Bestrahlung

Betreffs einer primären Bestrahlung lokal operabler endometrialer Stromasarkome sind kaum Daten verfügbar. Gegenwärtig gibt es außer bei einer allgemeinen Inoperabilität keine Indikation zur primären Strahlentherapie (▶ Kap. 2.2.1.2.3).

Merke: Gegenwärtig gibt es außer bei einer allgemeinen Inoperabilität keine Indikation zur primären Strahlentherapie.

2.2.1.2.2 Therapie von primär fortgeschrittenen auf das Becken und die Bauchhöhle begrenzten Tumoren

Die Therapie von primär fortgeschrittenen endometrialen Stromasarkomen bezieht sich im Wesentlichen auf die verschiedenen Stadien III und teilweise auf das Stadium IV der bis 2008 geltenden FIGO-Stadieneinteilung für uterine Sarkome. Nach der aktuellen Einteilung für endometriale Stromasarkome würden diese Tumoren einem Stadium II und in wesentlichen Teilen einem Stadium III entsprechen.

Neoadjuvante Chemotherapie

Primär lokal inoperable endometriale Stromasarkome können zunächst mit einer neoadjuvanten Chemotherapie vorbehandelt werden. Es gibt einen Bericht (23) über eine erfolgreiche neoadjuvante Chemotherapie mit **Ifosfamid** plus **Doxorubicin** über 2–3 Zyklen bei einem extrauterin ausgebreiteten Tumor mit nachfolgender Operation. Eine Dosisverteilung von Ifosfamid auf mehrere Tage bzw. der adäquate Ersatz von Doxorubicin durch **Epirubicin** ist möglich. Langzeitergebnisse stehen noch aus.

Für das sich klinisch und prognostisch weitgehend identisch verhaltende Adenosarkom ohne sarcomatous overgrowth gibt es einen Einzelbericht über eine deutliche Remission mit einer Kombination aus einer primären Monochemotherapie mit Carboplatin mit einem GnRH-Analogon

(▶ Kap. 4.2.2.2). Möglicherweise war die beobachtete Remission aber auch nur ein Effekt des GnRH-Analogons. Bei einer Kontraidikation zum Ifosfamid plus Doxorubicin ist dieses Behandlungsschema jedoch im Sinne eines Therapieversuches denkbar.

In allen Fällen einer neoadjuvanten Chemotherapie muss die Patientin zweifelsfrei über die äußerst begrenzten klinischen Efahrungen informiert werden.

Merke: Bei inoperablen Befunden kann eine neoadjuvante Polychemotherapie mit Operationsoption in Erwägung gezogen werden.

Therapievorschlag	
Ifosfamid 5 g/m² i. v. (Tag 1) + Doxorubicin 50 mg/m² i. v. (Tag 1)	q 3–4 Wochen
Ifosfamid 2 g/m² i. v. (Tag 1–3) + Doxorubicin 50 mg/m² i. v. (Tag 1)	q 3–4 Wochen

Neoadjuvante Hormontherapie

Auf der Basis des meist hohen Gehalts an Estrogen- und Progesteronrezeptoren ist prinzipiell eine neoadjuvante Hormontherapie fortgeschrittener endometrialer Stromasarkome zum Erreichen einer Operabilität denkbar. Auswertbare Daten zu einem solchen Vorgehen sind nicht bekannt. Möglich wäre ein Einsatz von **Gestagenen oder Aromatasehemmern und** bei Frauen mit positiven GnRH-Rezptoren auch von **GnRH-Analoga**. Ob die Hormonbehandlung einer neoadjuvanten Chemotherapie überlegen ist, kann derzeit nicht gesagt werden. Bei Kontraindikation zur Chemotherapie kann jedoch ein Therapieversuch mit Hormonen in Betracht gezogen werden. Mit einem verzögerten Ansprechen muss in diesem Falle aber gerechnet werden. Die Behandlung erfolgt „off label use". Besteht eine Patientin auf dieser Maßnahme, muss sie zweifelsfrei über den nicht bekannten Nutzen aufgeklärt werden. Die Therapieschemata entsprechen denen der hormonellen Therapie von Rezidiven und Metastasen (▶ Kap. 2.2.1.2.5).

Für das sich klinisch und prognostisch weitgehend identisch verhaltende Adenosarkom ohne sarcomatous overgrowth gibt es einen Einzelbericht über eine deutliche Remission mit einer Kombination aus einer primären Monochemotherapie mit Carboplatin mit einem GnRH-Analogon bei einer 79jährigen Patientin. (▶ Kap. 4.2.2.2). Möglicherweise ist der Therapieeffekt auch alleine auf die GnRH-Analoga zurückzuführen. Bei einer Kontraidikation zum Ifosfamid plus Doxorubicin ist dieses Behandlungsschema im Sinne eines Therapieversuches denkbar.

In allen Fällen einer neoadjuvanten Chemotherapie muss die Patientin zweifelsfrei über die äußerst begrenzten klinischen Efahrungen informiert werden.

Merke: Eine neoadjuvante Hormontherapie fortgeschrittener Tumoren stellt lediglich einen Therapieversuch mit unsicherem Ausgang dar. Sie ist in entsprechend gelagerten Fällen und bei einer Kontraindikation zur Chemotherapie als Therapieversuch vertretbar.

Operation

Bei im Becken und in der Bauchhöhle ausgebreiteten endometrialen Stromasarkomen soll eine **optimale Tumorreduktion** vorgenommen werden (21). Sie ist nach retrospektiven Untersuchungen, die sich allerdings auf alle uterinen Sarkome beziehen, mit einem verbesserten Überleben verbunden (69). Insgesamt gelten in diesen Fällen die **makroskopische Tumorfreiheit und freie Resektionsränder als die wichtigsten Prognosefaktoren** (47). Eine retrospektive Analyse von **Debulkingoperationen** hat beim endometrialen Stromasarkom im Gegensatz zum undifferenzierten endometrialen Sarkom allerdings keine Überlebensverbesserung ergeben (32). Nach den aktuellen NCCN-2A-Empfehlungen 2009 kann die chirurgische Resektion aller Herde auf der Basis der Symptome, der Ausdehnung und der Resektabilität der Befunde individualisiert vorgenommen werden. Bei extrauteriner Ausbreitung wird eine **Lymphonodektomie** nicht für sinnvoll gehalten (46). Zum möglichen Nutzen einer selektiven Lymphonodektomie bei einer R0-Resektion liegen keine Daten vor. Entschließt man sich zu diesem Eingriff, muss die Patientin auf diese Tatsache hingewiesen werden.

Merke: Ein optimales Debulking aller sicht- und tastbaren Befunde ist möglicherweise mit einem verbesserten Überleben verbunden. Der Nutzen einer selektiven Lymphonodektomie vergrößerter Lymphknoten ist nicht erwiesen.

Postoperative Hormon-, Strahlen- und Chemotherapie

In den aktuellen NCCN-2A-Empfehlungen (46) und in Übersichten/Einzelpublikationen (12, 17, 21, 52) besteht im wesentlichen Konsens darüber, bei nicht im Gesunden entfernten fortgeschrittenen rezeptorpositiven endometrialen Sarkomen postoperativ mit Hormonen zu behandeln. Tatsächlich liegen die Remissionsraten bei rezidivierten und R1-resezierten endometrialen Stromasarkomen unter einer **Hormontherapie** mit 82 % sehr hoch und es ist mehrfach eine Ansprechdauer von über 10 Jahren beschrieben (12). Nach den NCCN-2A-Empfehlungen (46) kann auch in der R0-Situation eine postoperative Hormonbehandlung in Betracht gezogen werden. Da erneute Rezidive nach R0-Resektionen einerseits spät auftreten und nur langsam wachsen, andererseits eine Hormontherapie von zahlreichen Nebenwirkungen begleitet ist, ist in der R0-Situation eher von einer Hormontherapie abzuraten. Zusammenfassend muss gegenwärtig bei einer R1-Resektion von endometrialen Stromasarkomen mit positiven Estrogen- und/oder Progesteronrezeptoren eine postoperative **Hormontherapie mit Gestagenen oder Aromatasehemmern** als Therapie der Wahl angesehen werden. Die Hormone müssen bis zum erneuten Progress eingenommen werden. Die meisten Erfahrungen liegen mit Megestrolacetat vor. Am ehesten ist jedoch der Einsatz von Aromatasehemmern und bei Frauen in der Prämenopause von **GnRH-Analoga**, sinnvoll. Den Aromatasehemmern sollte auch wegen der starken Nebenwirkungen einer hochdosierten Gestagentherapie der Vorrang gegeben werden. Die Remissionsraten unterscheiden sich nicht von denen, die mit Gestagenen erreicht werden (12) (▶ Kap. 2.2.1.2.5). Ist im Falle einer R0-Resektion eine Hormontherapie geplant, muss die Patientin schon wegen der Nebenwirkungen der Hormonbehandlung ausführlich über den nicht bewiesenen Nutzen aufgeklärt werden.

Betreffs einer **postoperativen Strahlentherapie** wird in den aktuellen NCCN-2A-Empfehlungen im Stadium III (FIGO vor 2009) entsprechend einer Ausbreitung im kleinen Becken als eine Option zusätzlich zur Hormontherapie eine gezielte externe Bestrahlung und/oder Brachytherapie auf das Tumorgebiet vorgeschlagen (46). Bei einer alleinigen postoperativen Strahlentherapie ist in Analogie zum fehlenden Effekt einer postoperativen Bestrahlung von auf den Uterus begrenzten Tumoren (53) nicht mit einem Überlebensgewinn zu rechnen. Möglicherweise lässt sich jedoch die lokale Kontrolle verbessern.

Der Benefit einer **postoperativen Chemotherapie** ist sowohl bei einer R0- als auch bei einer R1/2-Resektion von fortgeschrittenen endometrialen Stromasarkomen aufgrund fehlender Daten nicht erwiesen. Eine postoperative Chemotherapie im Stadium III/IV ist nicht in die aktuellen NCCN-Empfehlungen (46) aufgenommen. Eine Chemotherapie kann aus der Gesamtschau jedoch bei einer R1-Resektion von rezeptornegativen Tumoren und/oder bei einer Unwirksamkeit der Hormontherapie in Betracht gezogen werden. Über den nicht bewiesenen Nutzen und die potentiellen Komplikationen einer Chemo- und/oder Strahlentherapie, muss eine Patientin, die auf diesen Maßnahmen besteht, eindeutig aufgeklärt werden.

Merke: Bei einer R0-Resektion ist der Nutzen einer Hormon-, Chemo- oder Strahlentherapie nicht nachgewiesen. Bei einer R1/R2-Resektionen ist bei positiven Hormonrezeptoren gegenwärtig eine nachfolgende Hormonbehandlung als Therapie der Wahl anzusehen. Die Hormonbehandlung muss bis zur Progression erfolgen und kann anschließend gewechselt werden. Insgesamt ist den Aromatasehemmern den Vorzug zu geben. Bei rezeptornegativen Tumoren kann eine Chemotherapie in Betracht gezogen werden. Bei im Becken ausgebreiteten Tumoren kann eine Kombination mit einer perkutanen Bestrahlung erwogen werden. Der Nutzen einer zusätzlichen Bestrahlung auf das Überleben ist jedoch nicht nachgewiesen.

Primäre Bestrahlung

Die Bestrahlung fortgeschrittener endometrialer Stromasarkome kann gegenwärtig nicht als Alternative zu einer Operation angesehen werden. Über eine primäre Radiotherapie existieren kaum Daten. Bei technisch inoperablen intraabdominalen Befunden kann, ohne jeglichen kurativen Anspruch, zur vorübergehenden Symptomkontrolle jedoch eine Bestrahlung durchgeführt (36, 46) und nach einer Category-2A-Empfehlung des NCCN auch mit einer Hormontherapie kombiniert werden. Optional ist auch eine alleinige Hormontherapie möglich (46). Das Vorgehen entspricht demjenigen bei allgemeiner Inoperabilität (▶ Kap. 2.2.1.2.3).

Merke: Möglicherweise ist durch eine alleinige Bestrahlung fortgeschrittener Tumoren nur eine vorübergehende Symptomkontrolle zu erzielen. Die Kombination mit einer Hormontherapie ist möglich.

2.2.1.2.3 Vorgehen bei allgemeiner Inoperabilität

Bei auf den Uterus begrenzten endometrialen Stromasarkomen kann eine perkutane pelvine Bestrahlung mit oder ohne Brachytherapie in Analogie zum Karzinosarkom vorgenommen werden. Valide Daten hinsichtlich eines Überlebensgewinns durch die Strahlentherapie sind nicht bekannt. Im Wesentlichen entspricht die Therapie dem Vorgehen bei Rezidiven und Metastasen. **Bei einer Ausdehnung im Becken** kann zunächst eine gezielte perkutane Bestrahlung mit oder ohne Brachytherapie erfolgen. Das Vorgehen entspricht der aktuellen NCCN-Category-2A-Empfehlung (46). I. d. R. wird jedoch nur eine kurze lokale Kontrolle erzielt. Valide Daten sind nicht bekannt.

Bei einer über das Becken hinausgehenden Erkrankung ist **bei positiven Hormonrezeptoren** zunächst eine Hormonbehandlung die Therapie der Wahl (▶ Kap. 2.2.1.2.5). Eine Kombination mit einer gezielten Bestrahlung ist möglich. **Bei negativen Hormonrezeptoren** (bzw. Kontraindikationen zur Hormongabe) oder **einem Progress unter der Hormontherapie** ist eine primäre Chemotherapie angezeigt. Wenn möglich, sollte wegen der geringeren Toxizität mit einer Monochemotherapie mit Ifosfamid begonnen werden. Bei hohem Remissionsdruck, starker Symptomatik bzw. Unwirksamkeit der Monochemotherapie ist eine Polychemotherapie mit Ifosfamid plus Doxorubicin indiziert (▶ Kap. 2.2.1.2.5). Nach den aktuellen NCCN-2A-Empfehlungen kann die Chemotherapie auch mit einer Bestrahlung kombiniert werden (46).

Sind die systemischen Maßnahmen kontraindiziert oder nicht mehr wirksam, kann ohne jeglichen kurativen Anspruch zur vorübergehenden Symptomkontrolle auch eine alleinige gezielte Bestrahlung durchgeführt werden (35).

Merke: Bei auf den Uterus und das Becken begrenzten Tumoren ist eine perkutane pelvine Bestrahlung mit oder ohne Brachytherapie am ehesten sinnvoll. Bei einer Ausbreitung über das Becken hinaus und positiven Hormonrezeptoren ist die primäre Hormonbehandlung die Therapie der Wahl. Bei negativen Hormonrezeptoren, hohem Remissionsdruck, starker Symptomatik oder Versagen der Hormontherapie ist eine Chemotherapie indiziert (▶ Kap. 2.2.1.2.5). Wenn möglich, soll mit einer Monochemotherapie begonnen werden. Die Kombination der systemischen Maßnahmen mit einer gezielten Bestrahlung ist möglich, der Nutzen jedoch nicht erwiesen. Bei Kontraindikationen zur systemischen Therapie kann zur vorübergehenden Symptomkontrolle eine gezielte Bestrahlung erfolgen.

2.2.1.2.4 Nachsorge

In Analogie zum Endometriumkarzinom soll die Nachsorge beim endometrialen Stromasarkom **klinisch und symptomorientiert mittels gynäkologischer und allgemeiner Untersuchung** erfolgen. Die Kontrollen sollen für 2 Jahre alle 3 Monate, für die nächsten 3 Jahre alle 6 und danach alle 12 Monate durchgeführt werden. Ein Überlebensgewinn durch aufwändige laborchemische und apparative Untersuchungen konnte bislang nicht belegt werden. Intensivere diagnostische Schritte sollen erst bei einem erhobenen Befund oder Symptomatik eingeleitet werden. Nach den NCCN-2A-Empfehlungen 2009 für die stromalen Sarkome und das Leiomyosarkom sollte **zusätzlich eine jährliche Röntgen-Thoraxaufnahme** durchgeführt werden (46). Aus den aktuellen NCCN-Empfehlungen wurden die routinemäßigen CT/MRT-Kontrollen von Thorax, Abdomen und Becken herausgenommen. Die aus einem symptomlosen Röntgenbefund des Thorax abzuleitenden Konsequenzen sind beim endometrialen Stromasarkom im Gegensatz zum Leiomyosarkom jedoch völlig unklar und nach der derzeitigen Datenlage ohne Effekt auf das Überleben. Nach einer konservativen organerhaltenden Operation muss jede Kontrolluntersuchung mit einer **vaginalen Sonographie** kombiniert werden. Über die Sinnhaftigkeit von MRT-Kontrollen gibt es keine Daten.

Eine **Hormonersatztherapie** mit Estrogenen ist bei positiven Hormonrezeptoren kontraindiziert. Das gilt gleichermaßen für eine Behandlung mit **Tamoxifen**, zumal es in der Genese des endometriales Stromasarkoms eine nicht unerhebliche Rolle spielt. Ist eine Hormontherapie wegen eines simultanen oder metachronen Mammakarzinoms angezeigt, können **Aromatasehemmer**, bzw. bei jungen Frauen **GnRH-Analoga**, in der üblichen Dosierung eingesetzt werden.

Merke: Die Nachsorge soll klinisch und symptomorientiert mittels gynäkologischer und allgemeiner Untersuchung erfolgen. Die Kontrollen sollen für 2 Jahre alle 3 Monate, für die nächsten 3 Jahre alle 6 und danach alle 12 Monate durchgeführt werden. Nach einer organerhaltenden Operation ist die klinische Untersuchung durch eine vaginale Sonographie zu ergänzen. Intensivere diagnostische Schritte sollen erst bei einem erhobenen Befund oder bei Symptomatik eingeleitet werden. Eine Hormonersatztherapie mit Estrogenen ist bei positiven Hormonrezeptoren kontraindiziert. Eine adjuvante Tamoxifenbehandlung wegen eines Mammakarzinoms sollte auf Aromatasehemmer oder GnRH-Analoga umgestellt werden.

2.2.1.2.5 Rezidive und Metastasen

Auch für die Rezidive und Metastasen ist ein eher **langsames Wachstum** charakteristisch. Sie finden sich **vorrangig in der Scheide, im kleinen Becken, sowie in der Bauchhöhle**. Metastasen an der **Vulva** sind gleichfalls beschrieben (▶ Kap. 2.2.1.1). Insgesamt sind isolierte pelvine Rezidive gegenüber einer intraabdominalen Ausbreitung oder Fernmetastasen bzw. einer Kombination aller Ausbreitungsformen in der Minderheit. Mitunter wird ein endometriales Stromasarkom erst anhand von Rezidiven und/oder Metastasen erkannt. In den meisten Fällen ist eine Hysterektomie oder ein organerhaltender Eingriff aus anderen Gründen vorausgegangen, bei der das Sarkom übersehen worden ist. Allerdings ist auch die Möglichkeit des Tumorursprungs in einer extrauterinen Endometriose zu bedenken.

Für alle im Folgenden beschriebenen Maßnahmen besteht allgemeiner Konsens, dass es sich um geeignete Therapiemaßnahmen handelt, die lediglich auf klinischer Erfahrung bzw. einer „lower-level evidence" beruhen.

Primäre Operation

Das relativ langsame Wachstum der Rezidive und Metastasen beim endometrialen Stromasarkom qualifiziert diese prinzipiell für eine operative Therapie. Lokalisierte bzw. isolierte **Rezidive im kleinen Becken und der Bauchhöhle** sollen daher, wenn technisch möglich, reseziert werden. Die aktuellen NCCN-Category-2A-Empfehlungen unterstützten ein entsprechendes Vorgehen (46). Auch bei **Metastasen in Lunge und Leber** ist eine Resektion zu erwägen (28, 52). Voraussetzungen für die Resektion von Lungenmetastasen sind keine extrathorakalen Herde, der Befund muss komplett entfernt werden und der Primärtumor muss vollständig saniert sein. Beidseitige Lungenmetastasen und Herde über 2 cm Größe sind mit einer schlechteren Prognose verbunden. Eine inkomplette Resektion gilt als der ungünstigste Prognosefaktor. Bei mehr als einer aber weniger als 5 Metastasen in Lunge oder Leber ist ein minimal invasives Vorgehen möglich. Infrage kommen eine **LITT (laserinduzierte Thermotherapie)**, eine **SIRT (selektive interne Radiotherapie)** oder eine **Chemo-**

embolisation. Größere Erfahrungen bzw. Studien liegen nicht vor. Ob die genannten Maßnahmen mit besseren Überlebenszeiten als eine systemische Therapie verbunden sind, ist nicht durch valide Daten belegt.

Merke: Wenn technisch möglich, sollten solitäre und isolierte Rezidive und Metastasen im Becken und in der Bauchhöhle operativ entfernt werden. Solitäre Metastasen von Lunge und Leber sollen mittels R0-Resektion entfernt werden. Voraussetzung ist eine anderweitige Tumorfreiheit. Lungen- und Lebermetastasen können mit minimal invasiven Maßnahmen (LITT, SIRT) behandelt werden. Ob die Maßnahmen gegenüber einer alleinigen systemischen Therapie tatsächlich von Vorteil sind, ist unbekannt.

Postoperative Strahlen-, Hormon- und Chemotherapie

Eine Nachbehandlung mit einer Hormon-, Chemo- und/oder Radiotherapie kann die Ergebnisse bei einer R0-Resektion von Lungen- und Lebermetastasen endometrialer Stromasarkome nicht weiter verbessern. Die systemische Therapie sollte für eine erneute Progredienz bzw. weitere Rezidive in der Reserve verbleiben. Aus der Gesamtschau aller Daten zur Hormontherapie bei Rezidiven und Metastasen bzw. primär fortgeschrittener endometrialer Stromasarkomen erscheint eine **postoperative Hormontherapie** sinnvoll. Sie kann auch nach den aktuellen NCCN-Empfehlungen für R0 und R1/2-Resektionen in Betracht gezogen werden (46). Die Hormontherapie ist bis zum erneuten Progress fortzuführen. Bei negativen Hormonrezeptoren ist stattdessen bei R1/2-Resektionen eine Chemotherapie denkbar.

Der Beweis, dass eine Resektion, ggf. in Kombination mit einer systemischen Therapie, gegenüber einer alleinigen medikamentösen Therapie zu einer Lebensverlängerung führt, steht noch aus (33).

Bei pelvinen Rezidiven bzw. Scheidenmetastasen ist eine gezielte **postoperative externe Bestrahlung bzw. Brachytherapie** am ehesten angezeigt (46). Alle Eingriffe gelten als palliative Maßnahme. Zum Überlebensgewinn liegen keine validen Daten vor.

Merke: Der Nutzen einer postoperativen systemischen Therapie bei einer R0/1/2-Resektion ist nicht erwiesen. Am ehesten ist bei rezeptorpositiven Tumoren nach einer R1/2- möglicherweise auch R-0-Resektion eine postoperative Hormontherapie indiziert. Bei operierten vaginalen und pelvinen Rezidiven kann eine gezielte postoperative externe Bestrahlung und/oder Brachytherapie durchgeführt werden. Ein Nutzen ist sowohl nach R0- als auch nach R1/R2-Resektion nicht ausreichend validiert.

Primäre Chemotherapie

Erst wenn bei einem endometrialen Stromasarkom die operativen, hormonellen und eventuell radiologischen Maßnahmen ausgeschöpft sind, ist eine Chemotherapie indiziert. Nur bei negativen Hormonrezeptoren, hohem Remissionsdruck, z. B. wegen starker Symptomatik und/oder ausgedehnten Befunden, hat eine Chemotherapie gegenüber der Hormontherapie den Vorrang. Speziell auf das endometriale Stromasarkom zugeschnittene Chemotherapiestudien sind nicht bekannt. Die wenigen vorliegenden Daten sind enttäuschend. Mit Cyclophosphamid als Monosubstanz sowie in der Kombination mit Doxorubicin ließ sich bei unterschiedlichen uterinen Sarkomen unter Einschluss von Stromasarkomen nur eine Remissionsrate von 19 % erzielen (45). Das progressionsfreie Intervall betrug 7 bzw. 8 Monate. Am ehesten kommt eine **Monochemotherapie mit Ifosfamid** infrage. Die Ansprechrate liegt unter Einbeziehung von undifferenzierten stromalen Sarkomen bei etwa 33 % (65). Nur bei sehr hohem Remissionsdruck oder erheblicher Symptomatik ist wegen der wahrscheinlich höheren Ansprechrate eine **Polychemotherapie** angezeigt. Mittel der Wahl scheint gegenwärtig, in Ermangelung von Alternativen, eine **Kombination aus Ifosfamid und Doxorubicin** zu sein. Statt Doxorubicin kann eine adäquate Dosis

Epirubicin gegeben werden. Die Toxizität der genannten Polychemotherapie ist hoch. Denkbar ist in Einzelfällen auch der Einsatz der gut verträglichen Kombination aus **liposomalem Doxorubicin plus Carboplatin** (▶ Kap. 2.2.2.2.5) (15). Insgesamt beträgt das progressionsfreie Intervall in den meisten Fällen wenige Monate. Es liegt für alle Sarkome median zwischen 2–8 und maximal bei 14 Monaten. Der Einsatz einer Kombinationstherapie sollte daher kritisch erfolgen und die Dreierkombination (z. B. Ifosfamid, Epirubicin, Cisplatin) die Ausnahme bleiben.

> **Merke:** Nach Ausschöpfung der operativen, radiologischen und hormonellen Maßnahmen sowie bei negativen Hormonrezeptoren ist eine Chemotherapie indiziert. Die Chemotherapie sollte mit einer Monotherapie beginnen. Eine Polychemotherapie ist nur bei hohem Remissionsdruck und/oder starker Symptomatik oder einem Progress unter einer Monotherapie indiziert.

Therapievorschlag	
Monochemotherapie	Ifosfamid 1,5 g/m² i. v. (Tag 1–4) q 3–4 Wochen
	oder
	Ifosfamid 2g/m² i. v. (Tag 1–3), q 3–4 Wochen
Polychemotherapie	Ifosfamid 1,5 g/m² i. v. (Tag 1–4) + Doxorubicin 50 mg/m² i. v. (Tag 1), q 3 Wochen
	Ifosfamid 2 g/m² i. v. (Tag 1–3) + Epirubicin 40 mg/m² i. v. (Tag 1) + Cisplatin 60 mg/m² (Tag 1) q 4 Wochen
	PegLiposomal Doxorubicin 40 mg/m² i. v. 1 h i. v. + Carboplatin AUC 6 i. v. (Tag 1), q 4 Wochen

Primäre Hormontherapie

Bei diffusen Metastasen, inoperablen Patienten bzw. nicht operablen unter Umständen auch nicht bestrahlbaren Befunden muss das endometriale Stromasarkom systemisch behandelt werden. Wegen der meist positiven Estrogen- und Progesteronrezeptoren und des häufig relativ langsamen Wachstums der Rezidive und Metastasen ist die Hormontherapie Mittel der Wahl. Die Hormonbehandlung wird im Sinne einer Category-2A-Empfehlung in den aktuellen NCCN-Guidelines favorisiert (46).

Vor der Hormonanwendung sollte ein aktueller **Rezeptorstatus** vorliegen, da sich die Rezeptorexpression, wie bei anderen hormonabhängigen Tumoren, im negativen Sinne verändern kann. Fehlende Rezeptoren sind eine Kontraindikation zur Hormontherapie. Die meisten Erfahrungen liegen mit den **Gestagenen Megestrolacetat und Medroxyprogesteronacetat** vor. Bei einer Remissionsrate von bis zu 80 % ist eine Responsedauer von bis zu 252 Monaten (median 42 Monate) beschrieben (12). Die Behandlung erfolgt bis zur Progression. Das Absetzen nach einer Remission ist mit einem raschen Wiederauftreten des Tumors verbunden. Es gibt inzwischen auch mehrere Berichte über den erfolgreichen primären Einsatz von **Aromatasehemmern (Letrozol/Anastrozol)** mit einem 2-Jahre-krankheitsfreien Überleben bis zu 60 %. Da die Remission über Jahre anhalten kann und die Gestagene mit einer hohen Nebenwirkungsrate verbunden sind, ist die primäre Gabe von Aromatasehemmern, wenngleich auch als „off label use", als Therapie der Wahl anzusehen (57). Auch bei Nichtansprechen auf Gestagene oder erneuter Progression können Aromatasehemmer wirksam sein (49). Über den Nutzen des potentiell wirksamen **Fulvestrant** liegen keine auswertbaren Daten vor. Eine Anwendung ist bei erneutem Progress unter den anderen hormonellen Maßnahmen als Therapieversuch denkbar.

Bei prämenopausalen Frauen mit noch funktionierenden Ovarien ist zunächst eine **Ovarektomie** das Mittel der Wahl. Analog soll eine möglicherweise laufende Hormonersatztherapie beendet werden. Nachfolgende Remissionen oder zumindest ein Wachstumstillstand sind beschrieben (49). Optional ist unmittelbar nach einer Ovarektomie eine Therapie mit Gestagenen oder Aromatasehemmern möglich. Alternativ ist statt einer Ovarektomie auch eine Therapie mit **GnRH-Analoga** („off label use") denkbar. Erhalten Frauen zum Zeitpunkt der Rezidivdiagnose Tamoxifen ist dieses abzusetzen.

Mitunter ist eine Hormontherapie von Beginn an wirkungslos. Die Ursache ist in diesen Fällen auf die häufig sehr heterogen verteilten und unterschiedlich stark exprimierten Estrogen- und Progesteronrezeptoren zurückzuführen. Möglicherweise spielt auch eine Interaktion mit dem oft vorhandenen Androgenrezeptor eine Rolle (42).

Erst nach Ausschöpfung oder bei fehlender Wirksamkeit der Hormonbehandlung ist eine Chemotherapie angezeigt.

Merke: Eine Hormontherapie ist bei diffusen Metastasen, nach Ausschöpfung der operativen Maßnahmen oder entsprechenden Kontraindikationen die Therapie der Wahl. Sind bei prämenopausalen Frauen noch Ovarien vorhanden bzw. erhält die Patientin zu diesem Zeitpunkt eine Hormonersatztherapie oder Tamoxifen, soll zunächst die Ovarektomie erfolgen bzw. die entsprechenden Hormone oder Tamoxifen müssen abgesetzt werden. Die palliative Hormonbehandlung muss kontinuierlich bis zum erneuten Progress angewendet werden. Anschließend ist ein Wechsel auf eine andere hormonelle Maßnahme möglich. Über Fulvestrant liegen noch keine Daten vor. Als Therapieversuch ist der Einsatz nach Gestagenen und Aromatasehemmern denkbar.

Therapievorschlag

Postmenopause	Gestagene	Medroxyprogesteronacetat	150–200 mg/d oral
		Megestrolacetat	80–160 mg/d oral
	Aromatasehemmer	Letrozol	2,5 mg/d oral
		Anastrozol	1 mg/d oral
Prämenopause	Ovarektomie		
(alternativ zu den Gestagenen)	GnRH-Analoga	Goserelin	3,6 mg Implantat monatlich
		Leuprorelin	10,72 mg dreimonatlich i. m.

Primäre Bestrahlung

Mit einer alleinigen externen Strahlentherapie von Rezidiven und Metastasen endometrialer Stromasarkome liegen kaum Erfahrungen vor. Sie kann bei **lokalisierten Befunden**, die einer Operation nicht zugänglich sind und nicht auf eine Hormontherapie ansprechen, eingesetzt werden. Eine **Kombination mit einer Chemotherapie** ist nach den aktuellen NCCN-Empfehlungen möglich (46). Ob die Bestrahlung gegenüber einer alleinigen systemischen Therapie tatsächlich von Vorteil ist, ist unbekannt.

Merke: Möglicherweise ist eine Bestrahlung lokalisierter Herde sinnvoll. Sie ist am ehesten bei nicht möglicher Operation indiziert. Ob die Bestrahlung gegenüber einer alleinigen systemischen Therapie von Vorteil ist, ist unbekannt. Eine alleinige externe Bestrahlung führt wahrscheinlich nur zu einer vorübergehenden Symptomkontrolle.

Supportive Therapie

Bei einer disseminierten Erkrankung ist wegen der sehr schlechten Prognose statt einer Chemo- oder Radiotherapie eine gute supportive Therapie auch für endometriale Stromasarkome eine empfohlene Option (46).

Merke: Bei einer diffusen Metastasierung ist eine alleinige supportive Behandlung eine akzeptierte Therapieoption.

Neue Entwicklungen, Therapie mit kleinen Molekülen

Aufgrund der nachgewiesenen Expression von EGFR bei 70 % der endometrialen Stromasarkome (42) sind diese Tumoren prinzipiell für eine Therapie mit **monoklonalen Antikörpern** oder kleinen Molekülen, wie die **Tyrosinkinasehemmer,** qualifiziert. Zu dieser Fragestellung laufen zurzeit einige internationale Studien. Bei den GIST hat sich der Tyrosinkinasehemmer Imatinib in der palliativen Situation bereits als wirksam erwiesen. Inzwischen gibt es Einzelbeobachtungen über eine Komplettremission beim endometrialen Stromasarkom (24). Der Einsatz von **Imatinib** ist bei erneuter Progression nach einer Hormon- und Chemotherapie denkbar.

Merke: Bei ausbehandelten endometrialen Stromasarkomen kann der Tyrosinkinasehemmer Imatinib im Rahmen eines Therapieversuchs angewendet werden.

Therapievorschlag
Imatinib 400 mg/d oral

2.2.2 Undifferenziertes endometriales Sarkom (undifferenziertes uterines Sarkom, high-grade endometriales Stromasarkom)

Das undifferenzierte endometriale Sarkom stellt als **reines homologes Sarkom** eine eigenständige uterine Tumorentität dar. Es muss aus klinischer und prognostischer Sicht klar vom endometrialen Stromasarkom (▶ Kap. 2.2.1) abgegrenzt werden. Bis auf Ausnahmen wurde es bislang dem **high-grade endometrialen Stromasarkom** zugeordnet. Die Datenlage zum undifferenzierten endometrialen Sarkom ist außerordentlich schwach. Das betrifft insbesondere das therapeutische Vorgehen. Entsprechende Empfehlungen basieren auf Einzelberichten, Extrapolationen vom endometrialen Stromasarkom und relativ kleinen Fallzahlen dieser Entität innerhalb von Phase II und III Studien, die sich auf alle uterinen Sarkome beziehen. „Evidence based" Daten sind nicht bekannt. Erschwerend für die Auswertung von therapeutischen Maßnahmen ist weiterhin der ständige Wechsel in der Klassifizierung der endometrialen Sarkome.

2.2.2.1 Klinik und Diagnostik des undifferenzierten endometrialen Sarkoms

Epidemiologie, Ätiologie und Pathogenese

Das undifferenzierte endometriale Sarkom hat zusammen mit dem endometrialen Stromasarkom einen Anteil von 15–20 % an den uterinen Sarkomen. Das Verhältnis der beiden Entitäten zueinander beträgt etwa 1 zu 1,2–2 (62). Die Frauen sind mit median 63 Jahren (Mittelwert 60,5 Jahre) meist älter als beim endometrialen Stromasarkom (32, 62).

Es gibt Hinweise, dass sich das undifferenzierte Sarkom in Einzelfällen aus bzw. neben einem endometrialen Stromasarkom entwickeln kann (31). Insgesamt ist jedoch eher davon auszugehen, dass es sich bei beiden Tumoren pathogenetisch und klinisch um unterschiedliche Entitäten handelt (42). Die **Entstehung aus einer Endometriose** ist beschrieben. Das undifferenzierte endometriale Sarkom repräsentiert beim homologen Müller-Mischtumor (▶ Kap. 4.3) und beim homologen Adenosarkom (▶ Kap. 4.2) mit „sarcomatous overgrowth" am häufigsten die sarkomatöse Komponente.

Das undifferenzierte endometriale Sarkom wird gelegentlich auch als monophasisches Karzinosarkom angesehen, bei dem die epitheliale Komponente nicht (mehr) erkennbar ist.

Stadieneinteilung

Seit 2009 gilt auch für das undifferenzierte endometriale Sarkom die FIGO-Einteilung für die endometrialen stromalen Sarkome und Adenosarkome (▶ Tab. 2.1). Auf die damit verbundenen Probleme wurde bei den endometrialen Stromasarkomen und in der Einleitung hingewiesen.

Makroskopischer Befund

Makroskopisch finden sich beim undifferenzierten endometrialen Sarkom in der Gebärmutterhöhle häufig polypoide fleischige gelbliche, gelblichgraue oder grau-weiße Tumormassen mit charakteristischen Einblutungen und Nekrosen sowie deutlicher, z. T. ausgedehnter Invasion in das Myometrium. Prinzipiell handelt es sich um einen **schnell wachsenden Tumor**. Er **füllt meist die gesamte Uterushöhle aus** und führt zu einer raschen **Uterusvergrößerung**. Durch das Wachstum wird

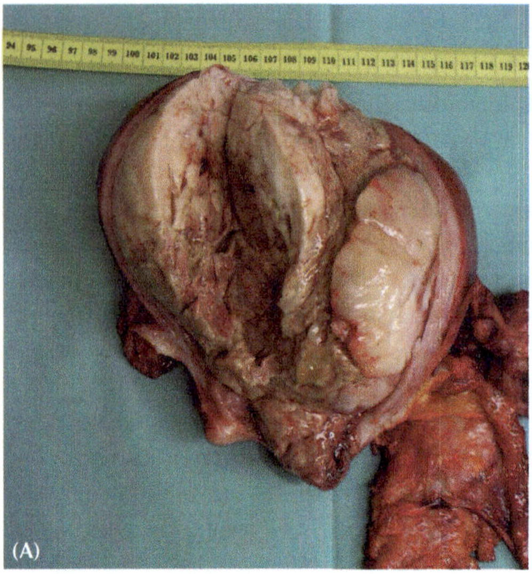

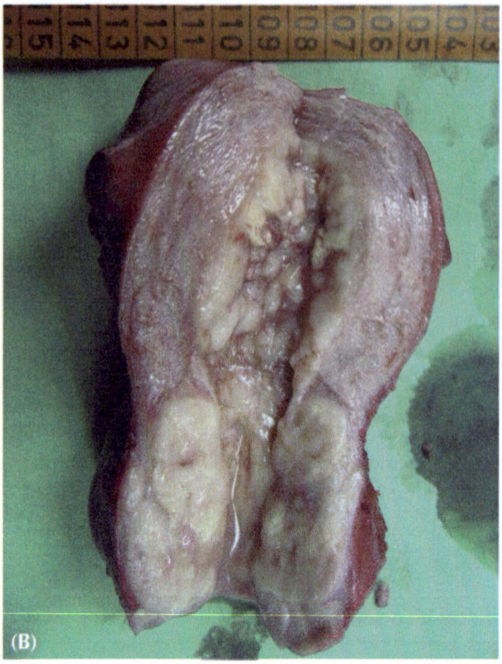

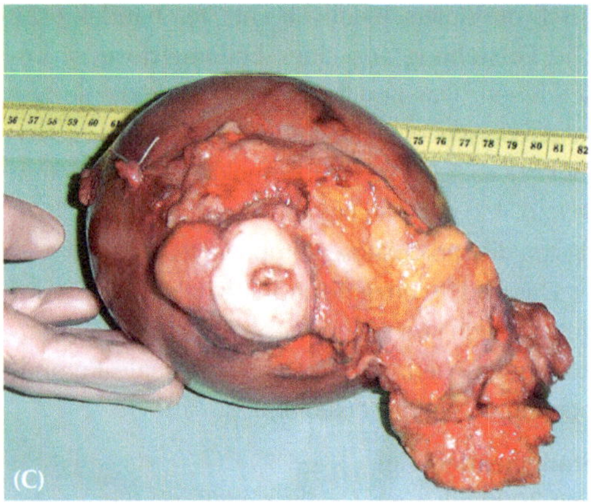

Abb. 2.9 Undifferenziertes endometriales Sarkom - makroskopischer Befund.
(**A**) Das gesamte Uteruskavum ausfüllendes und breitbasig durch die Zervix prolabierendes undifferenziertes endometriales Sarkom. In (**B**) ist der Tumor primär in die Zervixwand vorgewachsen, Eiter aus der Pyometra fließt ab. (**C**) Undifferenziertes Stromasarkom bei einer 77-jährigen Patientin. Der Uterus ist deutlich vergrößert, der Tumor ragte polypös aus der Scheide heraus, es finden sich Metastasen auf dem Blasenperitoneum und in der linken Adnexe.

die Zervix aufgedehnt und die Tumormassen werden in der Scheide sichtbar (▶ Abb. 2.9A). Dabei lassen sich der Rand des äußeren Muttermundes und teilweise auch der Zervikalkanal gut tasten, ein Hinweis darauf, dass der Tumor aus dem Cavum uteri kommt. Eine direkte Beteiligung der Zervix bzw. ein Vorwachsen in diese ist nicht ungewöhnlich (▶ Abb. 2.9B). Der Verschluss der Zervix, kombiniert mit Tumornekrosen führt nicht selten zu einer **Pyometra**. Zudem wächst der Tumor oft schnell über die Uterusgrenzen hinaus (▶ Abb. 2.9C), er kann aber auch primär extrauterin entstehen. Insgesamt ist eine makroskopische Unterscheidung zum endometrialen Stromasarkom kaum möglich.

Mikroskopischer Befund

Die Entdifferenzierung ist beim undifferenzierten endometrialen Sarkom so umfassend, dass die Herkunft aus dem endometrialen Stroma nicht mehr erkennbar ist, wobei sich die Zellen durch **Aneuploidie**, erhebliche **Anaplasie** und **Pleomorphie** auszeichnen (▶ Abb. 2.10A). Typisch sind ausgedehnte Nekrosebezirke mit den charakteristischen **geographischen Nekrosen** (▶ Kap. 3.6) (▶ Abb. 2.10B), Folge eines raschen Wachstums und hohen zellulären Turnovers mit Nachweis von zahlreichen Mitosen und Apoptosen (▶ Abb. 2.10C). Die Zahl der Mitosen hat keine prognostische Aussagekraft. Das undifferenzierte endometriale Sarkom wurde in der Vergangenheit auf der Basis der Mitoserate

(▶ Kap. 2.2) vorrangig dem high-grade endometrialen Stromasarkom zugeordnet. Neuerdings wird eine **weitere Unterteilung in ein undifferenziertes endometriales Sarkom mit nukleärer Uniformität und mit nukleärem Pleomorphismus** vorgeschlagen (31). Das entspricht etwa der Einteilung nach Chang (8) als endometriales Stromasarkom Grad 2 und Grad 3. Das undifferenzierte endometriale Sarkom mit nukleärer Uniformität nimmt möglicherweise eine Zwischenstellung zwischen dem endometrialen Stromasarkom und dem undifferenzierten Sarkom ein. Diese Entität ist mit einer besseren Prognose als das gewöhnliche undifferenzierte (endometriale) Sarkom assoziiert (50). Ob sich dieser Vorschlag durchsetzt, bleibt abzuwarten.

Im Unterschied zur oft plumpen in groben Zungen erfolgenden Tumorinvasion in das Myometrium beim endometrialen Sarkom ist die Infiltration beim undifferenzierten Sarkom i. d. R. stärker destruierend. Charakteristisch ist ferner die **frühe und ausgedehnte Lymph- und Blutgefäßinvasion** (▶ Abb. 2.10D). Beide sind für die relativ frühzeitig auftretenden lokoregionären Rezidive und Fernmetastasen verantwortlich. In manchen Fällen zeigt das undifferenzierte Stromasarkom eine heterologe Differenzierung (▶ Abb. 2.11), die jedoch i. d. R. nicht den ganzen Tumor umfasst und so eine korrekte Zuordnung erlaubt. Nicht selten erweist sich das undifferenzierte endometriale Sarkom des Abrasionsmaterials im endgültigen histologischen Befund auch als **Karzinosarkom** (▶ Abb. 2.12). Schwierigkeiten in der Abgrenzung zum **Adenosarkom** können eingeschlossene nicht-neoplastische Endometriumdrüsen machen (▶ Abb. 2.13).

Nach neuen Erkenntnissen (31) lassen sich bei den undifferenzierten endometrialen Sarkomen mit nukleärer Uniformität in etwa 50 % **Estrogen- und Progesteronrezeptoren** nachweisen. Dagegen sind die Hormonrezeptoren beim undifferenzierten endometrialen Sarkom mit nukleärem Pleomorphismus ausnahmslos negativ. Es macht daher Sinn, zumindest beim undifferenzierten endometrialen Sarkom mit nukleärer Uniformität die Hormonrezeptoren für eine potenzielle Hormotherapie zu bestimmen.

Einige undifferenzierte endometriale Sarkome exprimieren **CD 117**, das Antigen bzw. Protein des Protoonkogens c-Kit. Solche Tumoren sind prinzipiell für eine Therapie mit dem c-Kit-Inhibitor und Tyrosinkinasehemmer Imatinib geeignet (59). Alle endometrialen Sarkome exprimieren **EGFR** (42).

Symptome und Befunde

Im Vordergrund steht beim undifferenzierten endometrialen Sarkom eine **Blutung in der Postmenopause**. Prämenopausale Frauen werden durch **Zusatzblutungen** auffällig. Das schnelle Tumorwachstum hat eine mehr oder weniger unregelmäßige **Vergrößerung des Uterus** zur Folge (▶ Abb. 2.9C) und ist meist mit **Unterbauchschmerzen** verbunden. Prinzipiell ist ein in der Postmenopause wachsender Uterus immer auf ein Sarkom suspekt. Das rasche Sarkomwachstum führt relativ früh zu **aus der Zervix prolabierenden Tumormassen** (▶ Abb. 2.9A), die sowohl Kontaktblutungen als auch wehenartige Schmerzen durch die Zervixdehnung verursachen können. Während sich Polypen nach oben verjüngen, ist die Verbindung zum Korpus bei allen uterinen Sarkomen i. d. R. sehr breitbasig (▶ Abb. 2.4B–D). Der Tumorzerfall bzw. die Nekrosen können, wie auch zerfallende Endometriumkarzinome oder andere Sarkome, zu einer **Pyometra** führen (▶ Abb. 2.9B). Prinzipiell sind die Symptome und Befunde mit denen der anderen uterinen Sarkome weitgehend identisch, so dass eine rein klinische Unterscheidung nur selten möglich ist. Wegen der frühzeitig auftretenden Fernmetastasierung wird das undifferenzierte endometriale Sarkom nicht selten primär über seine Metastasen entdeckt.

Diagnostik

Die Diagnostik des undifferenzierten endometrialen Sarkoms entspricht im Wesentlichen dem Vorgehen beim endometrialen Stromasarkom (▶ Kap. 2.2.1.1). Die sonographischen, hysteroskopischen und MRT-Befunde sind weitgehend mit diesem Tumor identisch. Das Kavum ist meist mit Tumormassen ausgefüllt. Wegen der bei der Primärdiagnose oft schon vorhandenen Metastasierung muss nach Erhalt der histologischen Diagnose ein bildgebendes Staging von Becken, Abdomen und Thorax mittels CT oder MRT erfolgen. Für die Anwendung eines PET gibt es gegenwärtig

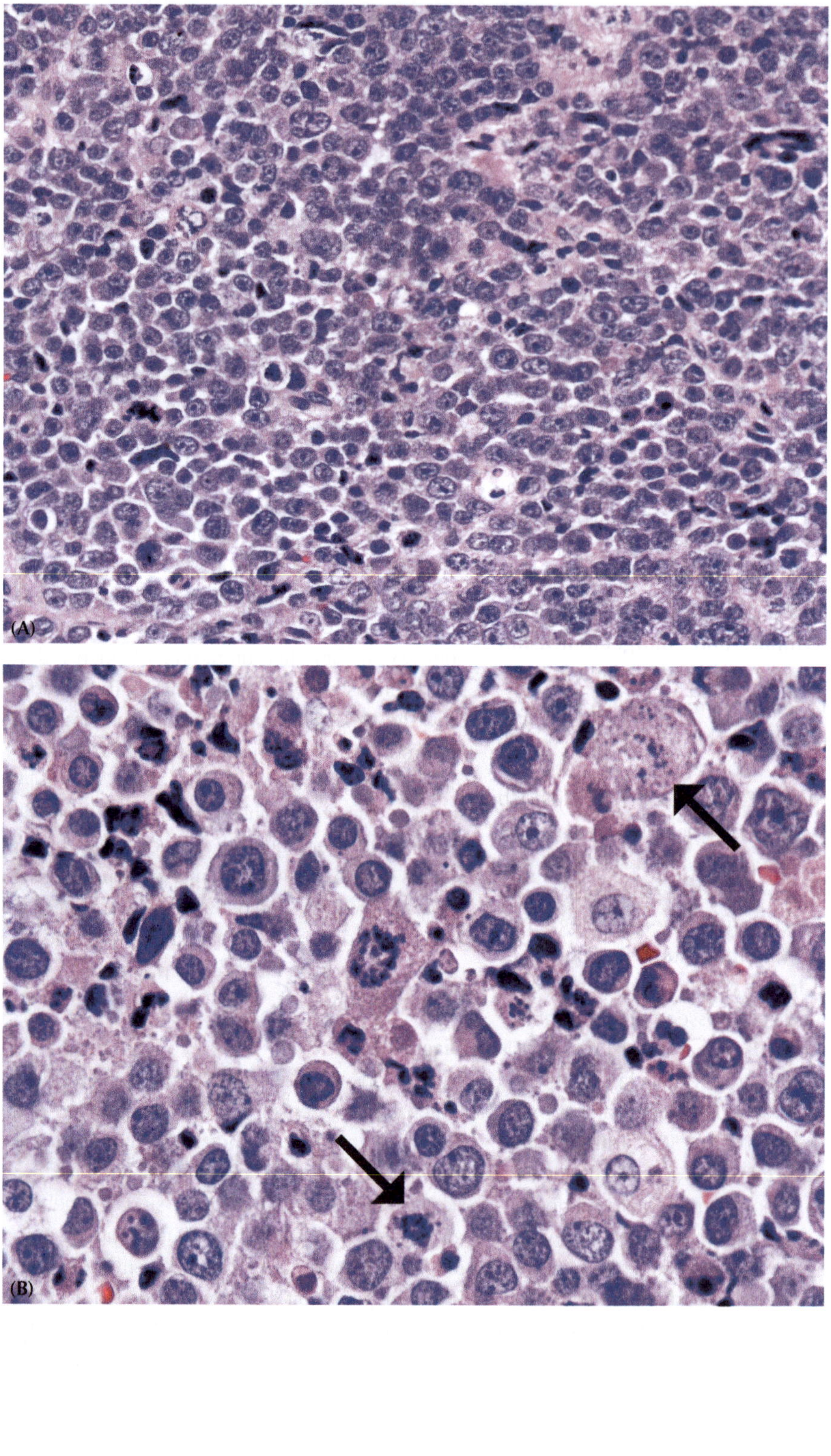
(A)
(B)

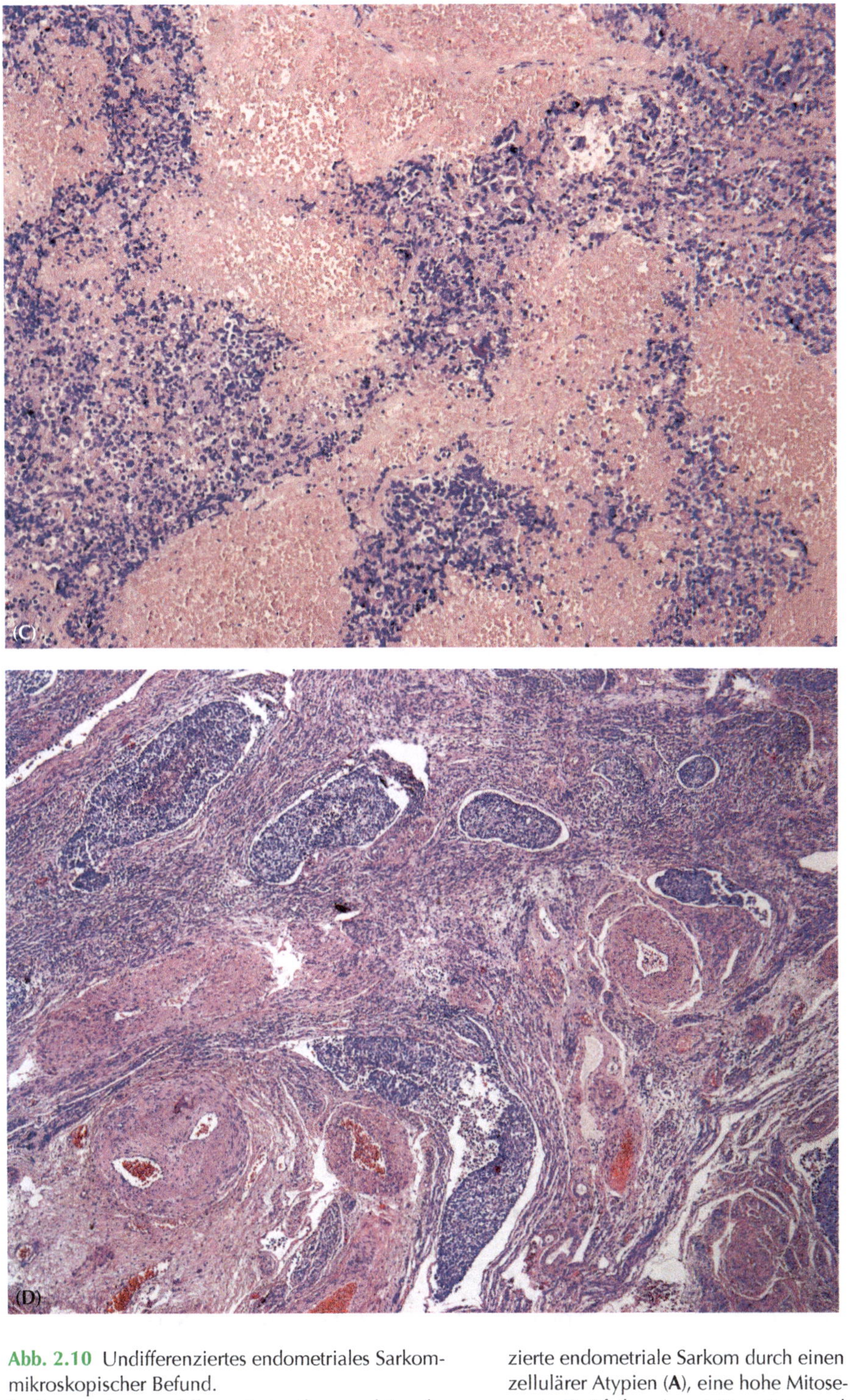

Abb. 2.10 Undifferenziertes endometriales Sarkom-mikroskopischer Befund.
Im Gegensatz zum differenzierten (low-grade) endometrialen Stromasarkom, zeichnet sich das undifferenzierte endometriale Sarkom durch einen hohen Grad zellulärer Atypien (**A**), eine hohe Mitose- und Apoptoserate (**B**, Pfeile zeigen Mitosen), ausgedehnte Nekrosen (**C**), und eine rasche Gefäßinvasion aus (**D**).

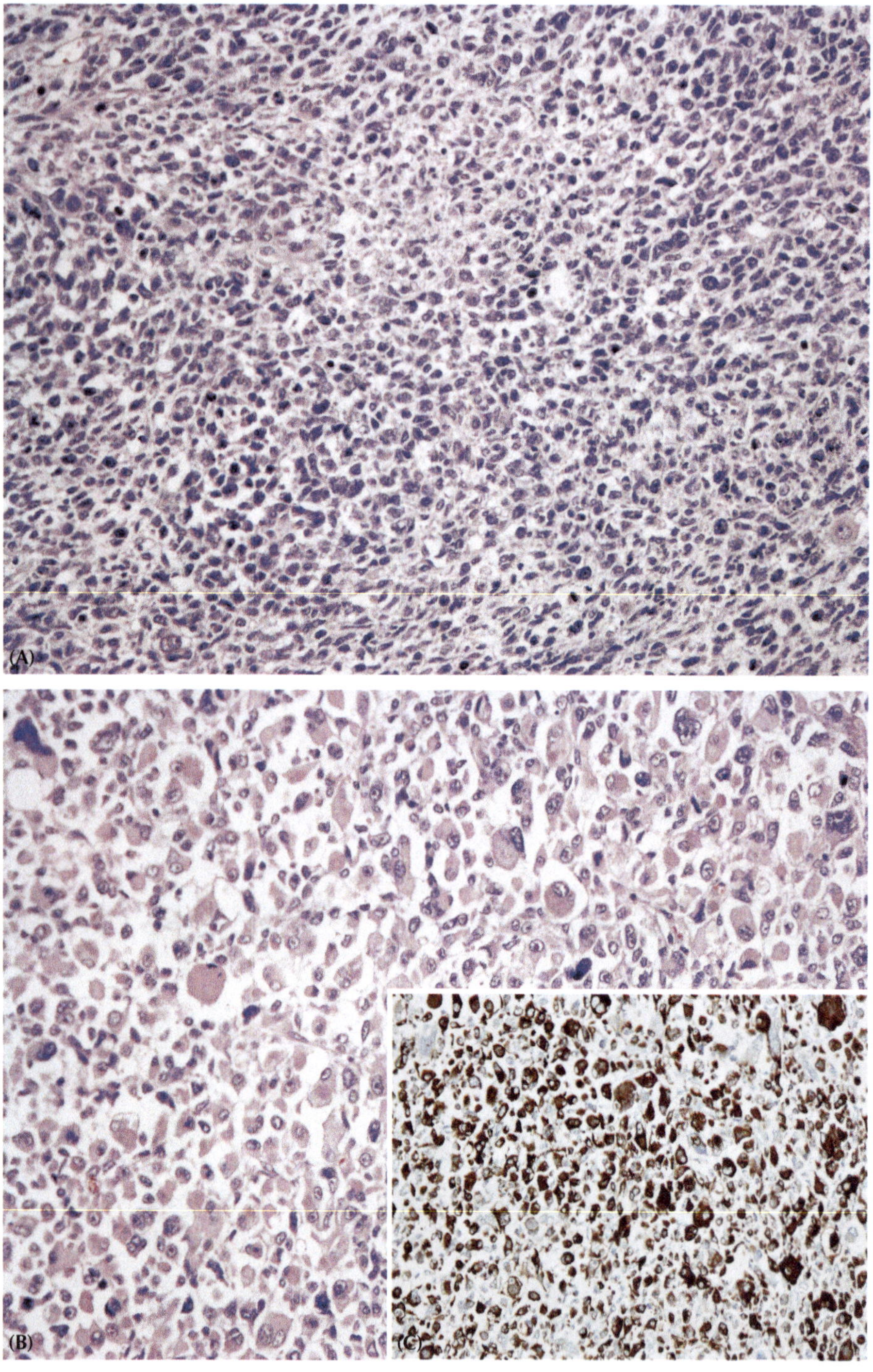

Abb. 2.11 Undifferenziertes endometriales Sarkom – heterologe Differenzierung.
Undifferenziertes endometriales Sarkom mit konventioneller Komponente (**A**) und partieller heterologer Differenzierung nach Art eines pleomorphen Rhabdomyosarkoms (**B**) mit deutlicher Expression von Desmin (**C**).

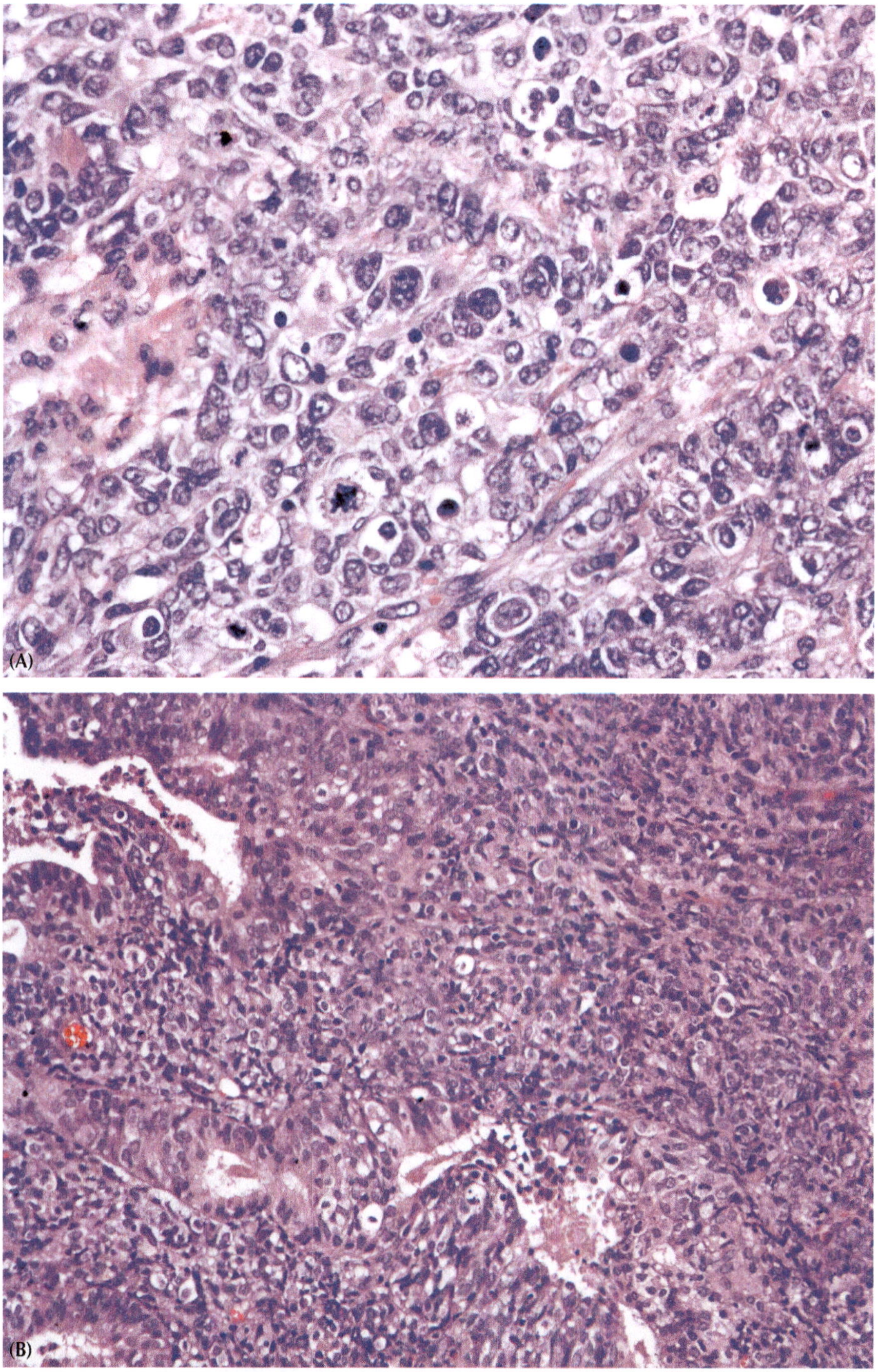

Abb. 2.12 Undifferenziertes endometriales Sarkom – Differentialdiagnose Karzinosarkom.
Nachweis eines undifferenzierten endometrialen Sarkoms im Abradat (**A**). In der nachfolgenden Hysterektomie sah man zusätzlich spärlich, weitgehend durch das Sarkom überwachsene Karzinomdrüsen (**B**; links), so dass die endgültige Diagnose ein Karzinosarkom war (derselbe Fall wie in ▶ Abb. 4.9).

keine Berechtigung (52). Es gibt zurzeit keine klinisch brauchbaren Tumormarker.

Differentialdiagnose

Bei aus der Zervix, z. T. sogar aus der Scheide heraus prolabierenden Tumoren besteht das gleiche differentialdiagnostische Spektrum wie beim differenzierten endometrialen Stromasarkom, d. h. es muss auch an **andere uterine Sarkome, fortgeschrittene Endometriumkarzinome, Metastasen anderer Tumoren und nekrotische Polypen bzw. nekrotische Myomata** in statu nascendi gedacht werden (▶ Abb. 2.8). Der schnell wachsende Uterus (Definition ▶ Kap. 3.6) in der Postmenopause ist vor allem in Kombination mit Schmerzen hochsuspekt auch auf alle anderen uterinen Sarkome.

Sonographisch ist das undifferenzierte endometriale Sarkom gleichfalls kaum von den oben genannten Tumoren zu unterscheiden. Prinzipiell sollte man bei älteren Frauen mit großen, das ganze Kavum ausfüllende Tumoren immer an die uterinen Sarkome denken.

Feingeweblich muss besonders aufmerksam nach epithelialen Strukturen gesucht werden, um nicht ein **Adenosarkom oder Karzinosarkom** zu übersehen. Die Differentialdiagnose wird dadurch erschwert, dass die endometrialen Sarkome in ihrer Randzone häufig „eingefangene" Drüsen aus dem umgebenden normalen Endometrium enthalten (▶ Abb. 2.13). Ein undifferenziertes endometriales Sarkom im Abradat kann sich am Hysterektomiepräparat auch als entdifferenziertes Endometriumkarzinom, Karzinosarkom, Leiomyosarkom oder Adenosarkom mit „sarcomatous overgrowth" erweisen (▶ Abb. 2.12). Histologisch kann die **Unterscheidung zum niedrig differenzierten Leiomyosarkom schwierig** sein und bedarf unter Umständen einer immunhistochemischen Abklärung. Im Gegensatz zum Leiomyosarkom zeigt das undifferenzierte endometriale Sarkom meist keine Expression **myogener Marker** mehr, al-

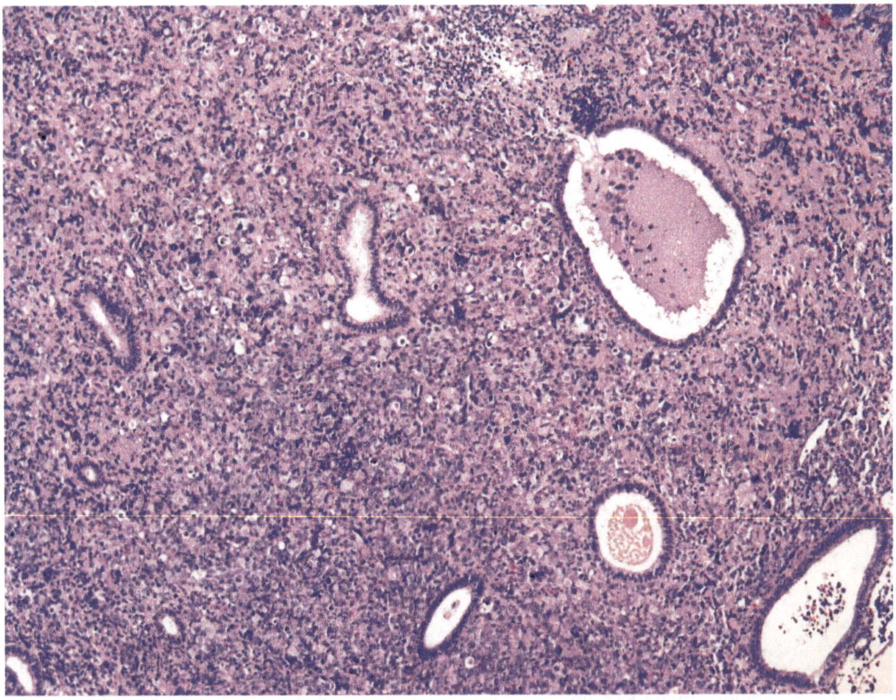

Abb. 2.13 Undifferenziertes endometriales Sarkom – Differentialdiagnose Adenosarkom.
Beim undifferenzierten endometrialen Sarkom können eingeschlossene nicht neoplastische Endometriumdrüsen die Differentialdiagnose zum Adenosarkom mit „sarcomatous overgrowth" erschweren.

lerdings fehlt oft auch die **CD10** Expression, die für Abkömmlinge des endometrialen Stromas sonst so typisch sind. Auch makroskopisch besteht Verwechslungsmöglichkeit mit den genannten Tumoren, selten einmal mit einem zellreichen Myom. Im Gegensatz zu diesem ist die Schnittfläche des undifferenzierten Sarkoms deutlich weicher, gelblich bis bräunlich, selten auch rosig und die Grenzen sind unscharf. Die weitere Differentialdiagnose entspricht der des endometrialen Stromasarkoms.

Klinischer Verlauf und Prognose

Das undifferenzierte endometriale Sarkom wächst schnell, ist hochmaligne und hat eine sehr **schlechte Prognose**. Dementsprechend kommen 52–61 % der Fälle bereits im Stadium III oder IV zur Aufnahme (FIGO vor 2009) (32, 62). Die Prognose verschlechtert sich mit zunehmenden Alter (7).

Die Angaben zum **Befall der regionären Lymphknoten** differieren erheblich. Eine Analyse bei Primärtumoren der Stadien I–IV ergab 18 % positive pelvine und 15 % paraaortale Metastasen (32). Die neuesten SEER-Daten (7) mit 143 Fällen in den Stadien I–IV ergaben bei einer mittleren Zahl von 12 entfernten Lymphknoten in 18 % positive Lymphknoten. Im Gegensatz zum endometrialen Stromasarkom sind positive Lymphknoten mit einer schlechteren Prognose verbunden. Das mediane Überleben ist mit 8 gegenüber 24 Monaten bei positiven Lymphknoten deutlich niedriger als bei fehlendem Befall. Die Prognose ist von Beginn an infaust, wenn bereits große zerfallende Lymphknoten vorhanden sind (▶ Abb. 2.14A). Eine extrauterine Ausbreitung stellt einen weiteren ungünstigen unabhängigen Prognosefaktor dar (69).

Neuere Daten sprechen dafür, dass das undifferenzierte endometriale Sarkom mit nukleärer Uni-

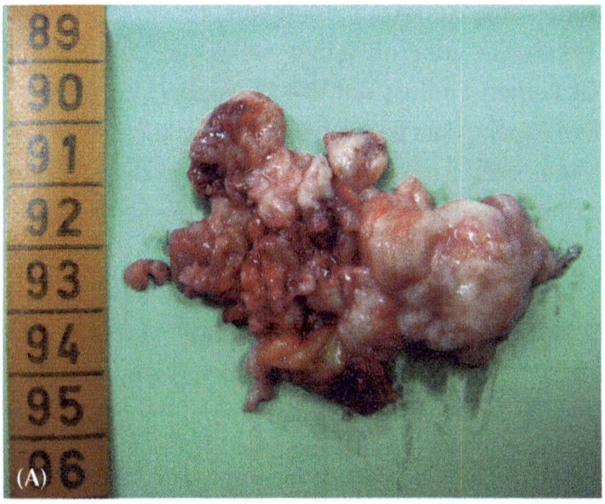

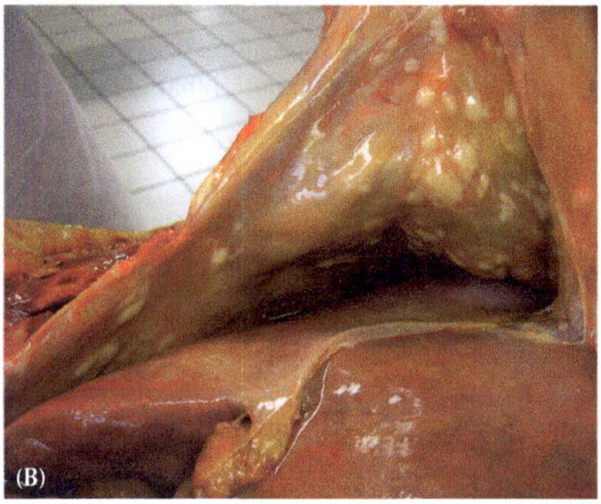

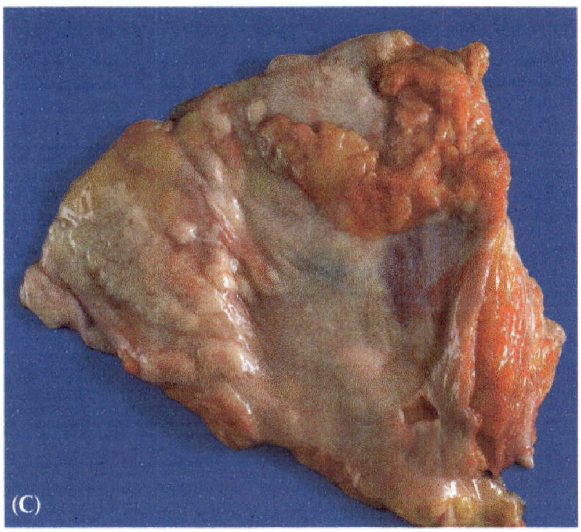

Abb. 2.14 Fortgeschrittenes undifferenziertes endometriales Sarkom- Tumorausbreitung.
(**A**) Bereits makroskopisch erkennbarer Befall pelviner Lymphknoten bei einer radikalen Operation. Sektionsbefunde bei peritonealem Befall in Form von Zwerchfellmetastasen (**B**) oder einer diffusen Peritonealsarkomatose (**C**).

formität mit einer besseren Prognose verbunden ist, als jenes mit nukleärem Pleomorphismus (50).

Die **Rezidivrate** ist mit 60 bis über 85 % sehr hoch. Für dieses Verhalten ist die ausgedehnte Invasion in die Lymph- und Blutgefäße am Primärtumor verantwortlich (▶ Abb. 2.10D). Im Gegensatz zum endometrialen Stromasarkom treten die Rezidive und Metastasen sehr früh auf. Die mediane Zeit bis zum Auftreten der Rezidive beträgt 5 Monate (32). Nicht selten werden sie schon wenige Wochen nach der Primärdiagnose klinisch evident. Das spricht dafür, dass schon bei der Erstdiagnose okkulte Metastasen vorhanden sind. Darin ist möglicherweise auch die Wirkungslosigkeit jeglicher adjuvanten Therapie begründet. Mit bis zu 73 % extrapelvinen Metastasen bzw. einer Kombination dieser mit pelvinen Rezidiven wird die Überlebensfrage vorrangig außerhalb des Beckens entschieden (21) (▶ Abb. 2.14B,C). Isolierte pelvine Rezidive maximal in bis zu 30 % auf. Entsprechend schlecht ist das 5-Jahres-Überleben mit nur 25–30 %. Eine p53-Mutation hat keinen Einfluss auf die Prognose (48).

2.2.2.2 Therapie des undifferenzierten endometrialen Sarkoms

Es gibt zurzeit keine Studie/Literaturquelle, die die seit 2009 auch für undifferenzierte endometriale Sarkome geltende Stadieneinteilung (▶ Kap. 1.3) berücksichtigt. Die jeweiligen Literaturübersichten/Studien nehmen ausschließlich Bezug auf die FIGO-Stadieneinteilung des Endometriumkarzinoms, wie sie bis 2008 verwendet wurde.

2.2.2.2.1 Therapie von auf den Uterus begrenzten Tumoren

Die Therapie von auf den Uterus begrenzten undifferenzierten endometrialen Sarkomen bezieht sich auf die Stadien I und II der bis 2008 geltenden FIGO-Stadieneinteilung für uterine Sarkome. Nach der aktuellen Einteilung für endometriale Stromasarkome würden diese Tumoren einem Stadium I entsprechen. Ein in den nachfolgenden Kapiteln numerisch benanntes Stadium bezieht sich ausnahmslos auf die alte FIGO-Einteilung.

Primäre medikamentöse und konservative nicht-operative Therapie

Für eine primäre medikamentöse und konservative nicht-operative Therapie von auf den Uterus begrenzten undifferenzierten endometrialen Sarkomen gibt es keine Indikation.

> **Merke:** Bei auf den Uterus begrenzten Tumoren ist die Operation die Therapie der Wahl, es gibt zurzeit keine Indikationen für eine primäre medikamentöse oder eine lokale konservative Therapie.

Primäre Operation

Die **abdominale Hysterektomie** mit beidseitiger **Salpingoophorektomie** gilt beim undifferenzierten endometrialen Sarkom als allgemein akzeptierter operativer Standard. Wegen der meist negativen Steroidrezeptoren, ist zumindest bei prämenopausalen Frauen eine Adnexentfernung nicht zwingend erforderlich. Die Entfernung bzw. Belassung der Ovarien hat keinen Einfluss auf das Überleben (62). Unter dem Aspekt, dass von den uterinen Sarkomen die endometrialen Sarkome am häufigsten in die Ovarien metastasieren (72), ist eine **Ovarektomie** jedoch eher indiziert. Bei den selten vorkommenden positiven Estrogen- und/oder Progesteronrezeptoren sollte in Analogie zum endometrialen Sarkom vorgegangen werden. Man muss in diesen Fällen damit rechnen, dass das Belassen der Adnexe bei prämenopausalen Frauen die Prognose möglicherweise verschlechtert bzw. das Rezidivrisiko steigert (2, 4, 35).

Da die Zahl der extrapelvinen Rezidive und Fernmetastasen deutlich die Zahl der Lokalrezidive übertrifft (22), ist die Sinnhaftigkeit einer systematischen **Lymphonodektomie** fragwürdig und stark umstritten. Bei positiven Lymphknoten liegt zudem meist schon eine Ausbreitung in die Bauchhöhle bzw. eine okkulte oder manifeste Fernmetastasierung vor. Selbst bei negativen Lymphknoten werden simultane oder metachrone Fernmetastasen beschrieben. Darin besteht der wesentliche Unterschied zu den Zervix- und Endometriumkarzinomen, die nahezu immer primär lokoregionär metastasieren.

Tatsächlich konnte in den wenigen meist retrospektiven Analysen und in den aktuellen retrospektiv erhobenen SEER-Daten trotz systemimmanenter BIAS beim undifferenzierten endometrialen Sarkom bislang kein Nutzen einer Lymphonodektomie auf das Überleben nachgewiesen werden (29, 62). Nach einer jüngsten Übersicht ist eine Lymphonodektomie nicht notwendig und kann nicht empfohlen werden (21). In den aktuellen NCCN-Guidelines gibt es betreffs einer Lymphonodektomie beim endometrialen Stromasarkom keine eindeutige Aussage (46). Nach den NCCN-Category-2A-Empfehlungen kann die Hysterektomie sowohl mit als auch ohne pelvine und paraaortale Lymphonodektomie durchgeführt werden. Welche Methode angewendet wird, soll individualisiert auf der Basis des klinischen Szenarios und der intraoperativen Befunde getroffen werden. Danach sollte die Lymphonodektomie unterlassen werden, wenn eine extrauterine Ausbreitung oder wenn keine Lymphadenopathie vorliegt. Das vorgeschlagene Vorgehen entspricht einer selektiven Lymphonodektomie von vergrößerten Lymphknoten. Nach den genannten Empfehlungen kann, ohne dass auf Einzelheiten eingegangen wird, die Entscheidung zu diesem Eingriff individualisiert in Abhängigkeit vom reproduktiven Alter bzw. den Fertilitätswünschen (fertility consultation as appropriate) gefällt werden.

In der Gesamtschau entbehrt ein Lymphknotensampling oder ein systematisches Lymphknotenstaging gegenwärtig jedoch einer hinreichenden wissenschaftlichen Basis und kann daher nicht als Standard definiert werden (21, 62). Das schließt nicht aus, dass einige Autoren eine Lymphonodektomie für sinnvoll halten (43, 69). In der Praxis wird ohne eine solide Grundlage allgemein akzeptiert, dass bei Patientinnen, denen es zumutbar ist, eine selektive pelvine und paraaortale Lymphonodektomie durchgeführt werden kann. Insgesamt ist das Unterlassen eine Lymphonodektomie jedoch nicht als Fehler anzusehen.

Entschließt man sich zu diesem Eingriff, muss bedacht werden, dass sich aus den erhobenen Befunden, auch bei positiven Lymphknoten, gegenwärtig keine therapeutischen Konsequenzen ableiten lassen. Das Ergebnis hat lediglich eine prognostische Aussagekraft. Problematisch bleibt, dass sich Patientinnen mit negativen Lymphknoten möglicherweise in einer falschen Sicherheit wiegen. Wird die Lymphonodektomie durchgeführt, muss die Patientin zuvor über diesen Sachstand und die potentiellen Nebenwirkungen des Eingriffs aufgeklärt werden.

Merke: Die abdominale Hysterektomie mit Entfernung der Adnexe gilt als Standardoperation. Optional ist in der Prämenopause ein Belassen der Adnexe möglich. Eine selektive oder systematische pelvine und paraaortale Lymphonodektomie kann gegenwärtig nicht als Standard definiert werden. Es besteht jedoch weitgehend Konsens, dass bei Patientinnen, denen es zumutbar ist, eine selektive pelvine und paraaortale Lymphonodektomie durchgeführt werden kann. Eine Lymphonodektomie hat keinen Einfluss auf das Gesamtüberleben und ihre Ergebnisse begründen keine Indikation für eine postoperative adjuvante Maßnahme, sie besitzt lediglich eine prognostische Aussagekraft. Das Unterlassen einer Lymphonodektomie ist nicht als fehlerhaft einzustufen.

Adjuvante Chemotherapie

Es gibt zurzeit keine validen Daten/Studien, die einen Nutzen einer adjuvanten Chemotherapie von auf den Uterus begrenzten undifferenzierten endometrialen Sarkomen erkennen lassen. Selbst einarmige Studien mit einer hinreichend großen Fallzahl, die sich ausschließlich auf undifferenzierte endometriale Stromasarkome beziehen, sind nicht bekannt. In einer randomisierten Studie mit allen uterinen Sarkomen und in einer Metaanalyse von Weichteilsarkomen war durch eine adjuvante Chemotherapie kein Überlebensgewinn erkennbar (51, 68). Kleinere retrospektive Analysen mit beiden Stromasarkomentitäten sind in ihren Ergebnissen widersprüchlich. Einige Untersuchungen sprechen für einen möglichen Effekt hinsichtlich einer Senkung von Fernmetastasen, ohne Nachweis einer signifikanten Überlebensverbesserung (29, 35). In anderen Erhebungen konnte unter Einbeziehung aller uterinen Sarkome keine Wirksamkeit nachgewiesen werden (26, 30, 70). In den aktuellen NCCN-2A-Empfehlungen wird daher auch nur eine Beobachtung angeraten (46). Als NCCN-Category-2B-Empfehlung kann man eine adjuvante Chemotherapie in Betracht ziehen. Dennoch besteht allgemeiner Konsens, dass eine adjuvante Chemotherapie nicht indiziert ist (postsurgery chemotherapy cannot be considered standard of care for patients with a localized gynaecological sarcoma who are at high-risk for relapse (63)). Wenn man sich trotzdem zu einer adjuvanten Chemotherapie (▶ Kap. 2.2.2.2.2, ▶ Kap. 2.2.2.2.5) entschließt, muss die Patientin über den nicht nachgewiesenen Nutzen zweifelsfrei und aktenkundig aufgeklärt werden.

Merke: Es gibt keine Hinweise, dass eine adjuvante Chemotherapie das Überleben verlängert und es existieren keine erprobten Chemotherapieschemata. Für eine adjuvante Chemotherapie gibt es gegenwärtig keine Indikation.

Adjuvante Hormontherapie

Die meisten undifferenzierten endometrialen Sarkome exprimieren keine Steroidhormonrezeptoren. Für diese Fälle hat eine Hormontherapie keinerlei Berechtigung. Da sich jedoch bei den undifferenzierten endometrialen Sarkomen mit nukleärer Uniformität in etwa 50 % Hormonrezeptoren nachweisen lassen, wäre diese Untergruppe prinzipiell für eine adjuvante Hormontherapie mit Gestagenen, Aromatasehemmern oder GnRH-Analoga geeignet. Entsprechende randomisierte sowie nicht randomisierte prospektive bzw. retrospektive Studien und Kasuistiken sind jedoch nicht bekannt.

Wegen des nicht belegten Nutzens und der Nebenwirkungen ist eine adjuvante hormonelle Therapie auch bei positiven Rezeptoren gegenwärtig nicht indiziert. Sollte man sich dennoch für eine Hormontherapie entscheiden, müssen die Nebenwirkungen berücksichtigt werden. Diese sind bei einer hochdosierten **Gestagentherapie** die Beeinflussung des Blutzuckers, starke Gewichtszunahme, Depressionen und Thromboembolien. Unter den gemachten Einschränkungen bieten sich zwar **Aromatasehemmer** („off label use") oder in der Prämenopause **GnRH-Analoga** als Alternativen an, eine wissenschaftlich begründete Indikation ist jedoch nicht gegeben. Wenn man sich dennoch zu einer adjuvanten Therapie mit Aromatasehemmern oder GnRH-Analoga entschließt, wäre eine Behandlungsdauer von 5 Jahren als adäquat anzusehen (57). Die Patientin muss bei der adjuvanten Hormontherapie zweifelsfrei über den nicht erwiesenen Nutzen aufgeklärt werden.

Bislang sah es so aus, als wenn eine **Ovarektomie** für rezeptorpositive endometriale Stromasarkome bei prämenopausalen Patientinnen bereits eine adjuvante ablative Hormontherapie darstellt. Nach den neuesten SEER-Daten (62) hat eine Ovarektomie gegenüber einem Belassen der Adnexe jedoch keinen Einfluss auf das Gesamtüberleben (▶ Kap. 2.2.1.2.1). Die Daten beziehen sich auf das endometriale Stromasarkom, könnten aber theoretisch auch für die rezeptorpositiven undifferenzierten endometrialen Sarkome von Bedeutung sein. Wenn auch das Belassen der Adnexe nicht als fehlerhaft eingestuft werden kann, sollte mit der Patientin in diesem Fall das potentiell erhöhte Rezidivrisiko aktenkundig besprochen werden. Für die Entfernung der Ovarien spricht die Tatsache, dass diese bei den undifferenzierten endometrialen Sarkomen nicht selten metastatisch befallen sind.

Erhält eine Patientin mit einem rezeptorpositiven undifferenzierten endometrialen Sarkom bei der Diagnose der Ersterkrankung eine Tamoxifentherapie oder einen Hormonersatz mit Estrogenen, sollten in Analogie zum endometrialen Stromasarkom diese Behandlungen abgebrochen werden.

Merke: Eine adjuvante Hormontherapie ist bei den meist rezeptornegativen Tumoren nicht indiziert. Es gibt keine gesicherten Hinweise, dass bei adäquat operierten Patientinnen mit positiven Hormonrezeptoren eine adjuvante Hormontherapie das Überleben verlängert. Möglicherweise ist bei rezeptorpositiven Tumoren das Rezidivrisiko bei Belassen der Ovarien erhöht, so dass die Indikation zur Ovarektomie auch wegen eines möglichen metastatischen Befalls eher großzügig gestellt werden sollte. Andere adjuvante hormonelle Maßnahmen sind nicht indiziert.

Postoperative Bestrahlung

Retrospektive vergleichende Fallstudien sowie 30 Jahre alte Sammelstatistiken lassen zwar ein verlängertes rezidivfreies Intervall und z. T. auch ein verbessertes Überleben für bestrahlte Frauen vermuten, beziehen sich aber auf alle uterinen Sarkome aller Stadien und weisen erhebliche BIAS auf. Neuere retrospektive Untersuchungen konnten diese Ergebnisse nicht bestätigen (26, 70). Die aktuellen Resultate der randomisierten Phase-III EORTC-55874-Studie (53), in der eine pelvine Bestrahlung gegen einen Kontrollarm ohne Strahlentherapie bei allen uterinen Sarkomen im Stadium I und II (FIGO vor 2009) geprüft wurde, lassen keinen Unterschied beim progressionsfreien und Gesamtüberleben zwischen den beiden Behandlungsregimes erkennen. Wegen der geringen Zahl der stromalen Sarkome wurde für diese Entität jedoch keine definitive Schlussfolgerung gezogen. Auch die an stromalen Sarkomen erhobenen SEER-Daten lassen keinen Nutzen einer postoperativen Bestrahlung erkennen (7, 62).

Die **vorrangige Lokalisation von Rezidiven und Metastasen außerhalb des Beckens**, die **hohe Rate an Fernmetastasen** und deren **relativ frühes Auftreten** lassen einen Effekt der Strahlentherapie auf das Überleben ohnehin unwahrscheinlich erscheinen. Insgesamt gibt es zurzeit keine validen Daten, die die Anwendung einer postoperativen Bestrahlung bei auf den Uterus begrenzten undifferenzierten endometrialen Sarkomen unterstützen. Möglicherweise kann die Zahl der Lokalrezidive, allerdings ohne Einfluss auf das Überleben, gesenkt werden (38). Es ist denkbar, dass sich die Lokalrezidivrate auch durch eine Kontakttherapie verringern lässt. Entsprechende Untersuchungen sind nicht bekannt.

Nach der NCCN-2A-Empfehlung (46), kann man es im Stadium I und II (FIGO vor 2009) bei einer Beobachtung belassen. Eine postoperative perkutane Bestrahlung evtl. in Kombination mit einer Brachytherapie kann nach der 2B-Empfehlung jedoch in Betracht gezogen werden. Diese Empfehlung basiert auf einarmigen retrospektiven Untersuchungen mit kleinen Fallzahlen und inkonsistenten Ergebnissen und hat noch nicht die aktuellen Daten der EORTC-55874-Studie (53) berücksichtigt. Sie bildet deshalb keine ausreichende Grundlage eine adjuvante Bestrahlung zu empfehlen.

Zusammenfassend besteht Konsens, dass gegenwärtig eine postoperative Strahlentherapie von auf den Uterus begrenzten undifferenzierten endometrialen Sarkomen als nicht indiziert angesehen werden muss (38). Sie sollte der Rezidivtherapie vorbehalten bleiben (52). Sollte man sich dennoch für eine postoperative perkutane Bestrahlung entscheiden, muss die Patientin über den nicht bewiesenen Nutzen und die potenziellen Nebenwirkungen zweifelsfrei und aktenkundig aufgeklärt werden.

Merke: Es gibt keine Hinweise, dass bei auf den Uterus begrenzten Tumoren eine postoperative perkutane Bestrahlung das Überleben verlängert. Betreffs einer Senkung der Lokalrezidivrate sind die Daten widersprüchlich. Insgesamt ist eine perkutane postoperative Bestrahlung nicht indiziert. Zur Senkung der Lokalrezidivrate kann eine Brachytherapie von Nutzen sein und in Erwägung gezogen werden.

Primäre Bestrahlung

Betreffs einer primären Bestrahlung lokal operabler undifferenzierter endometrialer Sarkome sind kaum Daten verfügbar. Gegenwärtig gibt es außer bei einer allgemeinen Inoperabilität keine Indikation zur primären Strahlentherapie. Lehnt eine Patientin eine Operation ab, sollte wie bei einer allgemeinen Inoperabilität vorgegangen werden. Die Patientin muss jedoch dringlich auf den nicht bewiesenen Nutzen einer Strahlentherapie operabler endometrialer Stromasarkome aktenkundig hingewiesen werden, wenn sie auf dieser Maßnahme besteht.

Merke: Für eine primäre Strahlentherapie operabler endometrialer Stromasarkome gibt es bei allgemein operablen Patientinnen keine Indikation.

2.2.2.2.2 Therapie von primär fortgeschrittenen auf das Becken und die Bauchhöhle begrenzten Tumoren

Die Therapie von primär fortgeschrittenen undifferenzierten endometrialen Sarkomen bezieht sich im Wesentlichen auf die verschiedenen Stadien III der bis 2008 geltenden FIGO-Einteilung. Nach der aktuellen Einteilung für endometriale Stromasarkome würden diese Tumoren sowohl einem Stadium II als auch einem Stadium III teilweise auch IV entsprechen. Ein in den nachfolgenden Kapiteln numerisch benanntes Stadium bezieht sich ausnahmslos auf die alte FIGO-Einteilung.

Neoadjuvante Chemotherapie

Es gibt einen Einzelbericht über eine erfolgreiche neoadjuvante Chemotherapie mit **Ifosfamid** und **Doxorubicin** bei extrauterin ausgebreitetem Tumor mit nachfolgender Operation, der sich allerdings auf das endometriale Stromasarkom bezieht (23). In einer weiteren Publikation konnte mittels einer sehr toxischen Kombination aus **Ifosfamid, Methotrexat, Doxorubicin und Cisplatin** bei einem fortgeschrittenen undifferenzierten endometrialen Sarkom zwar eine exzellente uterine Remission erzielt werden, ausgedehnte paraaortale und parakavale Herde blieben jedoch unbeeinflusst (69). Als wirksame Substanzen bei den stromalen Sarkomen stehen Ifosfamid und Doxorubicin bzw. **Epirubicin** im Vordergrund. Wegen der erwünschten schnellen Remission und des zumindest theoretisch potentiell lebensverlängernden Ansatzes durch eine nachfolgende Operation ist trotz der hohen Toxizität eine **Kombinationschemotherapie** vorzuziehen. Eine Dosisverteilung von Ifosfamid auf mehrere Tage bzw. der adäquate Ersatz von Doxorubicin durch Epirubicin ist möglich. Eine neoadjuvante Chemotherapie muss gegenwärtig noch als ein Therapieversuch angesehen werden.

Für das sich klinisch und prognostisch weitgehend identisch verhaltende Adenosarkom mit sarcomatous overgrowth gibt es einen Einzelbericht über eine deutliche Remission mit einer primären Monochemotherapie mit Carboplatin in Kombination mit einer Strahlentherapie (▶ Kap. 4.2.2.2). Denkbar wäre auch die Awendung einer Polychemotherapie aus eiposomalem Doxorubicin plus Carboplatin (▶ Kap. 2.2.2.2.5) Bei einer Kontraidikation zum Ifosfamid plus Doxorubicin sind diese Kombinationen bei auf das Becken begrenzten Tumoren im Sinne eines Therapieversuches denkbar.

In allen Fällen einer neoadjuvanten Chemotherapie muss die Patientin zweifelfrei über die äußerst begrenzten klinischen Efahrungen informiert werden.

Merke: Bei inoperablen Befunden kann eine neoadjuvante Polychemotherapie mit Operationsoption in Erwägung gezogen werden.

Therapievorschlag

Ifosfamid 5 g/m^2 i. v. (Tag 1) + Doxorubicin 50 mg/m^2 i. v. (Tag 1) q 3–4 Wochen

Ifosfamid 2 g/m^2 i. v. (Tag 1–3) + Doxorubicin 50 mg/m^2 i. v. (Tag 1) q 3–4 Wochen

Neoadjuvante Hormontherapie

Positive Hormonrezeptoren stellen beim undifferenzierten endometrialen Sarkom eine Ausnahme dar. Nur in diesem Fall wäre eine neoadjuvante Hormontherapie fortgeschrittener Tumoren zum Erreichen einer Operabilität denkbar. Es existieren keinerlei Daten, die ein entsprechendes Vorgehen unterstützen. Möglich wäre in entsprechend gelagerten Fällen ein Einsatz von **Gestagenen oder Aromatasehemmern**, bei Frauen in der Prämenopause auch von **GnRH-Analoga**. Ob die Hormonbehandlung einer neoadjuvanten Chemotherapie überlegen wäre, erscheint gegenwärtig unwahrscheinlich. Bei Kontraindikation zur Chemotherapie kann jedoch ein Therapieversuch mit Hormonen in Betracht gezogen werden. Die Behandlung erfolgt „off label use". Besteht eine Patientin auf dieser Maßnahme, muss sie zweifelsfrei über den nicht bekannten Nutzen aufgeklärt werden. Die Therapieschemata entsprechen denen der hormonellen Therapie von Rezidiven und Metastasen (▶ Kap. 2.2.2.2.5).

Merke: Eine neoadjuvante Hormontherapie fortgeschrittener Tumoren stellt lediglich einen Therapieversuch mit unsicherem Ausgang dar. Sie kann nur in sehr seltenen Ausnahmefällen erwogen werden. Voraussetzung ist der Nachweis positiver Hormonrezeptoren.

Primäre Operation

Bei in der Bauchhöhle ausgebreiteten undifferenzierten endometrialen Sarkomen soll eine optimale **Tumorreduktion** vorgenommen werden. Sie ist nach retrospektiven Untersuchungen, die sich auf alle uterinen Sarkome beziehen, und nach einer retrospektiven Studie an undifferenzierten endometrialen Sarkomen mit einem Überlebensgewinn verbunden (32). In einer weiteren Untersuchung war kein Einfluss auf das Überleben erkennbar (69). Insgesamt gelten in diesen Fällen **freie Resektionsränder als der wichtigste Prognosefaktor** (47). Nach den aktuellen NCCN-2A-Empfehlungen kann die chirurgische Resektion aller Herde auf der Basis der Symptome, der Ausdehnung und der Resektabilität der Befunde individualisiert vorgenommen werden. Bei extrauteriner Ausbreitung wird eine Lymphonodektomie nicht für sinnvoll gehalten (46).

Merke: Ein optimales Debulking aller sicht- und tastbaren Befunde sollte durchgeführt werden, da es offenbar mit einen Überlebensvorteil verbunden ist. Der Nutzen einer selektiven Lymphonodektomie vergrößerter Lymphknoten ist fragwürdig.

Postoperative Strahlen-, Hormon- und Chemotherapie

Der Nutzen jeglicher postoperativer Therapie von fortgeschrittenen undifferenzierten endometrialen Sarkomen sowohl mit R0- als auch mit R1/2-Resektion ist nicht erwiesen. Empfehlungen, die auf Einzelberichten und sogenannte Expertenmeinungen (17, 21, 52) basieren, sehen im Anschluss an die Operation eine **Bestrahlung und/oder eine Chemotherapie** vor. Nach den aktuellen NCCN-Guidelines kann im Sinne einer Category-2A-Empfehlung im Stadium III (FIGO vor 2009) bei einer Ausbreitung im kleinen Becken eine gezielte externe Bestrahlung und/oder Brachytherapie auf das Tumorgebiet in Betracht gezogen werden. (46) Am ehesten ist ein solches Vorgehen bei R1-Resektionen denkbar. Valide Daten sind in Bezug auf einen Überlebensgewinn nicht bekannt. Für diese Fälle wurde in den neuen NCCN-Empfehlungen eine alleinige postoperative Chemotherapie in die Category-2B zurückgestuft.

Bei Ausdehnung in der Bauchhöhle kann nach den genannten Empfehlungen auch eine palliative Chemotherapie (▶ Kap. 2.2.2.2.5) evtl. in Kombination mit einer Bestrahlung in Betracht gezogen werden. Beide Methoden sollten sequenziell angewendet werden. Wegen der hohen Nebenwirkungsrate ist eine Ganzabdomenbestrahlung als besonders kritisch anzusehen, zumal sich das Schicksal der undifferenzierten Sarkome an den Fernmetastasen entscheidet. Über den nicht bewiesenen Nutzen und die potentiellen Komplikationen einer Chemo- oder Strahlentherapie, muss eine Patientin, die auf diesen Maßnahmen besteht, eindeutig aufgeklärt werden.

In den **Einzelfällen mit positivem Estrogen- und/oder Progesteronrezeptor** kann bei einer R1-Resektion eine anschließende **Hormontherapie** in Analogie zu den endometrialen Stromasarkomen als Mittel der Wahl angesehen werden (▶ Kap. 2.2.1.2.2). Auswertbare Daten mit Bezug auf das undifferenzierte endometriale Sarkom sind nicht bekannt. Die Patientin muss schon wegen der Nebenwirkungen dieser Therapie ausführlich über den nicht bewiesenen Nutzen aufgeklärt werden.

Merke: Bei R0-resezierten Tumoren sollte am ehesten abgewartet werden. Der Nutzen einer postoperativen Radio- oder Chemotherapie auf das Überleben ist auch bei R1/2-Resektionen nicht erwiesen. Bei einer R1/2-Resektion von auf das Becken beschränkten Tumoren wird am ehesten eine gezielte externe

Bestrahlung und/oder Brachytherapie empfohlen. Bei R1/2-Resektionen außerhalb des Beckens kann eine Chemotherapie und/oder eine gezielte Bestrahlung in Betracht gezogen werden. Wegen der hohen Nebenwirkungsrate empfiehlt sich bei Anwendung beider Methoden ein sequenzielles Vorgehen. Bei positiven Hormonrezeptoren kann primär eine postoperative Hormontherapie als Mittel der Wahl angesehen werden (Dosierung ▶ Kap. 2.2.2.2.5).

Primäre Bestrahlung

Bei primär fortgeschrittenen technisch inoperablen intraabdominalen undifferenzierten endometrialen Sarkomen kann ohne jeglichen kurativen Anspruch zur vorübergehenden Symptomkontrolle eine Bestrahlung durchgeführt werden (36, 46). Technisch wird in Analogie zur Strahlentherapie bei allgemeiner Inoperabilität vorgegangen.

Merke: Möglicherweise ist durch eine alleinige Bestrahlung fortgeschrittener Tumoren nur eine vorübergehende Symptomkontrolle zu erzielen.

2.2.2.2.3 Vorgehen bei allgemeiner Inoperabilität

Bei auf den Uterus begrenzten bzw. im Becken ausgebreitetem undifferenzierten endometrialen Sarkomen kann eine **gezielte pelvine Bestrahlung mit oder ohne eine Brachtherapie** in Analogie zum endometrialen Stromasarkom vorgenommen werden. Valide Daten betreffs eines Überlebensgewinns durch die Strahlentherapie sind nicht bekannt. Möglicherweise wird durch eine Bestrahlung jedoch eine kurze lokale Kontrolle erzielt. Im Wesentlichen entspricht die Therapie dem Vorgehen bei Rezidiven und Metastasen (▶ Kap. 2.2.2.2.5). Die Alternative ist eine **Chemotherapie**, insbesondere dann, wenn auch Fernmetastasen vorliegen. Bei reduziertem Allgemeinzustand bzw. milder, nicht bedrohlicher Symptomatik ist in Analogie zu den Rezidiven mit einer Monochemotherapie zu beginnen. Hoher Remissionsdruck und/oder starke Symptomatik sind eine Indikation für eine Polychemotherapie. Sollten die Hormonrezeptoren positiv sein, ist zunächst eine **Hormonbehandlung** die Therapie der Wahl. Ausnahmen bilden Fälle mit hohem Remissionsdruck und/oder eine starke Symptomatik. Die einzelnen Maßnahmen decken sich wegen fehlender Daten zum undifferenzierten endometrialen Sarkom im Wesentlichen mit denen bei der Behandlung von endometrialen Stromasarkomen, wenn allgemeine Inoperabilität besteht.

Merke: Eine optimale Behandlungsmethode ist nicht bekannt. Bei auf den Uterus und das Becken begrenzten Tumoren kann eine perkutane pelvine Bestrahlung mit oder ohne Brachytherapie erfolgen. Für alle anderen Fälle ist eine Chemotherapie indiziert. Die Chemotherapie sollte bei milder Symptomatik und/oder geringem Remissionsdruck mit einer Monotherapie beginnen. Bei positiven Hormonrezeptoren kann zunächst mit einer Hormontherapie begonnen werden (Therapievorschläge ▶ Kap. 2.2.2.2.5). Im Prinzip kann man sich an die Vorgaben für das endometriale Stromasarkom halten.

2.2.2.2.4 Nachsorge

In Analogie zum endometrialen Stromasarkom soll die Nachsorge klinisch und symptomorientiert mittels **gynäkologischer und allgemeiner Untersuchung** erfolgen. Die Kontrollen sollen für 2 Jahre alle 3 Monate, für die nächsten 3 Jahre alle 6 und danach alle 12 Monate durchgeführt werden. Ein Überlebensgewinn durch aufwändige laborchemische und apparative Untersuchungen konnte bislang nicht belegt werden. Intensivere diagnostische Schritte sollen daher erst bei einem erhobenen Befund oder bei Symptomatik eingeleitet werden. Nach den NCCN-2A-Empfehlungen für die stromalen Sarkome und das Leiomyosarkom sollte zusätzlich eine **jährliche Röntgen-Thorax-**

aufnahme durchgeführt werden (46). Aus den aktuellen Empfehlungen wurden die routinemäßigen CT/MRT-Kontrollen von Thorax, Abdomen und Becken herausgenommen. Die aus einem symptomlosen Thorax-Röntgen-Befund abzuleitenden Konsequenzen sind beim undifferenzierten endometrialen Sarkom im Gegensatz zum Leiomyosarkom jedoch völlig unklar und nach der derzeitigen Datenlage ohne Effekt auf das Überleben. Ob bei fehlenden Steroidrezeptoren ein Hormonersatz mit Estrogenen durchgeführt werden kann, ist unbekannt und kann bei entsprechender Indikation zumindest in Erwägung gezogen werden. Daten liegen nicht vor. Bei positiven Rezeptoren verbietet sich ein Hormonersatz mit Steroidhormonen. Eine Tamoxifentherapie ist in jedem Fall kontraindiziert.

Merke: Die Nachsorge soll klinisch und symptomorientiert mittels gynäkologischer und allgemeiner Untersuchung erfolgen. Die Kontrollen sollen für 2 Jahre alle 3 Monate, für die nächsten 3 Jahre alle 6 und danach alle 12 Monate durchgeführt werden. Intensivere diagnostische Schritte sollen erst bei einem erhobenen Befund oder bei Symptomatik eingeleitet werden.

2.2.2.2.5 Rezidive und Fernmetastasen

Frühe Rezidive und/oder Metastasen sind für die undifferenzierten endometrialen Sarkome typisch. Nicht selten wird der Tumor erst anhand von Rezidiven und/oder Metastasen erkannt. Nur 30 % isolierte pelvine Rezidive stehen 70 % Rückfälle mit einer intraabdominalen Ausbreitung oder Fernmetastasen bzw. einer Kombination aller Ausbreitungsformen gegenüber. Zur Festlegung einer optimalen palliativen Therapie ist bei Rezidiven daher ein klinisch-bildgebendes Staging angezeigt.

Wird primär ein extrauterines undifferenziertes endometriales Sarkom festgestellt, ist in den meisten Fällen eine Hysterektomie oder eine organerhaltende Operation aus anderen Gründen vorausgegangen, bei der das Sarkom wahrscheinlich übersehen worden ist. Der Tumor kann prinzipiell aber auch aus einer extrauterinen Endometriose entstanden sein.

Für alle im Folgenden beschriebenen therapeutischen Maßnahmen besteht allgemeiner Konsens, dass es sich um „als geeignet gehaltene Therapiemaßnahmen" handelt, die auf einer „lower-level-evidence" Basis beruhen.

Primäre Operation

Wegen nur weniger bei undifferenzierten endometrialen Sarkomen wirksamer Chemotherapeutika und ihrer geringen Ansprechrate mit einem nur kurzen progressionsfreien Intervall, sollte primär eine operative Therapie vorgezogen werden.

Insbesondere ein **auf die Scheide und/oder das kleine Becken begrenztes Rezidiv** soll bei Ausschluss anderer Tumorlokalisationen vorrangig operativ entfernt werden. Ist die Resektion nicht machbar ist eine gezielte Bestrahlung vorzuziehen (46). Auch bei **Metastasen in Lunge und Leber** ist eine Resektion zu erwägen (52). Voraussetzungen für die Resektion von Lungen- und Lebermetastasen sind eine komplette Resektabilität des Herdes, das Fehlen von extrathorakalen Rezidiven und die vollständige Entfernung des Primärtumors. Eine inkomplette Resektion der Metastase gilt als ungünstigster Prognosefaktor. Mit einer schlechteren Prognose sind auch beidseitige Lungenmetastasen und Herde über 2 cm Größe verbunden.

Bei mehr als einer aber weniger als 5 Metastasen in Lunge oder Leber ist ein minimal invasives Vorgehen möglich. Infrage kommen eine **LITT** oder eine **SIRT** bzw. eine **Chemoembolisation**. Publizierte Daten liegen nicht vor. Der Beweis, dass die genannten Maßnahmen gegenüber einer medikamentösen Therapie zu einer Lebensverlängerung führen, steht noch aus (33). Auf dieser Basis gilt die Chemotherapie mit und ohne eine gezielte Bestrahlung als eine akzeptierte Alternative (46).

Merke: Wenn technisch möglich, sollen lokalisierte Rezidive im Becken und in der Bauchhöhle operiert werden. Unter der Voraussetzung einer R0-Resektion und einer anderweitigen Tumorfreiheit sollten auch solitäre Lungen- und

Lebermetastasen reseziert werden. Bei mehr als einer aber weniger als 5 Metastasen in Lunge oder Leber ist ein minimalinvasives Vorgehen möglich. Zurzeit gibt es keine Beweise dafür, dass die genannten Maßnahmen einer systemischen Therapie mit und ohne Bestrahlung überlegen sind.

Postoperative Strahlen-, Hormon- und Chemotherapie

Nach den aktuellen NCCN-2A-Empfehlungen kann insbesondere nach einer Resektion von Rezidiven undifferenzierter endometrialer Sarkome im Bereich der Scheide und des kleinen Beckens anschließend eine **gezielte perkutane und/oder Brachytherapie** erfolgen. Ist der Tumor zusätzlich extrapelvin ausgebreitet, kann auch eine Chemo- und/oder palliative Strahlentherapie in Betracht gezogen werden (46). Die Nebenwirkungen müssen besonders wegen der kurzen Wirksamkeit beider postoperativer Maßnahmen unbedingt berücksichtigt werden. Sind Leber- oder Lungenmetastasen komplett reseziert, kann eine Nachbehandlung mit einer Chemo- und/oder Radiotherapie die Ergebnisse nicht weiter verbessern. Möglicherweise lässt sich bei R1/2-Resektionen die remissionsfreie Zeit durch eine anschließende Chemotherapie kurzfristig verlängern. Außer Einzelberichten sind keine größeren Fallzahlen bekannt.

Obwohl das undifferenzierte endometriale Sarkom in einigen Fällen positive Estrogen- und Progesteronrezeptoren exprimiert, gibt es keinerlei Daten zum Einsatz von Steroidhormonen unter dieser Indikation. Dennoch könnte in Analogie zum endometrialen Stromasarkom nach den aktuellen NCCN-Empfehlungen für R0 und R1/2-Resektionen eine **postoperative Hormontherapie** in Betracht gezogen werden (46). Sie ist bis zum erneuten Progress fortzuführen.

Insgesamt ist bei postoperativer Symptomfreiheit der Nutzen postoperativer Maßnahmen auf das Überleben nicht erwiesen. Ein zunächst abwartendes Verhalten ist deshalb auch nach den NCCN-Empfehlungen (46) nicht als fehlerhaft einzustufen, zumal das progressionsfreie Intervall unter einer Chemotherapie ohnehin nur sehr kurz ist und chemotherapeutische Alternativen später kaum mehr zur Verfügung stehen. Der Beweis, dass eine Resektion ggf. in Kombination mit einer systemischen Therapie gegenüber einer alleinigen medikamentösen Therapie tatsächlich zu einer Lebensverlängerung führt, steht noch aus (33).

Alle Eingriffe gelten als hoch palliative Maßnahmen. Entschließt man sich zu einer postoperativen Maßnahme muss die Patientin zweifelsfrei und aktenkundig über den nicht erwiesenen Nutzen aufgeklärt werden.

Merke: Der Nutzen einer postoperativen systemischen Therapie bei einer R0/1/2-Resektion ist nicht erwiesen. Bei operierten vaginalen und pelvinen Rezidiven kann eine gezielte postoperative externe Bestrahlung und/oder eine Brachytherapie bzw. bei lokalisierter extrapelviner Erkrankung plus einer zusätzlichen Chemotherapie durchgeführt werden. Bei R1/2-resezierten Lungen- und Lebermetastasen kann eine postoperative Chemotherapie in Erwägung gezogen werden. Im Interesse der Lebensqualität und der nur sehr kurzen chemotherapeutischen Wirksamkeit kann bei Symptomfreiheit zunächst auch abgewartet werden. Am ehesten ist bei rezeptorpositiven Tumoren nach einer R1/2-Resektion eine postoperative Hormontherapie indiziert.

Primäre Chemotherapie

Bei lokalisierten Rezidiven und Metastasen von undifferenzierten endometrialen Sarkomen sollten die operativen und eventuell radiologischen Maßnahmen ausgeschöpft oder kontraindiziert sein. Statt einer Operation oder Bestrahlung von solitären Metastasen ist alternativ auch eine Chemotherapie möglich (46). Die **wichtigste Indikation für eine primäre Chemotherapie ist eine diffuse Metastasierung**. Bei den wenigen undifferenzierten endometrialen Sarkomen mit positiven Hormonrezeptoren kann zunächst eine Hormontherapie versucht werden. Nur bei hohem Remissionsdruck z. B. wegen starker Symptomatik und/oder ausgedehnten Befunden soll der Chemotherapie auch bei positiven Rezeptoren gegenüber der Hormontherapie der Vorrang gegeben werden.

Speziell auf das endometriale Stromasarkom zugeschnittene Chemotherapiestudien sind nicht bekannt. Die wenigen vorliegenden Daten sind enttäuschend. Es gibt keinerlei Hinweise, ob eine Chemotherapie von symptomlosen Rezidiven/Fernmetastasen einer Behandlung erst bei Symptomatik überlegen ist. Wegen der nur kurzen progressionsfreien Zeit unter einer Chemotherapie und faktisch fehlender Alternativen bei erneutem Progress sollte eine systemische Behandlung von symptomlosen Rezidiven möglichst lange hinausgeschoben werden.

Zur palliativen Chemotherapie von ausschließlich undifferenzierten endometrialen Sarkomen gibt es bestenfalls Einzelberichte. Die wenigen retro- und prospektiven Studien mit kleinen Fallzahlen beziehen sich nur auf beide endometriale Sarkomentitäten; ihre Daten sind insgesamt enttäuschend. Mit **Cyclophosphamid** als Monosubstanz als auch in der **Kombination mit Doxorubicin** ließ sich bei unterschiedlichen Sarkomen unter Einschluss von Stromasarkomen nur eine Remissionsrate von 19 % erzielen (45). Das progressionsfreie Intervall betrug 7 bzw. 8 Monate. Am ehesten kommt eine **Monochemotherapie mit Ifosfamid** infrage. Es gehört zu den am besten untersuchten Substanzen. Bei Rezidiven konnte in einer prospektiven Phase II Studie eine Remissionsrate von 33 % erzielt werden (65). Nur bei hohem Remissionsdruck oder erheblicher Symptomatik ist wegen der wahrscheinlich höheren Ansprechrate eine **Polychemotherapie mit Ifosfamid und Doxorubicin** angezeigt. Statt Doxorubicin kann eine adäquate Dosis **Epirubicin** gegeben werden. Nur in Einzelfällen hat sich eine Kombination aus **Ifosfamid, Doxorubicin und Cisplatin** als sehr effektiv erwiesen (71). Die Toxizität der kombinierten Behandlung ist allerdings sehr hoch. Das progressionsfreie Intervall beträgt meist nur wenige Monate und liegt für alle Sarkome median zwischen 2–8 und maximal bei 14 Monaten. Der Einsatz einer Kombinationstherapie sollte daher sehr kritisch erfolgen und die Dreierkombination die Ausnahme bleiben.

In einem Einzelfall wurde innerhalb einer Phase-II Studie über eine Komplettremission durch eine Kombination aus **liposomalem Doxorubicin plus Carboplatin** berichtet (15). Über das progressionsfreie Intervall liegen keine auswertbaren Daten vor Bei Ausschöpfung der Chemotherapie oder bei Kontraindikationen zum Ifosfamid kann dieses Schema eine Alternative sein.

Merke: Eine diffuse Metastasierung erfordert bei negativen Hormonrezeptoren bzw. nach Ausschöpfung einer Hormontherapie bei positiven Rezeptoren eine Chemotherapie. Das gleiche gilt bei Ausschöpfung der operativen und radiologischen Maßnahmen bei solitären Absiedlungen. Die Chemotherapie sollte mit einer Monotherapie beginnen. Eine Polychemotherapie ist nur bei hohem Remissionsdruck und/oder starker Symptomatik oder einem Progress unter einer Monotherapie indiziert.

▸ **Therapievorschlag S. 54**

Primäre Hormontherapie

In den seltenen Fällen von Estrogen- und/oder Progesteronrezeptor positiven undifferenzierten endometrialen Sarkomen kann bei geringem Remissionsdruck als erste Maßnahme eine Hormontherapie durchgeführt werden. Bei erneuter Progression ist nach Ausschöpfung der Hormonbehandlung auf eine Chemotherapie zu wechseln, wenn eine Operation nicht möglich ist. Valide Daten für eine Hormontherapie liegen für das undifferenzierte endometriale Sarkom nicht vor.

Merke: Bei positiven Hormonrezeptoren, niedrigem Remissionsdruck und/oder milder Symptomatik kann eine systemische Behandlung als Hormontherapie begonnen werden. Sie ist besonders bei diffusen Metastasen oder nach Ausschöpfung der operativen Maßnahmen indiziert. Sie muss kontinuierlich bis zum erneuten Progress angewendet werden. Bei einem Progress unter einer Hormontherapie ist ein Wechsel auf eine andere hormonelle Maßnahme möglich.

Therapievorschlag	
Monochemotherapie	Ifosfamid 1,5 g/m² i. v. (Tag 1–4) q 3–4 Wochen oder Ifosfamid 2g/m² i. v. (Tag 1–3), q 3–4 Wochen
Polychemotherapie	Ifosfamid 1,5 g/m² i. v. (Tag 1–4) + Doxorubicin 50 mg/m² i. v. (Tag 1), q 3 Wochen Ifosfamid 2 g/m² i. v. (Tag 1–3) + Epirubicin 40 mg/m² i. v. (Tag 1) + Cisplatin 60 mg/m² (Tag 1) q 4 Wochen PegLiposomal Doxorubicin 40 mg/m² i. v. 1 h i. v. + Carboplatin AUC 6 i. v. (Tag 1), q 4 Wochen

▸ **Therapievorschlag siehe unten**

Primäre Bestrahlung

Mit einer alleinigen externen Strahlentherapie liegen für undifferenzierte endometriale Sarkome kaum Erfahrungen vor. Sie kann bei **lokalisierten Rezidiven und Fernmetastasen**, die einer Operation bzw. Hormontherapie nicht zugänglich sind, statt einer Chemotherapie als primäre palliative Maßnahme eingesetzt werden. Nach den aktuellen NCCN-Empfehlungen kann sie aber auch als erster therapeutischer Schritt vor einer Operation oder Hormontherapie in Betracht gezogen werden (46).

Am ehesten sind die extrem seltenen **Hirnmetastasen** Indikation für Strahlentherapie, mit der sich vorübergehend ein guter symptomatischer Effekt erzielen lässt. Auch eine Schmerzbestrahlung von **Knochenmetastasen** gilt vorübergehend als hocheffektiv.

Eine Kombination mit einer Chemotherapie ist nach den aktuellen NCCN-Empfehlungen möglich (46). Ob die Bestrahlung gegenüber den anderen palliativen Maßnahmen von Vorteil ist, ist unbekannt. Die Strahlenbehandlung kann auch nach einer Chemotherapie als ultima ratio eingesetzt werden.

Merke: Möglicherweise ist eine Bestrahlung lokalisierter Herde sinnvoll. Sie ist am ehesten bei nicht möglicher Operation indiziert. Ob die Bestrahlung gegenüber einer alleinigen systemischen Therapie tatsächlich von Vorteil ist, ist unbekannt. Eine alleinige externe Bestrahlung führt wahrscheinlich nur zu einer vorübergehenden Symptomkontrolle. Der Nutzen einer alleinigen Bestrahlung ist nicht belegt, sie ist am ehesten bei Hirnmetastasen angezeigt.

Supportive Therapie

Bei einer disseminierten Erkrankung ist wegen der sehr schlechten Prognose der undifferenzierten endometrialen Sarkome statt einer Chemo- oder Radiotherapie auch eine gute supportive Therapie eine empfohlene Option (46).

Merke: Bei einer diffusen Metastasierung ist eine alleinige supportive Behandlung eine akzeptierte Therapieoption.

Neue Entwicklungen, Therapie mit kleinen Molekülen

Aufgrund der nachgewiesenen Expression von EGFR bei 70 % der endometrialen Stromasarkome sind diese Tumoren prinzipiell für eine **Therapie mit monoklonalen Antikörpern** oder kleinen Molekülen wie die **Tyrosinkinasehemmer** qualifiziert.

Therapievorschlag			
Postmenopause	Gestagene	Medroxyprogesteronacetat Megestrolacetat	150–200 mg/d oral 80–160 mg/d oral
	Aromatasehemmer	Letrozol Anastrozol	2,5 mg/d oral 1 mg/d oral
Prämenopause (alternativ zu den Gestagenen)	Ovarektomie		
	GnRH-Analoga	Goserelin Leuprorelin	3,6 mg Implantat monatlich 10,72 mg dreimonatlich i. m.

Zu dieser Fragestellung laufen zurzeit internationale Studien. Bei c-Kit (CD117) exprimierenden undifferenzierten endometrialen Sarkomen gibt es erste Berichte über Remissionen mit dem **c-Kit-Inhibitor und Tyrosinkinasehemmer Imatinib** nach Progression unter Chemotherapie (59). Bei einer nicht mehr wirksamen Chemotherapie kann daher im Rahmen eines Therapieversuchs Imatinib eingesetzt werden, falls im individuellen Tumor die Expression von CD117 nachgewiesen ist.

Merke: Bei ausbehandelten undifferenzierten endometrialen Sarkomen kann der Tyrosinkinasehemmer Imatinib im Rahmen eines Therapieversuchs angewendet werden.

Therapievorschlag	
Imatinib	400 mg/d oral

2.2.3 Literatur

1. Amant, F., Moerman, P., Cadron, I., Neven, P., Berteloot, P., Vergote, I.: The diagnostic problem of endometrial stromal sarcoma: report on 6 cases. Gynecol. Oncol. 90 (2003) 37–43
2. Amant, F., De Knijf, A., Van Calster, B., Leunen, K., Neven, P., Berteloot, P., Vergote, I., Van Huffel, S., Moerman, P.: Clinical study investigating the role of lymphadenectomy, surgical castration, and adjuvant hormonal treatment in endometrial stromal sarcoma. Br. J. Cancer 97 (2007)1194 – 1199
3. Bansal, N., Herzog, T. J., Burke, W., Cohen, C. J., Wright, J. D.: The utility of preoperative endometrial sampling for the detection of uterine sarcomas. Gynecol. Oncol. 110 (2008) 43–48
4. Berchuk, A., Rubin, S. C., Hoskins, W. J., Saigo, P. E., Pierce, V. K., Lewis, J. L. jr.: Treatment of endometrial stromal tumors. Gynecol. Oncol. 71 (1990) 60–65
5. Bonvalot, S., Rivoire, M., Castaing, M., Stoeckle, E, Le Cesne, A., Blay, J. Y., Laplanche, A.: Primary retroperitoneal sarcomas: a multivariate analysis of surgical factors associated with local control. J Clin Oncol. 27 (2009) 31–37
6. Boruban, M. C., Jaishuen, A., Sirisabya, N., Li, Y., Zheng, H. G., Deavers, M. T., Kavanagh, J. J.: Ovarian endometriosis associated with carcinoma and sarcoma: case report. Eur. J. Gynaecol. Oncol. 29 (2008) 393–396
7. Chan J. K., Kawar, N. M., Shin, J. Y., Osann, K., Chen, L., Powell, C., Kapp, D. S.: Endometrial stromal sarcoma: a population based analysis. Br. J. Cancer 99 (2008) 1210–1215
8. Chang, K. L., Crabtree G. S., Lim-Tan, S. K., Kempson, R. L., Hendrickson, R.: Primary uterine endometrial stromal neoplasms. A clinicopathologic study of 117 cases. Am. J. Surg. Pathol. 14 (1990) 415–438
9. Chu, M. C., Mor, G., Lim, C., Zheng, W., Parkash, V., Schwartz, P. E.: Low-grade endometrial stroma sarcoma: hormonal aspects. Gynecol. Oncol. 90 (2003) 170–176
10. Clement, P. B., Young, R. H.: Atlas of gynaecologic surgical pathology. Saunders Elsevier 2008
11. Christie, D. B. 3rd, Day J. D., Moore, A. B., Chapman, J. R., Nakayama, D. K., Conforti, A. M.: Endometrial stromal sarcoma development after hysterectomy and tamoxifen therapy. Am. Surg. 74 (2008) 726–728
12. Dahhan, T., Fons, G., Buist, M. R., ten Kate F. J. W., van der Velden, J.: The efficacy of hormonal treatment for residual or recurrent low grade endometrial stromal sarcoma. A retrospective study. Eur. J. Obstet. Gynecol. Reprod. Biol. 144 (2009) 80–84
13. Dionigi, A., Oliva, E., Clement, P. B., Young, R. H.: Endometrial stromal nodules and endometrial stromal tumors with limited infiltration: A clinicopathologic study of 50 cases. Am. J. Surg. Pathol.26 (2002) 567–581
14. Dos Santos, L., Garg, K., Diaz, J. P., Soslow, R. A., Hensley, M. L., Alektiar, K. M., Barakat, R. R., Leitao, M. M.: Incidence of adnexal and lymph node metastases in endometrial stromal sarcoma. : J. Clin. Oncol. 27 (2009) Suppl. Abstr. 5589
15. Du Bois, A., Pfisterer, J., Burchardi, N., Loibl, S., Huober, J., Wimberger, P., Burges, A., Stähle, A., Jackisch, C., Kölbl, H.: Arbeitsgemeinschaft Gynäekologische Onkologie Studiengruppe Ovarialkarzinom; Kommission Uterus. Combination therapy with pegylated liposomal doxorubicin and carboplatin in gynecologic malignancies: a prospective phase II study of the Arbeitsgemeinschaft Gynäekologische Onkologie Studiengruppe Ovarialkarzinom (AGO-OVAR) and Kommission Uterus (AGO-K-Ut). Gynecol. Oncol. 107 (2007) 518–525
16. Einstein, M. H, Barakat, R. R., Chi, D. S, Sonoda,Y., Alektiar, K. M, Hensley, M. L, Abu-Rustum, N. R.: Management of uterine malignancy found incidentally after supracervical hysterectomy or uterine morcellation for presumed benign disease. Int. J. Gynecol. Cancer 10 (2008) 1065–1070
17. El Maalouf, G., Duvillard, P., Rey, A., Morice P., Haie-Meder, Ch., Lhommé, C., Pautier, P.: Clinical features, recurrence patterns and treatment in endometrial stromal sarcomas: a thirty-year single-institution experience. J. Clin. Oncol 26 (15S) (2008) Abstr. 10574

18. Evans, H. L.: Endometrial stromal sarcoma and poorly differentiated endometrial sarcoma. Cancer. 50 (1982) 2170–2182
19. FIGO Committee on Gynecologic Oncology: FIGO staging for uterine sarcomas. Int. J. Gynecol. Obstet. 104 (2009) 179
20. Gadducci, A., Sartori, E., Landoni, F., Paoli, Maggino, T., Urgesi, A., Lissoni, A., Losa, G., Fanucci, A.: Endometrial stromal sarcoma: analysis of treatment failures and survival. Gynecol. Oncol. 63 (1996) 247–253
21. Gadducci, A., Cosio, S., Romanini, A., Genazzani, A. R.: The management of patients with uterine sarcoma: a debated clinical challenge. Crit. Rev. Oncol. Hematol. 65 (2008) 129–142
22. Goff, B. A., Rice, L. W., Fleischhacker, D., Muntz, H. G., Falkenberry, S. S., Nikrui, N., Fuller, A. F.: Uterine leiomyosarcoma and endometrial stromal sarcoma: lymph node metastases and sites of recurrences. Gynecol. Oncol. 50 (1993) 105–109
23. Ihnen, M., Mahner, S., Jänicke, F., Schwarz, J.: Current treatment options in uterine stromal sarcoma: report of a case and review of the literature. Int. J. Gynecol. Cancer 17 (2007) 957–963
24. Kalender, M. E., Sevinc, A., Yilmaz, M., Ozsarac, C., Camci, C.: Detection of complete response to imatinib mesylate (Glivec/Gleevec) with 18F-FDG PET/CT for low-grade endometrial stromal sarcoma. Cancer Chemother. Pharmakol. 63 (2009) 555–599
25. Katsanis, W. A., O´Connor, D. M., Gibb, R. K., Bendon, R. W.: Endometrial stromal sarcoma involving the placenta. Ann. Diagn. Pathol. 2 (1998) 301–305
26. Kelly, K.-L., J., Craighead, P. S.: Characteristics and management of uterine sarcoma patients treated at the Tom Baker Centre. Int. J. Gynecol. Cancer 15 (2005)132–139
27. Kim, J. A., Lee, M. S., Choi, J. S.: sonographic findings of uterine endometrial stromal sarcoma. Korean J. Radiol. 7 (2005) 281–286
28. Kim, W. Y., Lee, J. W., Choi, C. H., Kang, H., Kim, T.-J., Kim, G. B., Lee, J.-H, Bae, D.-S.: Low grade endometrial stromal sarcoma: a single center's experience with 22 cases. Int. J. Gynecol. Cancer 18 (2008) 1084–1089
29. Koivisto-Korander, R., Butzow, R., Koivisto, A.-M., Leminen, A.: Clinical outcome and prognostic factors in 100 cases of uterine sarcoma: Experience in Helsinki University Central Hospital 1990 – 2001. Gynecol. Oncol. 111 (2008) 74 – 81
30. Kokawa, K., Nishiyama, K., Ikeuchi, M., Ihara, Y., Akamatsu, N., Enomoto, T., Ishiko, O., Motoyama, S., Fujii, S., Umesaki, N.: Clinical outcomes of uterine sarcomas: results from 14 years worth of experience in the kinki district in japan (1990–2003). Int. J. Gynecol. Cancer 16 (2006) 1358–1363
31. Kurihara, S., Oda, Y., Ohishi, Y., Iwasa, A., Takahira, T., Kaneki, E., Kobayashi, H., Wake, N., Tsuneyoshi, M.: Endometrial stromal sarcomas and related high-grade sarcomas: Immunohistochemical and molecular genetic study of 31 cases. Am. J. Surg. Pathol. 32 (2008) 1228–1238
32. Leath III, C. A., Huh, W. K., Hyde Jr., J., Cohn, D. E., Resnick, K. E., Taylor, N. P., Powell, M. A., Mutch, D. G., Bradley, W. H., Geller, M. A., Argenta, P. A., Gold, M. A.: A multi-institutional review of outcomes of endometrial stromal sarcoma. Gynecol. Oncol. 105 (2007) 630–634
33. Levenback, C., Rubin, S. C., McCormack, P. M., Hoskins, W. J., Atkinson, E. N., Lewis, J. L. : Resection of pulmonary metastases from uterine sarcomas. Gynecol. Oncol. 45(1992) 202–205
34. Li, A., Giuntoli, R., Drake, R., S., Y., Rojas, F., Barbuto, D., Klipfel, N., Edmonds, P., Miller, D., Karlan, B.: Ovarian preservation in stage I low-grade endometrial stromal sarcoma. Obstet. Gynecol. 106 (2005) 1304–1308
35. Li, N., Wu, L. Y., Zhang, H. T., An, J. S., Li, X. G., Ma, S. K.: Treatment options in stage I endometrial stromal sarcoma: a retrospective analysis of 53 cases. Gynecol. Oncol. 108 (2008) 306–311
36. Livi, L., Paiar, F., Shah, N., Blake, P., Villanucci, A., Amunni, G., Barca, R., Judson, I., Lodge, N., Meldolesi, E., Simontacchi, G., Piperno, G., Galardi, A., Scoccianti, S., Biti, G. P., Harmer, C.: Uterine sarcoma: twenty-seven years of experience. Int. J. Radiat. Oncol. Biol. Phys. 57 (2003) 1366–1373
37. Löning, T.: Funktionelle Morphologie und Pathologie des Myometriums. In: Löning, T., Riethdorf, L. (Hrsg.): Pathologie der weiblichen Genitalorgane III – Pathologie des Uterus der Vagina und Vulva. Springer, Berlin – Heidelberg – New York 2001, 652–704
38. Mansi, J. L., Ramachandra, S., Wiltshaw, E., Fisher, C.: Endometrial stromal sarcomas. Gynecol. Oncol. 36 (1990) 113–118
39. McCluggage, W. G., Ganesan, R., Herrington, C. S.: Endometrial stromal sarcomas with extensive endometrioid glandular differentiation: report of a series with emphasis on the potential for misdiagnosis and discussion of the differential diagnosis. Histopathology 54 (2009) 365–373
40. Moinfar, F., Regitnik, P., Tabrizi, A. D., Denk, H., Tavassoli, F. A., Expression of androgen receptors in benign and malignant stromal neoplasms. Virchows Arch. 444 (2004) 410–414
41. Moinfar, F., Gogg-Kamerer, M., Sommersacher, A., Regitnig, P., Man, Y. G., Zatloukal, K., Denk, H., Tavassoli, F. A.: Endometrial stromal sarcomas frequently express epidermal growth factor receptor (EGFR, HER-1): potential basis for a new therapeutic approach. Am. J. Surg. Pathol. 29 (2005) 485–490

42. Moinfar, F., Azodi, M., Tavassoli, F. A.: Uterine sarcomas. Pathology 39 (2007) 55–71
43. Morice, P., Rodrigues, A., Pautier, P., Rey, A., Camatte, S., Atallah, D., Pomel, C., Lhommé, C., Haie-Meder, C., Duvillard, P., Castaigne, D.: Chirurgie des sarcomas utérins: revue de la littérature et recommandations sur la prise en charge chirurgicale. Surgical procedures for uterine sarcoma. Gynecol. Obstet. Fertil. 31 (2003) 147–150
44. Morice, P., Rodriguez, A., Rey, A., Pautier, P., Atallah, D., Genestie C., Pomel, C., Lhommé, C., Haie-Meder, C., Duvillard, P., Castaigne, D.: Prognostic value of initial surgical procedure for patients with uterine sarcoma: analysis of 123 patients. Eur. J. Gynaecol. Oncol. 24 (2003) 237–40
45. Muss, H. B., Bundy, B., DiSaia, Ph. J., Homesley, H. D., Fowler, W. C., Creasman, W., Yordan, E.: Randomized Trial of Doxorubicin Versus Doxorubicin and Cyclophosphamide. A Phase 111 Trial of the Gynecologic Oncology Group. Cancer 55 (1985) 1648–1653
46. National Comprehensive Cancer Network: NCCN Practice Guidelines in Oncology – V.2..2009, Uterine neoplasms. www.nccn.org
47. Nordal, R., Kristensen, G. B., Kaern, J., Stenwig, A., Pettersen, E. O., Tropé, C. G.: The prognostic significance of surgery, tumor size, malignancy grade, menopausal status, and DNA ploidy in endometrial stromal sarcoma. Gynecol. Oncol. 62 (1996) 254–259
48. Nordal, R. R., Kristensen, G. B., Stenwig, A. E., Tropé, C. G., Nesland, J. M.: Immunohistochemical analysis of p53 protein in uterine sarcomas. Gynecol. Oncol. 70 (1998) 45–48
49. Pink, D., Lindner, T., Mrozek, A., Kretzschmar, A., Thuss-Patience, P. C., Dörken, B., Reichardt, P.: Harm or benefit of hormonal treatment in metastatic low-grade endometrial stromal sarcoma: Single center experience with 10 cases and review of the literature. Gynecol. Oncol. 101 (2006) 464–469
50. Prat, J.: FIGO staging for uterine sarcomas. Int. J. Gynecol.Obstet. 104 (2009) 177–178
51. Omura, G. A., Blessing, J. A., Major, F., Lifshitz, S., Ehrlich, C. E., Mangan, C., Beecham, J., Park, R., Silverberg, S.: A randomized clinical trial of adjuvant adriamycin in uterine sarcomas: a Gynecologic Oncology Group Study. J. Clin. Oncol. 3 (1985) 1240–1245
52. Reed, N. S.: The management of uterine sarcomas. Clin. Oncol. 20 (2008) 470–478
53. Reed, N. S., Mangioni, C., Malmström, H., Scarfone, G., Poveda, A., Pecorelli, S., Tateo, S., Franchi, M., Jobsen, J. J., Coens, C., Teodorovic, I., Vergote, I., Vermorken, J. B.: Phase III randomised study to evaluate the role of adjuvant pelvic radiotherapy in the treatment of uterine sarcomas stages I and II: an European organisation for research and treatment of cancer gynaecological cancer group study (protocol 55874). Eur. J. Cancer 44 (2008) 808–818
54. Reich, O., Regauer, S., Urdl, W., Lahousen, M., Winter, R.: Expression of oestrogen and progesterone receptors in low-grade endometrial stromal sarcomas. Br. J. Cancer 82 (2000) 1030–1034
55. Reich, O., Regauer, S.: Aromatase expression in low-grade endometrial stromal sarcoma. An immunohistochemical study. Mod. Pathol. 17 (2004) 104–108
56. Reich, O., Regauer, S.: Survey of adjuvant hormone therapy in patients after endometrial stromal sarcoma. Eur. J. Gynaecol. Oncol 27 (2006) 150–152
57. Reich, O., Regauer, S.: Hormonal therapy in endometrial stromale sarcoma. Curr. Opin. Oncol. 19 (2007) 347–352
58. Riopel, J., Plante, M., Renaud, M.-C., Roy, M., Têtu, B.: Lymph node metastases in low-grade endometrial stroma sarcoma. Gynecol. Oncol. 96 (2005) 402–406
59. Salvatierra, A., Tarrats, A., Gomez, C., Sastre, J.-M., Balaña, C. A.: case of c-kit positive high-grade stromal endometrial sarcoma responding to Imatinib Mesylate. Gynecol. Oncol. 101 (2006) 545–547
60. Sesti, F., Patrizi, L., Ermini, B., Palmieri, G., Orlandi., A, Piccione., E.: High-grade endometrial stromal sarcoma after tamoxifen therapy for breast cancer. Gynecol. Obstet. Invest. 60 (2005) 117–120
61. Scully, R., Bonfiglio, T. A., Kurman, R. J., Silverberg, S. G., Wilkinson, E. J.: Histological typing of female genital tract tumors. In: International classification of tumors. 2nd. ed. Springer, Berlin 1994, 39–50
62. Shah, J. P., Bryant, C. S., Kumar, S., Ali-Fehmi, R., Malone, J. M., Morris, R. T.: Lymphadenectomy and ovarian preservation in low grade endometrial stromal sarcoma. Obstet. Gynecol. 112 (2008) 1102–1108
63. Sleijfer, S., Seynaeve, C., Verweij, J.: Gynaecological sarcomas. Curr. Opin. Oncol. 19 (2007) 492–496
64. Stadsvold, J. L., Molpus, K. L., Baker, J. J., Michael, K., Remmenga, S. W.: Conservative management of a myxoid endometrial stromal sarcoma in a 16-year old nulliparous woman. Gynecol. Oncol. 99 (2005) 243–245
65. Sutton, G., Blessing, J. A., Park, R., DiSaia, P. J., Rosenshein, N.: Ifosfamide treatment of recurrent or metastatic endometrial stromal sarcomas previously unexposed to chemotherapy: A study of the gynecologic oncology group. Obstet. Gynecol. 87 (1996) 747–750
66. Sutton, G. P.: Endometrial stromal sarcomas – Clarification. Gynecol. Oncol. 111 (2008) 158
67. Tavassoli, K. L., Norris, H. J.: Mesenchymal tumors of the uterus. A clinicopathological study of 60 en-

dometrial stromal nodules. Histopathology 5 (1981) 1–10

68. Tierney, J. F., Mosseri, V., Steward, L. A., Souhami, R., Parmar, M. K.: Adjuvant chemotherapy of soft-tissue sarcoma: review and meta-analysis of the published results of randomised clinical trials. Br. J. Cancer 72 (1995) 469–475
69. Thomas, M.B., Keeney, G.L., Podratz, K.C., Dowdy, S.C. Endometrial stromal sarcoma: treatment and patterns of recurrence. Int. J. Gynecol. Cancer. 19 (2009) 253–256
70. Tsikouras, P., Liberis, V., Galazios, G., Savidis, A., Grapsa, A., Grapsas, X., Teichmann, A. T., Maroulis, G.: Uterine sarcoma: a report of 57 cases over a 16-year period analysis. Eur. J. Gynaecol. Oncol. 29 (2008)129–34
71. Yamawaki T, Shimizu Y, Hasumi K.: Treatment of stage IV "high-grade" endometrial stromal sarcoma with ifosfamide, adriamycin, and cisplatin. Gynecol. Oncol. 64 (1997) 265–269
72. Young, R. H, Scully, R. E.: Sarcomas metastatic to the ovary: a report of 21 cases. Int. J. Gynecol. Pathol. 9 (1990) 231–251
73. Zhu, X. Q., Shi, Y. F., Cheng, X. D., Zhao, C. L., Wu, Y. Z.: Immunohistochemical markers in differential diagnosis of endometrial stromal sarcoma and cellular leiomyoma. Gynecol. Oncol. 92 (2004) 71–79

3 Glattmuskuläre Tumoren des Uterus – glattmuskuläre Tumoren mit besonderen klinischen und prognostischen Eigenschaften und Leiomyosarkome

Vom Myometrium können benigne und maligne Geschwülste ausgehen. Der eindeutig benigne Tumor ist das **Leiomyom** und die zweifelsfrei maligne Geschwulst wird als **Leiomyosarkom** bezeichnet. Das benigne Leiomyom ist der häufigste vom Myometrium ausgehende Tumor. Es betrifft fast 85 % der Frauen und ist ausführlich an anderer Stelle beschrieben. Auf das Leiomyom wird deshalb nur dann eingegangen, wenn es für das Verständnis der anderen Entitäten erforderlich ist. Nicht weiter berücksichtigt werden auch auf die verschiedenen Myomdegenerationen, Leiomyome mit bizarren Kernen sowie Leiomyome mit heterologen Elementen wie Fett-, Knorpel-, Knochen- und Skelettmuskelanteilen.

Es gibt jedoch **Varianten des Leiomyoms**, die **quasi-maligne glattmuskuläre Proliferationen** aufweisen und die mit einem klinisch **malignen Verhalten** assoziiert sind. Eine weitere Entität stellen die **Tumoren mit unsicherer Dignität bzw. mit einem unsicheren malignen Potential** (smooth muscle tumor with uncertain malignant potential) dar. Im Folgenden werden die glattmuskulären Tumoren, für die diese Eigenschaften zutreffen, wegen der z. T. schwierigen Differentialdiagnose zum Leiomyosarkom genauer beschrieben. Wegen seiner auffälligen klinischen Eigenschaften bzw. der makroskopischen/mikroskopischen Verwechslungsmöglichkeit mit einem malignen glattmuskulären Tumor soll an dieser Stelle auch das zweifelsfrei benigne **Angiomyom** besprochen werden.

Es muss darauf hingewiesen werden, dass in den verschiedenen Lehr- und Handbüchern der Pathologie die Klassifikation bzw. Einteilung der glattmuskulären Tumoren voneinander abweichen können (7, 25, 32, 50).

3.1 Benigne glattmuskuläre Tumoren mit auffälligen klinischen Eigenschaften – Angiomyom (Angioleiomyom, vaskuläres Leiomyom)

Einige glattmuskuläre Tumoren besitzen morphologische und/oder klinische Merkmale, die auf ein malignes Verhalten hinweisen, ohne dessen Kriterien zu erfüllen. In diese Gruppe ist das Angiomyom einzuordnen. Das Angiomyom ist eine zweifelsfrei gutartige Variante des Leiomyoms, die sich allerdings durch einen außerordentlichen Gefäßreichtum auszeichnet. Der auffällige klinische Befund führt mitunter intraoperativ zum Verdacht auf einen seltenen malignen Tumor.

3.1.1 Klinik und Diagnostik des Angiomyoms

Epidemiologie, Ätiologie und Pathogenese

Die meisten Angiomyome kommen in den Extremitäten und im Bereich des Kopfes vor. Uterine Angiomyome sind eine Rarität und fast immer ein Zufallsbefund. Der Tumor tritt typischerweise in der Geschlechtsreife auf. Über die Ätiologie und Pathogenese dieses ungewöhnlichen Leiomyoms ist kaum etwas bekannt. Wahrscheinlich entsteht es aus der glatten Gefäßmuskulatur. Die Literatur zu dieser Tumorentität stammt vorrangig aus dem asiatischen Raum.

Makroskopischer Befund

Makroskopisch imponiert die Geschwulst aufgrund seiner **vielen Gefäße** bräunlich-rötlich bis tief rot (▶ Abb. 3.1) Der Tumor ist daher im Gegensatz zum regulären Leiomyom sehr weich und elastisch. Er erscheint häufig lobuliert, ist makroskopisch aber dennoch klar vom umgebenden Gewebe abzugrenzen.

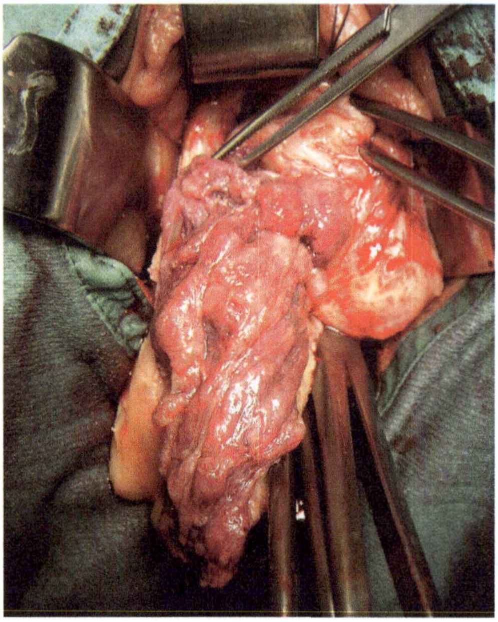

Abb. 3.1 Angiomyom (vaskuläres Leiomyom) – makroskopischer Befund.
Das Angiomyom hebt sich durch seinen Blutgefäßreichtum und der damit verbundenen Änderung von Form, Farbe und Konsistenz von gewöhnlichen Leiomyomen ab, weshalb es makroskopisch mit Sarkomen verwechselt werden kann. In diesem Fall erfolgte eine vaginale Hysterektomie mit Morcellement unter der präoperativen Diagnose eines konventionellen Leiomyoms.

Die Farbe und Konsistenz lassen an einen seltenen bzw. malignen Tumor denken. Bei Berührung kann er leicht bluten. Angiomyome können wie die gewöhnlichen Leiomyome auch multipel auftreten, sowie submukös, intramural und subserös lokalisiert sein. Eine Stielbildung ist möglich, Durchmesser bis zu 28 cm sind beschrieben (18). Wegen des ungewöhnlichen Aussehens sollte man intraoperativ die Dignität durch einen Schnellschnitt klären.

Mikroskopischer Befund

Das Angiomyom zeichnet sich mehrheitlich durch überdurchschnittlich viele großkalibrige, auffällig dickwandige, arteriolenartige Gefäße aus. Die gleichförmig spindelförmigen glattmuskulären Zellen sind um die Gefäße wirbelartig angeordnet. Histologisch kann zwischen dem **soliden oder kapillären, dem kavernösen und dem venösen Subtyp** unterschieden werden. Der kapilläre Typ enthält viele kleine vaskuläre Lichtungen. Die kavernösen und venösen Subtypen zeichnen sich durch stark erweiterte Gefäßräume mit schmaler Media (▶ Abb. 3.2) bzw. durch zahlreiche Venen mit dicken muskulären Wänden aus (20). Die Spindelzellen exprimieren **SMA und Desmin** (27). Der Tumor ist auch feingeweblich gut zur Umgebung abgegrenzt. Mitosen sind ebenso wie Nekrosen und Hämorrhagien sehr selten. Obgleich sich dieser Tumor klinisch und histologisch von den anderen Leiomyomen abgrenzt, wird er in der WHO-Klassifikation nicht berücksichtigt.

Symptome und klinische Befunde

Die klinische Symptomatik und die Befunde entsprechen im Wesentlichen denen der Leiomyome. Es gibt jedoch einige Besonderheiten. Die vorrangig als **Menorrhagien** auftretenden Blutungen sind häufig schwer und können rasch zu einer **Anämie** führen. Bei der Palpation erscheint der uterine Tumor weicher und elastischer als ein gewöhnliches Myom oder der Uterus ist diffus vergrößert. Der enorme Blutreichtum kann ein schnelles Wachstum vortäuschen, Schmerzen im kleinen Becken verursachen und zur Einweisung unter der Verdachtsdiagnose Sarkom führen. Bei einer Abrasio wegen Blutungsstörungen bzw. beim Abdrehen eines gestielten submukösen Angiomyoms können heftige, schwer zu stillende Blutungen auftreten, die u. U. nur durch eine Hysterektomie zu beherrschen sind. Spontanrupturen des Tumors mit profusen Blutungen und einem Hämatoperitoneum sind beschrieben (10). Die Kombination aller genannten Befunde lässt klinisch ein Angiomyom zumindest vermuten. Dennoch wird die Diagnose selbst bei typischen Symptomen nur ausnahmsweise präoperativ gestellt. Angiomyome kommen auch in der Haut und damit auch an der Vulva vor. Sie fallen hier als relativ weiche glatte subkutane Tumoren auf. Histologisch unterscheiden sie sich kaum von den uterinen Formen (27).

Diagnostik

Die Hyper- bzw. Menorrhagien und mitunter auch ein „schnell wachsender Uterus" sind der häufigste Grund für eine weitergehende Diagnostik. Neben der **Palpation** steht wegen der Blutungsstörungen die **Abrasio bzw. die Hysteroskopie** im

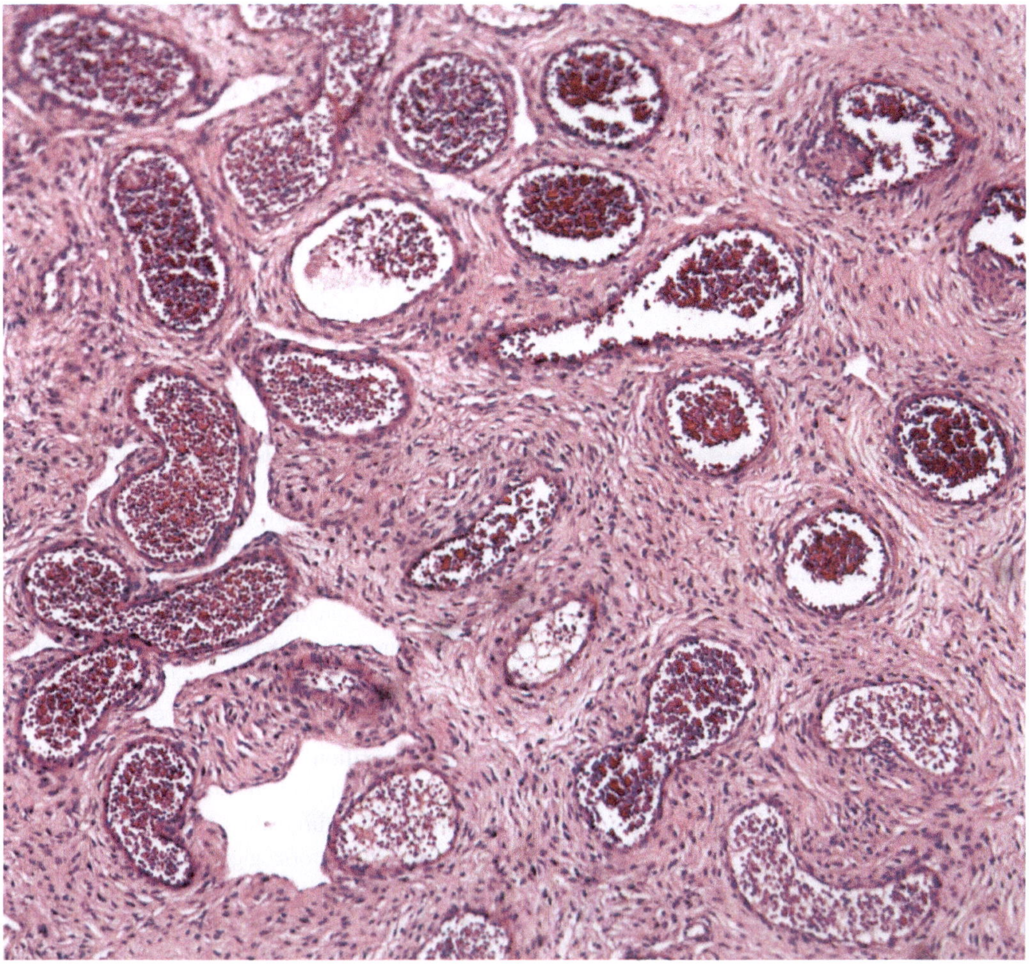

Abb. 3.2 Angiomyom (vaskuläres Leiomyom) – mikroskopischer Befund.

Histologisch können die Blutgefäße so dicht gelagert sein, dass der Tumor einem im Uterus allerdings nur extrem selten vorkommenden Hämangiom ähnelt.

Vordergrund. Dennoch wird die Diagnose am Abrasionsmaterial i. d. R. nicht gestellt, wenn nicht durch eine sehr scharfe Kürettage auch Myometrium gewonnen wurde.

Im Sonogramm sieht man abgegrenzte hypoechogene Strukturen. Die **Farbdopplersonographie** zeigt in den Gefäßen einen „high velocity flow" mit einem schlechten Resistenzindex. Sonographisch ist letztlich der ausgeprägte Gefäßreichtum in einem „Myom" auf ein Angiomyom hinweisend. Im CT erkennt man heterogene lobulierte Massen von solider oder laminierter Konfiguration mit zystischen Abschnitten (18). Wenn bei der CT-Untersuchung prominente, gewundene gefäßartige „enhancing" Strukturen in gut von der Uteruswand demarkierten Gewebemassen sichtbar sind, sollte man an ein Angiomyom denken. Prinzipiell ist ein CT jedoch nicht indiziert.

Differentialdiagnose

Die wichtigste klinische Differentialdiagnose ist das **gewöhnliche Leiomyom**. Gestielte subseröse Angiomyome, Angiomyome im Bereich des Mesenteriums oder des Ligamentum latum können Anlass

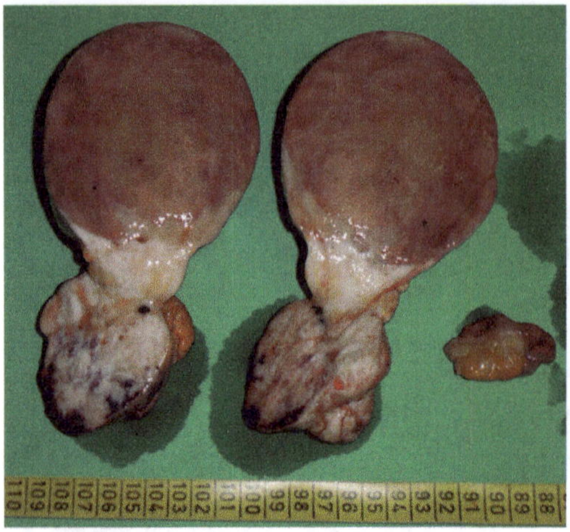

Abb. 3.3 Angiomyom (vaskuläres Leiomyom) – Differentialdiagnose Leiomyom.
Leiomyome mit degenerativen Veränderungen stellen eine vor allem makroskopische Differentialdiagnose dar (gestielter intraligamentärer Tumor), (vgl ▶ Abb. 3.1).

zur Verwechslung mit einem **Ovarialtumor** geben (8). Insbesondere die Kombination von Uterustumor und schnellem Wachstum lässt an ein **uterines Sarkom** denken, zumal das Angiomyom und das Leiomyosarkom eine weichere Konsistenz als das gewöhnliche Leiomyom haben. Von der Konsistenz und Farbe her, kann ein **degeneriertes Myom** makroskopisch ähnlich wie ein Angiomyom aussehen (▶ Abb. 3.3). Differentialdiagnostisch kommt vom klinischen Aspekt her auch das sehr seltene **uterine Hämangiom** infrage. Hämangiome sind im Gegensatz zum Angiomyom nicht so scharf zur Umgebung abgegrenzt. Feingeweblich sind auch **endometriale Stromasarkome** sehr gefäßreich, deren Gefäßen fehlt aber die stark verdickte Wand. Die äußerst seltenen **uterinen Angiosarkome** unterscheiden sich vom Angiomyom makroskopisch durch die unscharfen Tumorgrenzen und feingeweblich durch den enormen Zellpleomorphismus. Ungewöhnliche Befunde sollen daher prinzipiell Anlass für einen intraoperativen Schnellschnitt sein.

Klinischer Verlauf und Prognose

Das Verhalten des Angiomyoms ist zweifelsfrei benigne. Der klinische Verlauf kann jedoch durch starke Blutungen, Schmerzen und eine mögliche Ruptur kompliziert werden. Operierte Angiomyome haben eine ausgezeichnete Prognose, die der des gemeinen Leiomyoms entspricht. Rezidive sind nicht beschrieben.

3.1.2 Therapie des Angiomyoms

Primäre medikamentöse und konservative nichtoperative Therapie

Zur Therapie mit **Gestagenen** oder gestagenbetonten Kombinationspräparaten bzw. **GnRH-Analoga** sind keine Daten verfügbar. Ist aus irgendeinem Grunde Zeit zur Überbrückung bis zur Operation erforderlich, spricht nichts dagegen, zur Verhinderung der Menorrhagien, in Analogie zum gewöhnlichen Leiomyom, vorübergehend GnRH-Analoga, eine Gestagenmonotherapie oder ein gestagenbetontes hormonelles Kombinationspräparat auch als Langzyklusapplikation einzusetzen. Zur Embolisation und einer Hochfrequenz-Ultraschalltherapie als invasivkonservative Verfahren liegen, wohl auch aufgrund der Seltenheit dieser Tumoren, keine Daten vor.

Primäre Operation

Wegen der meist starken Menorrhagien und der potentiellen Rupturgefahr ist die Indikation zur Operation etwas großzügiger zu stellen, als beim gemeinen Leiomyom. Steht die Diagnose fest, erfolgt die weitere Therapie nach den Kriterien der Leiomyomchirurgie. Der Standardeingriff ist die **Hysterektomie.** Ob die Ovarien mit entfernt werden oder nicht, richtet sich nach dem Wunsch der Patientin, dem Menopausenstatus oder nach einer eigenständigen Indikation für die Adnexexstirpation. Aufgrund der zweifelsfreien Gutartigkeit ist auch eine konservative uteruserhaltende Operation möglich. Eine konservative Operation bzw. eine laparoskopisch assistierte vaginale Hysterektomie mit Morcellement kann sich wegen des Blutreichtums schwierig gestalten.

Adjuvante Hormon-, Chemo- oder Radiotherapie

Wegen der zweifelsfreien Benignität ist eine adjuvante Therapie nicht indiziert.

Nachsorge

Eine besondere Nachsorge ist nicht erforderlich. Bei entfernten Ovarien ist ein Hormonersatz unter Berücksichtigung der allgemeinen Indikationen und Kontraindikationen möglich. Besondere postoperative Maßnahmen und Kontrollen sind nicht erforderlich.

Rezidive und Metastasen
Nicht bekannt

3.2 Pseudomaligne aber benigne glattmuskuläre Proliferationen (histologisch benigne erscheinende glattmuskuläre Tumoren mit malignitätsverdächtigem Wachstumsmuster oder Verhalten)

Bei den Geschwülsten mit pseudomalignen glattmuskulären Proliferationen handelt es sich um seltene Tumoren dessen histologische Eigenschaften zwar benigne sind, die aber Wachstumsmuster aufweisen, die an maligne Tumoren erinnern (32). Dazu gehören ein intravasales Wachstum, eine Ausdehnung in das kleine Becken und die Bauchhöhle und selten auch eine (benigne) Metastasierung bzw. Verschleppung von Tumorgewebe in andere Organe. Die 3 wesentlichen Entitäten sind die disseminierte (diffuse) peritoneale Leiomyomatosis, die intravenöse (intravaskuläre) Leiomyomatose und das benigne metastasierende Leiomyom. Dennoch können die Übergänge zwischen klinisch zweifelsfreier Benignität und Malignität fließend sein. Über die wahre Dignität dieser Entitäten wird wie bei allen glattmuskulären Tumoren letztlich anhand der proliferativen Aktivität bzw. der Zahl der Mitosen sowie der nukleären und zytologischen Atypien und der Nekrosemuster entschieden. Allen Läsionen ist gemein, dass histopathologisch die Diagnosekriterien für ein Leiomyosarkom (▶ Kap. 3.4, 3.6) nicht erfüllt sind!

3.2.1 Disseminierte (diffuse) peritoneale Leiomyomatosis (Leiomyomatosis peritonealis disseminata)

Bei der disseminierten peritonealen Leiomyomatosis finden sich zahlreiche auf das Peritoneum und das Netz ausgebreitete derbe Knötchen. Ihre Größe überschreitet selten 1 cm. Ein Befall der pelvinen Lymphknoten ist möglich und kann sogar im Vordergrund stehen.

3.2.1.1 Klinik und Diagnostik der disseminierten peritonealen Leiomyomatosis

Epidemiologie und Ätiologie und Pathogenese
Die Erkrankung tritt in der **Geschlechtsreife** auf. Die Mehrheit der Frauen hat bereits eine **Schwangerschaft** durchgemacht. Möglicherweise besteht auch eine Korrelation zur Einnahme **hormonaler Kontrazeptiva**. Eine peritoneale Leiomyomatosis kann nach der Menopause persistieren, i. d. R. ist jedoch eine Regredienz nachweisbar. Meist handelt es sich um einen zufälligen Befund anlässlich eines Kaiserschnittes oder einer Sterilisierung. Pathogenetisch wird eine **Metaplasie submesothelialer Zellen** oder die **Entwicklung aus submesothelialen glatten Muskelzellen** angenommen. Der offensichtliche Zusammenhang mit einer Schwangerschaft, einer Steroidhormoneinnahme, einer simultanen Endometriose, mit estrogenproduzierenden Ovarialtumoren und einer Clomiphenbehandlung lässt ätiologisch einen Zusammenhang mit einer **estrogenen Stimulation** vermuten. Ein gemeinsames Vorkommen mit einer intravenösen Leiomyomatose ist gleichfalls beschrieben (3).

Makroskopischer Befund
Das **Peritoneum ist von zahlreichen**, meist miteinander konfluierenden derben **Knötchen bedeckt**. Neben mikroskopisch kleinen finden sich bis zu maximal 3 cm große Knoten. Die Leiomyomatose kann auf wenige Quadratzentimeter, auf das Becken und das große Netz beschränkt sein, kann sich aber auch weiter in der Bauchhöhle ausbreiten. Die Schnittfläche der Tumoren ist blass und entspricht der eines gewöhnlichen uterinen Myoms.

Mikroskopischer Befund
Feingeweblich stimmt der Befund mit dem des gewöhnlichen, mitunter mit dem des zellreichen uterinen Leiomyom überein (▶ Abb. 3.4A-C). Die Proliferation ist gering, signifikante Atypien kommen ebenso wie geographische Nekrosen nicht vor. Bei schwangeren Frauen lassen sich auch deziduale Zellen nachweisen. Die Knoten exprimie-

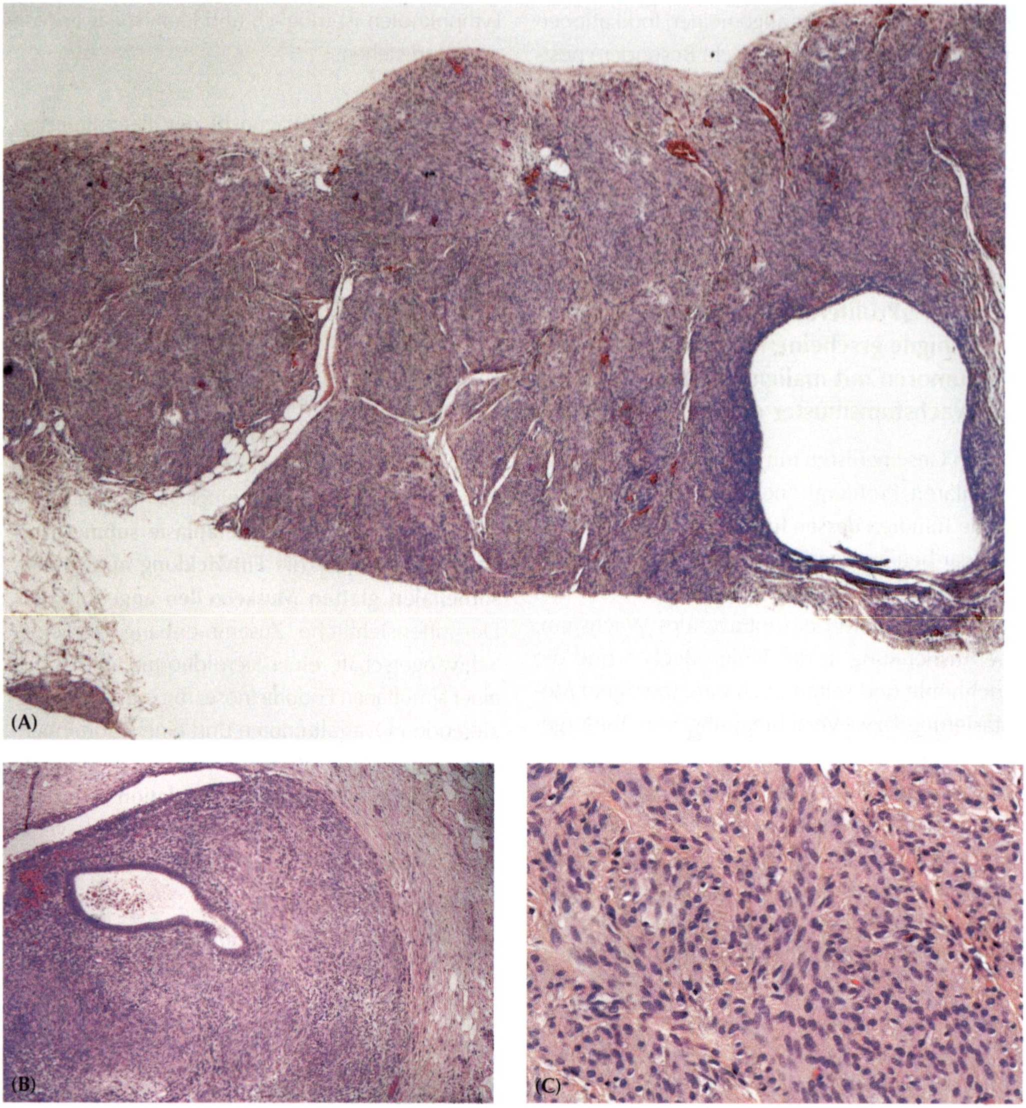

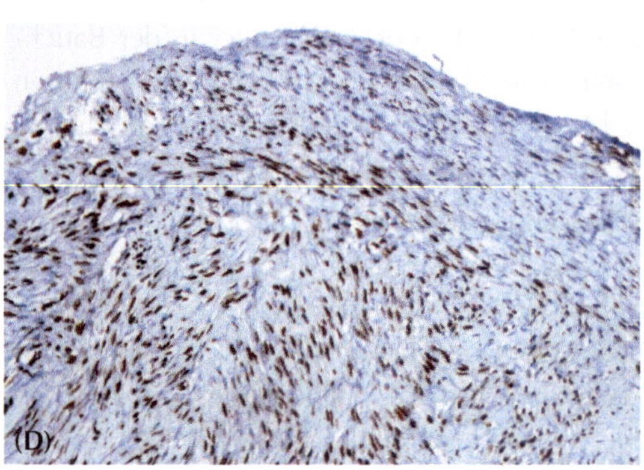

Abb. 3.4 Disseminierte peritoneale Leiomyomatose. Zahlreiche dicht gelagerte Knötchen von Leiomyozyten im Fettgewebe des Peritoneum (**A**). Im vorliegenden Fall sind diese mit kleinen Endometrioseherden vergesellschaftet (**A,** rechts und **B**). Das Gewebe entspricht histologisch einem gewöhnlichen Leiomyom und zeigt keine Nekrosen, Kernatypien oder auffällige mitotische Aktivität (**C**). Der hormonelle Einfluss von Sexualsteroiden in der Genese dieser Läsion spiegelt sich u. a. in der nahezu immer immunhistochemisch darstellbaren Expression der Steroidrezeptoren wider (**D**; nukleäre Expression des Progesteronrezeptors). Der Progesteronrezeptornachweis kann in Zweifelsfällen auch bei der Abgrenzung zu Metastasen eines üblicherweise rezeptornegativen uterinen Leiomyosarkoms hilfreich sein.

ren häufig **Progesteronrezeptoren** (▶ Abb. 3.4D) und in ihnen sind mitunter auch Endometrioseherde (▶ Abb. 3.4A, B) nachweisbar.

Symptome und klinische Befunde

Die disseminierte peritoneale Leiomyomatosis ist i. d. R. **symptomlos**. Gelegentlich wird über unklare abdominale Schmerzen berichtet. In Ausnahmefällen lassen sich bei der vaginalen bzw. rektovaginalen Untersuchung im Douglas dicht aneinanderliegende derbe Knoten tasten.

Diagnostik

Die disseminierte peritoneale Leiomyomatosis ist meist ein Zufallsbefund anlässlich einer Laparotomie, Laparoskopie oder eines Kaiserschnittes. Die massenhaft ausgebreiteten derben Knötchen führen meist auf den ersten Blick zur Verdachtsdiagnose einer disseminierten peritonealen Leiomyomatosis. Sonst weisen zahlreiche derbe Knötchen im Douglas oder bei schlanken Patientinnen an der Innenseite der Bauchwand auf das Krankheitsbild hin. Mit bildgebenden Methoden ist eine sichere Diagnose nicht möglich.

Differentialdiagnose

Tastet man derbe Knoten im Douglas oder findet man anlässlich einer Laparotomie bzw. Laparoskopie entsprechende Befunde, wird mitunter auch an eine **Peritonealkarzinose** gedacht. Auch wenn der Befund klinisch eindeutig erscheint, ist eine histologische Sicherung durch einen Schnellschnitt unumgänglich. Das gilt besonders dann, wenn zusätzlich oder isoliert die pelvinen Lymphknoten befallen sind.

Klinischer Verlauf und Prognose

Prinzipiell handelt es sich um eine gutartige Erkrankung, die sich selbst zu limitieren scheint. Die natürliche Postmenopause führt zu einem Wachstumsstillstand und zur Regression. Allerdings sind auch Rezidive nach einer Operation möglich. Sie treten meist anlässlich einer Schwangerschaft auf und wurden auch nach einer Hormonersatztherapie in der Postmenopause beschrieben (16). Über eine maligne Transformation in ein Leiomyosarkom sowohl in der Prä- als auch in der Postmenopause gibt es mehrere Berichte (44).

3.2.1.2 Therapie der disseminierten peritonealen Leiomyomatosis

3.2.1.2.1 Therapie der Primärerkrankung

Primäre medikamentöse und konservative nichtoperative Therapie

Eine primäre bzw. alleinige medikamentöse Therapie ist bei symptomlosen Patientinnen umstritten und nicht durch Daten belegt. Andere konservative Therapien sind nicht bekannt.

Primäre Operation

Beschwerden und Kompression von Nachbarorganen sind eine Indikation zur operativen Entfernung. Wenn keine Symptomatik vorliegt, ist der Nutzen einer radikalen Resektion aller Knoten umstritten. Sie ist wegen der häufig beobachteten Spontanremission auch nicht zwingend erforderlich. Die komplette Entfernung ist möglicherweise jedoch geeignet, einer seltenen malignen Transformation zum Leiomyosarkom vorzubeugen.

Adjuvante Chemotherapie

Nicht indiziert.

Adjuvante Hormontherapie

Bei nach der Operation verbliebenen Tumorresten können **GnRH-Analoga** eingesetzt werden. Eine Alternative ist je nach Alter auch die chirurgische Kastration. Über die Sinnhaftigkeit einer adjuvanten GnRH-Behandlung oder einer **Ovarektomie** nach einer R0-, selbst einer R1-Resektion besteht keine Einigkeit, zumal spontane Remissionen häufig sind. Wegen des Zusammenhanges mit einer Gravidität und der Einnahme von hormonellen Kontrazeptiva scheint eine adjuvante Gestagengabe eher kontraindiziert zu sein. Daten sind nicht bekannt.

Postoperative Bestrahlung

Nicht indiziert.

3.2.1.2.2 Therapie von primär fortgeschrittenen auf das Becken und die Bauchhöhle begrenzten Tumoren

Neoadjuvante Chemotherapie

Es gibt keine Indikation.

Primäre Operation

Wenn eine Symptomatik vorliegt oder größere Knoten zur Kompression von Nachbarorganen führen ist die Therapie der Wahl die operative Entfernung.

Postoperative Strahlen-, Hormon- und Chemotherapie

Für eine Strahlen- und Chemotherapie gibt es keine Indikation. Für eine Hormonbehandlung gelten die gleichen Aussagen wie bei der adjuvanten Hormontherapie.

3.2.1.2.3 Vorgehen bei allgemeiner Inoperabilität

Nur eine bestehende Symptomatik erfordert eine therapeutische Intervention. Als Mittel der Wahl muss sonst in der Prämenopause die Gabe von GnRH-Analoga angesehen werden. Bei postmenopausalen Patientinnen ist auch die Gabe von Aromatasehemmern denkbar. Prinzipiell kann in ähnlicher Weise wie beim metastasierenden Leiomyom (▶ Kap. 3.2.3) vorgegangen werden. Wegen der Seltenheit des Krankheitsbildes handelt es sich fast ausschließlich um eine „off label use" Behandlung.

3.2.1.2.4 Nachsorge

Die Patientin muss **symptomorientiert gynäkologisch und klinisch kontrolliert** werden. Nur bei Symptomatik sind diagnostische Maßnahmen einzuleiten. Ein Hormonersatz mit Estrogenen und/oder Gestagenen sowohl als Mono- oder Kombinationstherapie ist eher kontraindiziert, weil eine erneute Wachstumsinduktion bekannt ist (16).

3.2.1.2.5 Rezidive und Metastasen

Rezidive sind beschrieben. Sie werden wie die Primärerkrankung behandelt. Unter Umständen ist zumindest eine **Biopsie** angeraten, um nicht eine Transformation in ein Leiomyosarkom zu übersehen.

3.2.2 Intravenöse (intravaskuläre) Leiomyomatose

Bei der intravenösen Leiomyomatose handelt es sich um benigne glattmuskuläre Tumoren, die außerhalb (!) der Grenzen eines uterinen Leiomyoms innerhalb von Venen wachsen. Arterien sind nicht betroffen.

3.2.2.1 Klinik und Diagnostik der intravenösen Leiomyomatose

Epidemiologie, Ätiologie und Pathogenese

Das mediane Alter der betroffenen Frauen liegt bei 45 Jahren, es wird über Fälle zwischen dem 23. und 66. Lebensjahr berichtet (31). Die Epidemiologie und Ätiologie entsprechen im Wesentlichen der des gemeinen Leiomyoms. Gewöhnlich tritt die intravenöse Leiomyomatose zusammen mit uterinen Myomen mitunter auch mit einer Leiomyomatosis peritonealis oder einem benignem metastasierendem Leiomyom auf (3). Häufig nachgewiesene Verbindungen des Tumors zur Gefäßwand sprechen dafür, dass die intravenöse Leiomyomatose aus der glatten Muskulatur der uterinen Venen entstehen kann. Die Genese aus in die uterinen Gefäße gewachsenen Leiomyome wird gleichfalls diskutiert. Hierfür spricht einerseits, dass nahezu immer gleichzeitig Leiomyome im Uterus nachweisbar sind, die mitunter eine unscharfe Randbeziehung bis hin zu so genannten disseziierenden Leiomyomen aufweisen. Andererseits ist bekannt, dass sich gelegentlich innerhalb von Leiomyomen Tumorprotrusionen als mögliche Vorläuferläsion in Gefäßen nachweisen lassen (Leiomyome mit vaskulärer Invasion; s. u., ▶ Differentialdiagnose). Möglicherweise sind beide Mechanismen pathogenetisch von Bedeutung. Histologisch finden sich keine Unterschiede zwischen in den Gefäßen frei liegenden und den mit der Gefäßwand in Verbindung stehenden Myomknötchen.

Makroskopischer Befund

Makroskopisch finden sich **neben gewöhnlichen Myomen** häufig **zahlreiche kleine Knoten im Myometrium.** Die intravenöse Leiomyomatose kann sich auch kleinknotig oder wurmartig in den uterinen (▶ Abb. 3.5), vaginalen, parametranen und ovariellen Venen ausbreiten. Die Knoten und wurmartigen Strukturen tasten sich gummiartig bis fest an und sind von rötlich weißer bis grauer Farbe. Ein **Vorwachsen in die großen pelvinen Venen** bis in die Vena cava

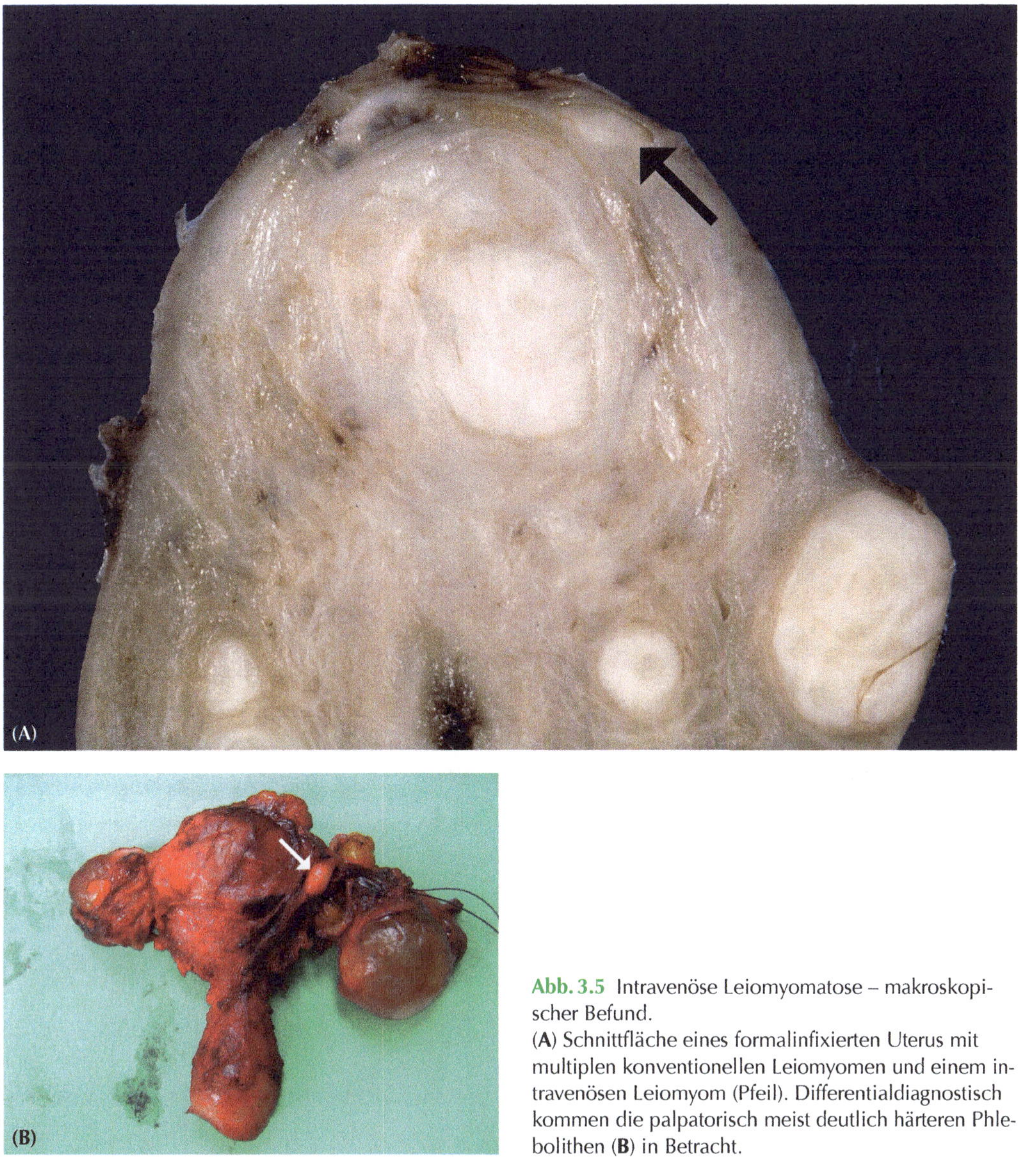

Abb. 3.5 Intravenöse Leiomyomatose – makroskopischer Befund.
(**A**) Schnittfläche eines formalinfixierten Uterus mit multiplen konventionellen Leiomyomen und einem intravenösen Leiomyom (Pfeil). Differentialdiagnostisch kommen die palpatorisch meist deutlich härteren Phlebolithen (**B**) in Betracht.

und in den rechten Vorhof ist mehrfach beschrieben (29, 45, 49). Sie sind dort als glatte, derbe Tumoren tastbar und entsprechen im Aussehen einem gewöhnlichem Myom.

Mikroskopischer Befund

Histologisch finden sich in den Venen kleine dichte, **zellreiche glattmuskuläre Knötchen** ohne Atypien und mit sehr wenigen Mitosen (► Abb. 3.6). Typisch sind weiterhin eine **Fibrose**, eine **Hyalinisierung** und eine **intensive Gefäßversorgung**. Wie die uterinen Myome exprimieren die intravenösen Leiomyome **Estrogen- und Progesteronrezeptoren** und zeigen auch sonst den identischen Immunophänotyp wie konventionelle Leiomyome. Hormonrezeptoren sollten schon wegen der Möglichkeit der hormonellen Therapie immer mitbestimmt werden. Gelegentlich werden auch Varianten des Leiomyoms im Sinne von zellulären, myxoiden oder epitheloiden Leiomyomen gefunden.

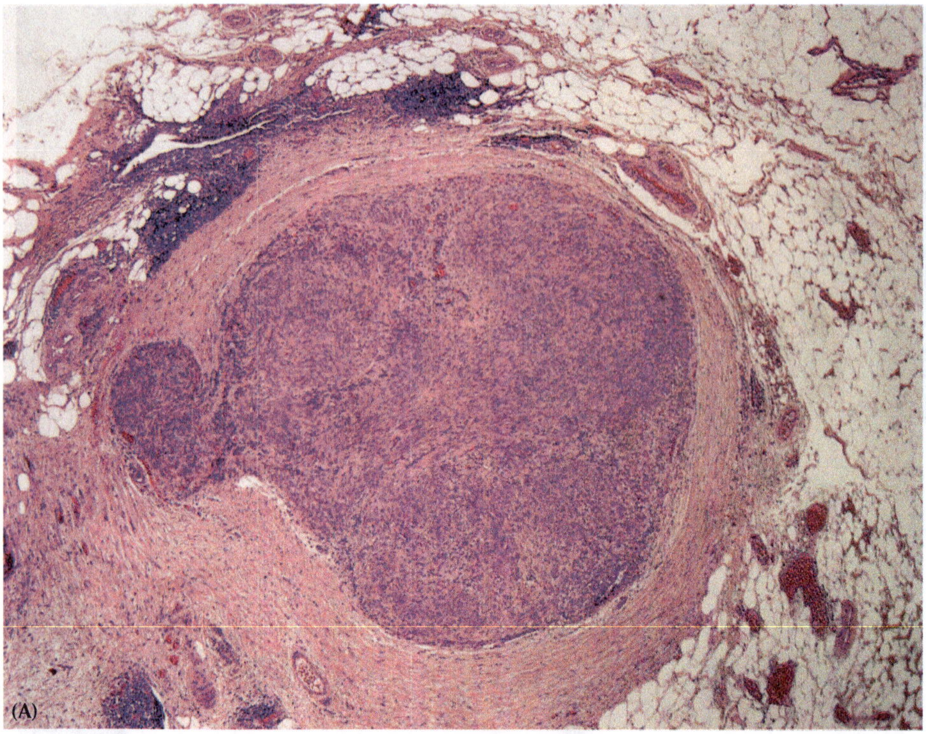
(A)

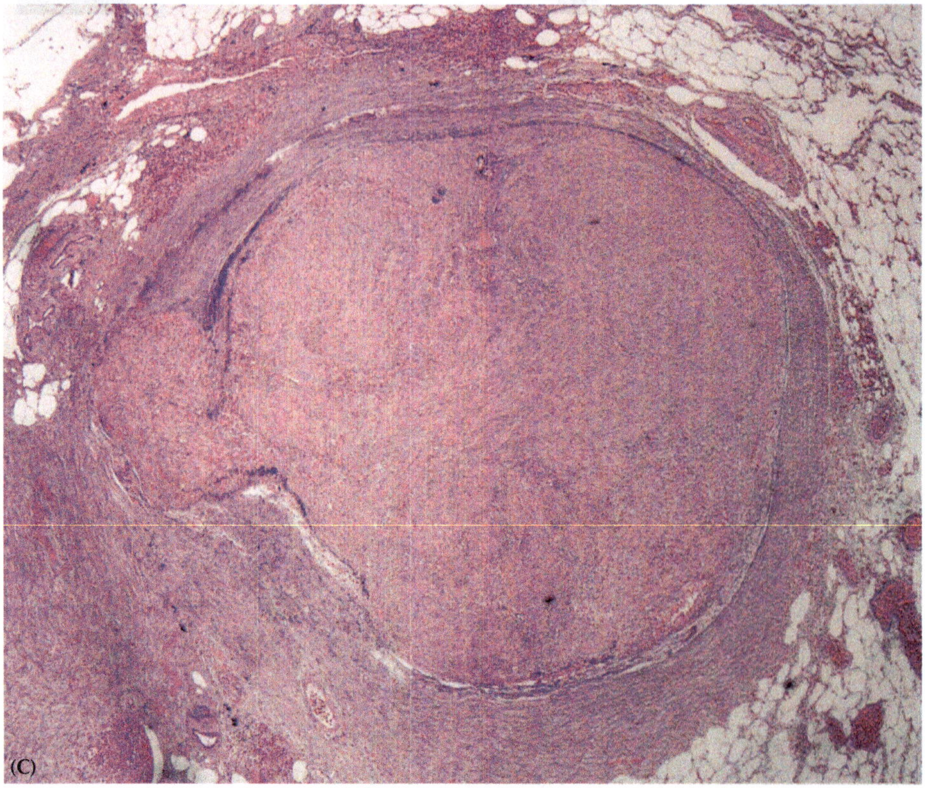
(C)

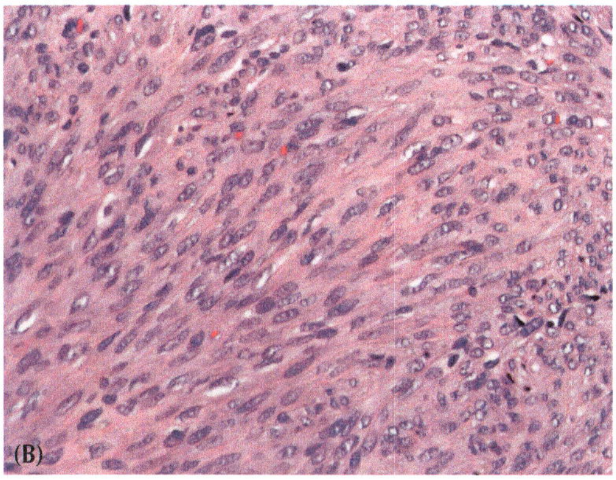

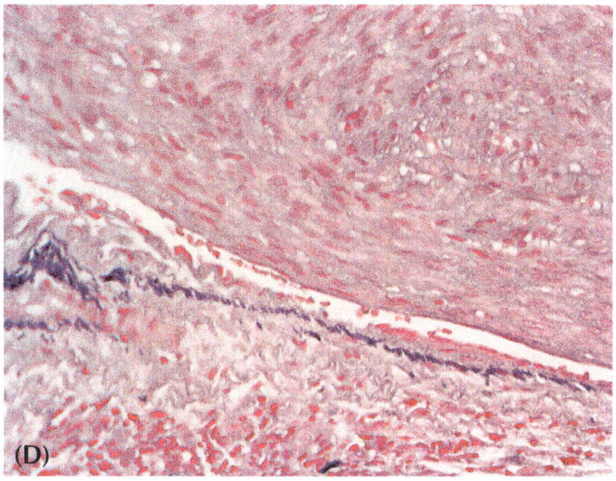

Abb. 3.6 Intravenöse Leiomyomatose – mikroskopischer Befund.
Feingeweblich findet man glattmuskuläres Gewebe innerhalb von Venen (**A**), das histologisch einem gewöhnlichen Leiomyom ohne Malignitätskriterien entspricht (**B**). In diagnostischen Zweifelsfällen, kann man mit Spezialfärbungen die intravasale Lage deutlicher machen. In der Elastica- oder einer vergleichbaren Färbung, kann man die elastischen Fasern der Gefäßwand gut darstellen (**C**), bei stärkerer Vergrößerung ist auch das Endothel und Erythrozyten im Gefäßspalt zu erkennen (**D**).

Symptome und klinische Befunde

In den meisten Fällen liegt ein **Uterus myomatosus** vor. Die Symptomatik entspricht daher im Wesentlichen der eines Uterus myomatosus mit **Hypermenorrhoe, Menorrhagie, Dysmenorrhoe und prämenstruellen Schmerzen**. Bei schlanken Patientinnen können neben den Myomknollen mitunter kleine derbe Knötchen an der Uteruskante oder parametran getastet werden. Auch sonographisch sind außer den typischen Myomen unter Umständen die in den Venen aufgereihten Knötchen sichtbar.

Wächst die intravenöse Leiomyomatose bis in das Herz vor, sind **Rechtsherzversagen** und **Okklusion der atrioventrikulären Klappen** beschrieben. Die Symptome entsprechen dann denen der häufigeren **kardialen Myxome** und sind durch **Dyspnoe, Einflussstau und Palpitationen** bis hin zum Rechtsherzversagen charakterisiert. Bei einem kardialen Einflussstau und einer Dyspnoe sollte in Kombination mit einem Uterus myomatosus an die Möglichkeit einer bis in das Herz ausgebreiteten intravenösen Leiomyomatose gedacht werden. „Dicke Beine" bei einer Leiomyomatose der Beckenvenen und/oder der Vena cava sind gleichfalls beschrieben (49). Eine entsprechende Symptomatik muss abgeklärt werden. Mittels CT sind die in den Venen ausgebreiteten Myome gut zu erkennen. Interessanterweise treten thromboembolische Komplikationen selten auf.

Diagnostik

Klinisch wird man die spezifische Diagnose nur selten stellen können. Wird aufgrund einer entsprechenden Symptomatik eine intravenöse Leiomyomatose vermutet, ist ein abdominales CT zum Ausschluss einer Myomausbreitung in die Vena cava dringend angeraten. Der glatte intravenöse Tumor verschließt das Gefäß meist nur partiell.

Differentialdiagnose

I. d. R. gibt erst das Operationspräparat Anlass zu differentialdiagnostischen Erwägungen. Bei derben Knoten in Venen kann es sich auch um gewöhnliche **Phlebolithen** (► Abb. 3.5B) handeln. Diese treten typischerweise nur vereinzelt auf und sind fast immer steinhart. Mitunter wird von der intravenösen Leiomyomatose das **Leiomyom mit vaskulärer Invasion** abgegrenzt. Darunter werden Leiomyome mit auf die Myomgefäße beschränktem intravaskulärem Wachstum verstanden. Möglicherweise handelt es sich hierbei um eine Frühform der intravenösen Leiomyomatose. Vom klinischen Aspekt her ist die intravenöse Leiomyomatose kaum vom primären Leiomyosarkom der unteren Hohlvene zu unterscheiden. Das Sarkom ist aber meist größer und wird im Verlauf sehr schnell durch Metastasen in anderen Organen auffällig (17). Ebenfalls kritisch kann die Abgrenzung zu **Tumorthromben eines hochdifferenzierten Leiomyosarkoms** sein, wobei in Fällen einer zirkulatorisch eher zentralen Tumormanifestation auch an extrauterine Primärtumoren gedacht werden muss. Dies ist speziell in den seltenen Fällen zu beachten, in denen der morphologische Phänotyp der intravasalen Leiomyomatose einem **glattmuskulärem Tumor mit unsicheren malignen Potential** (▶ Kap. 3.4) z. B. mit zytologischen Atypien oder einer erhöhten Mitosetätigkeit (49) entspricht. Feingeweblich sind auch Verwechslungen mit einem **intravasal vorwachsenden endometrialen Stromasarkom** möglich. Das gilt besonders dann, wenn die Leiomyomatose aus einem zellulären Myom besteht. Die Unterscheidungsmerkmale sind beim endometrialen Stromasarkom (▶ Kap. 2.2.1.1) beschrieben. Bei einer intravenösen Leiomyomatose der großen Gefäße, insbesondere in der unteren Hohlvene, sind die wichtigsten weiteren Differentialdiagnosen **venöse Thrombosen und Tumorthrombosen** von hepatozellulären oder Nierenzellkarzinomen.

Klinischer Verlauf und Prognose

Bei der intravenösen Leiomyomatosis handelt es sich zweifelsfrei um eine **gutartige Erkrankung**. Sie kann sich jedoch über das Vorwachsen in die Vena cava und von dort bis in das Herz zu einem kritischen Krankheitsbild entwickeln. Bis zu 25 cm lange nabelschnurartige elastische Tumoren, die von der Vena cava bis in den rechten Vorhof reichen, sind beschrieben (29, 45). In Folge kann der Blutfluss zum Herzen lebensbedrohlich blockiert werden. **Intravenöse Rezidive** sind bekannt. Mitunter **werden simultan Leiomyome in den pelvinen Lymphknoten und/oder in den Lungen** beobachtet. Möglicherweise handelt es sich dabei auch um eine metastatische Ausbreitung von einer anlässlich einer Hysterektomie wegen Uterus myomatosus nicht komplett entfernten intravenösen Leiomyomatose. Trotz metastatischem Befall der Lunge sind Todesfälle nicht bekannt (31).

Nach der Menopause kommt es zu keinem weiteren Wachstum der Leiomyomatose und eine Verkleinerung der Tumoren ist möglich.

3.2.2.1 Therapie der intravenösen Leiomyomatose

Primäre medikamentöse und konservative nichtoperative Therapie

Aufgrund der positiven Estrogen- und Progesteronrezeptoren ist die intravenöse Leiomyomatosis prinzipiell einer Hormontherapie zugänglich. Dennoch ist die Operation die Therapie der Wahl. Bei Kontraindikationen zur Operation, zur Überbrückung bis zur Herstellung der Operationsfähigkeit bzw. bei einem kurzen Abstand zur Menopause ist der Einsatz von GnRH-Analoga sinnvoll. Bei ausgedehnter retroperitonealer und herznaher intravenöser Leiomyomatosis soll sich nach Einzelberichten die operative Situation durch GnRH-Analoga verbessern lassen.

Insgesamt ist zu beachten, dass die Anwendung der GnRH-Analoga wegen der starken Nebenwirkungen zeitlich limitiert ist. Bei einer notwendigen Langzeitbehandlung ist daher die **Gabe von Gestagenen** (▶ Kap. 3.2.3.1) vorzuziehen. Am ehesten kommt in Analogie zur Endometriose eine kontinuierliche Behandlung mit Medroxyprogesteronacetat (MPA) infrage. Eine wichtige, aber eher unbedeutende Nebenwirkung der Gestagenmonotherapie sind **Spottings**. Treten diese Blutungen auf, soll die Einnahme fortgesetzt werden. Nur bei über 7 Tage anhaltenden Blutungen ist eine 5-tägige Einnahmepause sinnvoll. Möglicherweise ist mit einem **gestagenbetontem Kombinationspräparat** auch als Langzyklus ein gleicher Effekt zu erzielen. Das gilt auch, wenn eine Operation verweigert wird. Insgesamt liegen zur Hormontherapie nur vereinzelte Berichte vor (2). Andere konservative Behandlungsmethoden sind nicht bekannt.

> **Merke:** Zur Überbrückung bis zu einer Operation bzw. kurz vor der Menopause kann eine Hormontherapie angewendet werden.

Therapievorschlag	
Gestagen-monotherapie	Medroxyprogesteronacetat 10–20 mg/d oral, kontinuierlich Depot-Medroxyprogesteronacetat, 150 mg alle 3 Monate 1. Ampulle i.m.
GnRH-Analoga	Goserelin 3,6 mg Implantat monatlich Leuprorelin 10,72 mg dreimonatlich i. m
Estrogen-Gestagen-Kombinationspräparat mit niedriger Estrogendosis als Langzyklus	

Primäre Operation

Da fast ausnahmslos gleichzeitig ein Uterus myomatosus vorliegt, ist die Therapie der Wahl die **Hysterektomie** mit Entfernung der betroffenen Venen. Möglicherweise schützt eine zusätzliche **Ovarektomie** vor den sehr selten auftretenden Rezidiven. In Fällen von intravenösen Rezidiven waren ausnahmslos die Adnexe in situ belassen worden. Die Hysterektomie mit kompletter Tumorentfernung auch aus den Venen und die beidseitige Ovarektomie wird daher als sicherste Methode angesehen, Rezidive zu verhindern (45).

Bei einer Leiomyomatose in der Vena cava und im Herzen ist die operative Entfernung durch einen Gefäß- bzw. Herzchirurgen die Therapie der Wahl (42). Das gleiche gilt für die seltenen metastatischen Absiedlungen in der Lunge.

> **Merke:** Eine abdominale Hysterektomie mit Entfernung der betroffenen pelvinen Venen und beider Adnexe schützt möglicherweise am besten vor Rezidiven. Bei in die großen Venen und in den Vorhof vorgewachsenen Myomen ist die gefäßchirurgische bzw. kardiochirurgische Entfernung die Therapie der Wahl.

Adjuvante Chemotherapie

Nicht erforderlich und nicht wirksam

Adjuvante Hormontherapie

Sind der Uterus, beide Adnexe und alle Knoten sicher entfernt, ergibt sich prinzipiell keine Indikation für eine adjuvante hormonelle Therapie. Bei **potentiellen Restherden**, bietet eine Ovarektomie den besten Schutz vor einem Rezidiv. Werden die Ovarien belassen, kann in Analogie zur Endometriose eine Gestagenmonotherapie möglicherweise weiteres Wachstum verhindern. Am ehesten kommt eine kontinuierliche Behandlung mit täglich 20–30 mg/d **Medroxyprogesteronacetat** infrage. Unter Beachtung der Kontraindikationen für Gestagene ist aufgrund der relativ niedrigen Dosierung auch eine über mehrere Jahre geführte Behandlung möglich. Eine adjuvante Therapie mit GnRH-Analoga erscheint wegen der Nebenwirkungen und der damit verbundenen zeitlichen Limitierung nicht sinnvoll.

Therapievorschlag	
Gestagen-monotherapie	Megestrolacetat 2 x 40 mg/d oral Medroxyprogesteronacetat 250 mg/d oral
GnRH-Analoga	Goserelin 3,6 mg Implantat monatlich Leuprorelin 10,72 mg dreimonatlich i. m
Bei Adipositas evtl. Aromatasehemmer und GnRH-Analoga	Letrozol 2,5 mg/d oral Anastrozol 1 mg/d oral
Bei nicht vorgesehener Operation ist nach einer Remission unter hochdosierten Gestagenen bzw. GnRH-Analoga eine Dauereinstellung auf ein Estrogen-Gestagen-Kombinationspräparat als Langzyklus möglich.	

> **Merke:** Der Nutzen einer adjuvanten Hormontherapie ist nicht erwiesen. Bei belassener Adnexe kann eine Gestagenmonotherapie mit 20–30 mg/d Medroxyprogesteronacetat sinnvoll sein, über die Anwendungsdauer gibt es keine Daten. Bei entfernten Ovarien ist eine adjuvante Hormontherapie definitiv nicht indiziert

Postoperative Bestrahlung
Nicht indiziert.

Nachsorge
Die Patientin verbleibt in der regelhaften gynäkologischen Kontrolle. Besondere Maßnahmen sind nicht erforderlich. Bei einer Beteiligung der großen Venen sollte auch eine parallele Vorstellung beim Gefäßspezialisten erfolgen. Eine Hormonersatztherapie mit Estrogenen ohne Gestagenzusatz muss auch nach einer Hysterektomie als kontraindiziert angesehen werden. Am besten geht man bei Notwendigkeit eines Hormonersatzes so vor, als wenn der Uterus noch erhalten ist.

Rezidive und Fernmetastasen
Intravenöse Rezidive sind extrem selten, aber beschrieben. Es ist nicht ausgeschlossen, dass es sich dabei auch um primär nicht erkannte Herde handelt.

Primäre Operation und Bestrahlung von Rezidiven
Rezidive werden in der gleichen Art wie die Primärerkrankung behandelt.

Hormontherapie von Rezidiven
Es wird wie bei der primären bzw. adjuvanten Hormontherapie vorgegangen

Chemotherapie von Rezidiven
Nicht indiziert.

3.2.3 Benignes metastasierendes Leiomyom

Bei dem sehr seltenen benignen metastasierenden Leiomyom findet man **Absiedlungen von Leiomyomen** vorrangig **in der Lunge** aber auch **im Abdomen, im Herz, an der Schädelbasis, in den paravertebralen Weichteilen, im großen Netz, im Knochen sowie in mediastinalen und inguinalen Lymphknoten**. Weitere Lokalisationen kommen vor, sind aber eine ausgesprochene Rarität. Aus Sicht der allgemeinen Pathologie gilt der Begriff eines metastasierenden Leiomyoms als unglücklich gewählt und muss eigentlich abgelehnt werden. Es ist sinnvoll die Verwendung von neutraleren Begriffen mit geringerem Malignitätsbezug wie z. B. Verschleppung oder Absiedlung vorzuziehen. Da aber in der gegenwärtigen Literatur ausschließlich vom benignen metastasierenden Leiomyom die Rede ist, wird diese Bezeichung auch in dieser Übersicht verwendet.

3.2.3.1 Klinik und Diagnostik des benignen metastasierenden Leiomyoms

Epidemiologie, Ätiologie und Pathogenese
Wie bei den gemeinen Leiomyomen handelt es sich um eine **Erkrankung in der Geschlechtsreife**. Fast ausnahmslos ist diesem Krankheitsbild eine über Jahre zurückliegende **Hysterektomie** oder konservative organerhaltende Operation wegen uteriner Leiomyome vorangegangen (39). Das Intervall zwischen einer Hysterektomie und den metastatischen Herden liegt bei median 15 Jahren (21). Es kann prinzipiell nicht ausgeschlossen werden, dass bei jeglicher Myomoperation „myomatöses Material" in die Gefäße gelangt. Auch wenn ein primärer Ursprung im jeweils betroffenen Organ im Einzelfall nicht immer auszuschließen ist, sprechen zahlreiche Indizien für eine **uterine Herkunft des Tumors**, wie z. B. die typische Myomanamnese, positive Estrogen- und Progesteronrezeptoren in den „Metastasen" und deren Regression in der künstlichen und natürlichen Postmenopause (48). Genetische und immunhistochemische Untersuchungen lassen vermuten, dass es sich um Deposite einer möglicherweise besonderen **genetischen Variante uteriner Leiomyome** handelt (33, 35). Unter Umständen sind auch identische Mechanismen wie bei der pulmonalen Endometriose wirksam. Es ist ungeklärt, ob extrauterine pelvine Leiomyome z. B. im Ligamentum teres oder latum bzw. im Ovar dem metastasierenden Leiomyom zugerechnet werden sollen. Das metastasierende Leiomyom tritt mitunter zusammen mit einer intravenösen Leiomyomatosis auf (22). Ein Zusammenhang zwischen beiden Krankheitsbildern ist möglich.

Es ist oft nicht sicher auszuschließen, ob es sich bei diesen Tumoren nicht doch um Metastasen glattmuskulärer Tumoren mit unsicherem malignem Potential (39), eines gut differenzierten, primär nicht erkannten Leiomyosarkoms des Uterus bzw. eines extrauterinen Leiomyosarkoms handelt. Wenn möglich, sollte das ursprüngliche Hysterektomiematerial noch einmal aufgearbeitet werden.

Makroskopischer Befund
Makroskopisch sind die soliden Tumoren kaum vom gewöhnlichen uterinen Leiomyom zu unterscheiden. Multiple Metastasen und Herde bis zu einem Durchmesser von 10 cm sind beschrieben. In den meisten Fällen sind die Befunde jedoch kleiner als 2 cm (21).

Mikroskopischer Befund
Histologisch bietet sich i. d. R. das gleiche Bild wie beim uterinen Leiomyom. Das zweifelsfrei metastasierende Leiomyom exprimiert immer Estrogen- und Progesteronrezeptoren (12). Zufällig bei sehr alten Frauen diagnostizierte Tumoren können auch Hormonrezeptor negativ sein. In diesen Fällen sollte jedoch ein hochdifferenziertes extrauterines Leiomyosarkom ausgeschlossen werden.

Symptome und klinische Befunde
Meist ist das metastasierte Leiomyom ein Zufallsbefund bei einer bildgebenden Maßnahme oder einer Operation aus einer anderen Indikation heraus. Je nach Lokalisation lassen sich unter Umständen unterschiedlich große, glatte relativ derbe Knoten mit der Konsistenz eines Myoms oder Fibroms tasten. Symptome entstehen i. d. R. durch Druck auf die orthotopen Organe bzw. Nerven und Gefäße. Beschrieben sind z. B. **Schulter-Arm-Syndrome** durch Kompression des Nervenplexus und andere neurologische Ausfälle (11, 39). **Pulmonale Befunde** fallen klinisch durch Husten, Kurzatmigkeit oder thorakale Schmerzen auf. Mitunter sind die **Symptome zyklusabhängig** mit einer Verstärkung im Mittzyklus (39). Sie sind in Analogie zur extraperitonealen Endometriose ein deutlicher Hinweis auf eine Abhängigkeit von Sexualsteroiden.

Diagnostik
Das metastasierende Leiomyom wird nur sehr selten als Ursache der Beschwerden erkannt. Die Bildgebung und in Ausnahmefällen ein Tastbefund lassen zumindest von der Struktur, der Konsistenz, der Glätte und der Beweglichkeit her an einen benignen Tumor denken. Die **endgültige Diagnose** kann nur **histologisch**, meist unter Zuhilfenahme **immunhistochemischer Methoden** (myogene Marker, niedrige Proliferationsfraktion (Ki67-Index)) erfolgen. Die endgültige feingewebliche Diagnose bleibt dennoch meist ein Überraschungsbefund, weil nicht an diese Erkrankung gedacht wird. Bei entsprechender Symptomatik ist ein konservativ operiertes Myom oder eine Hysterektomie wegen eines Uterus myomatosus in der Anamnese immer ein deutlicher Hinweis darauf, dass ein metastasierendes Leiomyom vorliegen kann.

Differentialdiagnose
Die Diagnose ist meist ein **Zufallsbefund** bei einer aus einer anderen Indikation erfolgten Bildgebung oder Operation. In der Lunge ist auch eine primäre pulmonale Leiomyomatosis bekannt (35). Bei tastbaren Befunden wird meist ein **Fibrom** mitunter auch eine **Neurofibromatose** vermutet (11). Wichtige Differentialdiagnosen sind auch **Fibrothekome** und **Metastasen ovarieller Fibrosarkome**. An Metastasen eines **glattmuskulären Tumors mit unsicherem malignem Potential** bzw. eines **uterinen oder extrauterinen Leiomyosarkoms** muss immer gedacht werden (40). Deshalb müssen letztere definitiv ausgeschlossen werden. Echte metastasierende Leiomyome haben positive Hormonrezeptoren und gegenüber dem Leiomyosarkom einen signifikant niedrigeren Ki67-Index (34). Weiterhin fehlen auch die anderen feingeweblichen Kriterien der malignen/semimalignen glattmuskulären Tumoren. Einzelheiten sind unter den genannten Geschwülsten zu finden (▶ Kap. 3.4). Im Unterschied zu **Karzinommetastasen** in der Axilla bzw. in den inguinalen Lymphknoten sind metastasierende Leiomyome meist derb, glatt und beweglich und entsprechen auch sonographisch einem Myom. Eine diagnostische Exstirpation ist dennoch unumgänglich, um metasasierende maligne bzw. semimaligne glattmuskuläre Tumoren mit Sicherheit auszuschließen.

Klinischer Verlauf und Prognose
I. d. R. zeigen metastasierende Leiomyome ein langsames Wachstum, das sich über 10 Jahre hinziehen kann (39). Prinzipiell ist die Prognose wie

beim gewöhnlichen Myom gut. Von verschiedenen Seiten wird die Meinung vertreten, dass es sich um eine langsam wachsende Variante eines Leiomyosarkoms bzw. eines glattmuskulären Tumor mit unsicherem malignem Potential handelt (21, 30). Dafür sprechen u. a. eine deutlich vermehrte Expression des p53-Proteins und ein medianes Überleben von nur 94 Monaten bei pulmonalen Herden.

3.2.3.2 Therapie des benignen metastasierenden Leiomyoms

3.2.3.2.1 Therapie der Primärerkrankung

Primäre medikamentöse und konservative nichtoperative Therapie

Auf der Basis der meist deutlich positiven Estrogen- und Progesteronrezeptoren ist prinzipiell eine Therapie mit GnRH-Analoga, Gestagenen, Aromatasehemmern und Antiestrogenen denkbar. Eine **primäre Hormontherapie** ist nach histologischer Sicherung i. d. R. nur zur **Überbrückung bis zu einer Operation** bzw. bis zur Menopause oder bei allgemeiner bzw. lokaler Inoperabilität indiziert. Die meisten Erfahrungen liegen mit hochdosierten Gestagenen vor (48). Bei einer **Therapie mit Gestagenen** müssen die Nebenwirkungen wie Beeinflussung des Blutzuckers, starke Gewichtszunahme, Depressionen und Thromboembolien berücksichtigt werden. Unter der Gestagentherapie ist zudem eine regelmäßige bildgebende Kontrolle erforderlich, da Progessionen unter der Behandlung beobachtet worden sind (9, 36). In der Prämenopause sind auch die **Gabe von GnRH-Analoga** bzw. alternativ eine **Ovarektomie** möglich. Bei adipösen Frauen ist evtl. eine Kombination mit **Aromatasehemmern** sinnvoll, da die GnRH-Analoga keinen Einfluss auf die Aromatasen im Fettgewebe besitzen. Aufgrund der Nebenwirkungen der hochdosierten Gestagene und der GnRH-Analoga ist deren Einsatz zeitlich zu limitieren. I. d. R. kann die Therapie mit der natürlichen Menopause beendet werden. Für die Perimenopause ist in einem Einzelbericht die Wirksamkeit einer Kombination aus **Raloxifen** und Aromatasehemmern beschrieben (39). Die genannten Hormonbehandlungen müssen mit der Krankenversicherung abgesprochen werden, da sie wegen der Seltenheit dieses Leidens „off label use" erfolgen.

Ist eine Operation nicht vorgesehen oder wird sie abgelehnt, kann nach der Remission die höher dosierte Hormontherapie abgesetzt werden. Bei einer zwischenzeitlich aufgetretenen Menopause sind keine weiteren Maßnahmen erforderlich. Sonst ist wegen der vereinzelt beschriebenen Progression unter einer Gestagenmonotherapie (9, 36) am ehesten ein **Kombinationspräparat auch im Sinne eines Langzyklus** einzusetzen. Gesichertes Datenmaterial ist wohl auch aufgrund der extremen Seltenheit solcher Fälle nicht verfügbar.

Eine fehlende Wirksamkeit oder eine erneute Progression unter einer Hormontherapie sind ein Hinweis auf das Vorliegen eines glattmuskulären Tumors mit unsicherem malignem Potential bzw. auf ein Leiomyosarkom. Andere konservative Behandlungsmethoden sind nicht bekannt.

> **Merke:** Zur Überbrückung bis zur Operation bzw. bis zur natürlichen Menopause oder bei Inoperabilität bzw. Ablehnung einer Operation kann bis zur Remission eine primäre Hormontherapie erfolgen.

▶ **Therapievorschlag S. 71**

Primäre Operation

Die Therapie der Wahl ist die **komplette Exstirpation des Tumors** durch den für den Ort der Lokalisation zuständigen Fachvertreter. Am Operationspräparat müssen ein glattmuskulärer Tumor mit unsicherem malignem Potential und ein Leiomyosarkom sicher ausgeschlossen und die Hormonrezeptoren mitbestimmt werden.

> **Merke:** Die Tumorexstirpation durch den für die Lokalisation zuständigen Fachvertreter ist die Therapie der Wahl.

Adjuvante Chemotherapie

Eine adjuvante Chemotherapie ist nicht indiziert.

Adjuvante Hormontherapie
Möglicherweise kann in der **Prämenopause** durch eine zeitlich limitierte Gabe von GnRH-Analoga oder durch eine Ovarektomie ein Neuauftreten verhindert werden. Hinreichend valide Daten gibt es nicht. In der Prämenopause ist bei einem Zustand nach einer Hysterektomie mit Belassung der Adnexe eine Einstellung auf ein Kombinationspräparat unter Umständen auch als Langzyklus sinnvoll (Dosierungen s. o).

Postoperative Strahlentherapie
Eine postoperative Strahlentherapie ist nicht indiziert.

3.2.3.2.2 Therapie primär fortgeschrittener metastasierender Leiomyome

Neoadjuvante Hormontherapie
Es gelten die gleichen Kriterien, wie bei der primären hormonellen Therapie beschrieben sind.

Primäre Operation
Gerade bei größeren Tumoren ist die operative Entfernung die Therapie der Wahl.

Postoperative Hormon-, Strahlen- und Chemotherapietherapie
Bei postoperativ verbliebenen Tumorresten lassen sich mit Hormonen unter Umständen noch komplette Remissionen erreichen, wobei der Resttumor innerhalb weniger Monate verschwinden kann. Prinzipiell ist so zu verfahren, wie bei der primären medikamentösen Therapie beschrieben. Es gibt keine Indikation für eine postoperative Strahlen- und Chemotherapie primär fortgeschrittener metastasierender Leiomyome.

3.2.3.2.3 Vorgehen bei allgemeiner Inoperabilität

Es gelten die gleichen Kriterien wie sie bei der primären Hormontherapie beschrieben sind.

3.2.3.2.4 Nachsorge

Die Nachsorge kann klinisch symptomorientiert erfolgen. Erst bei auftretender Symptomatik ist eine gezielte Diagnostik und gegebenenfalls Behandlung notwendig. In der Postmenopause ist auch nach einer Hysterektomie ein Hormonersatz mit einer Estrogenmonotherapie kontraindiziert. Da auch unter einer Gestagenmonotherapie in einigen Fällen eine Progression beschrieben worden ist, ist am ehesten eine Kombinationstherapie vorzuziehen. Insgesamt sollte der Hormonersatz auch bei Tumorfreiheit so durchgeführt werden, als wenn der Uterus noch erhalten ist.

3.2.3.2.5 Rezidive und Metastasen

Rezidive nach einer Primärtherapie sind bekannt, jedoch äußerst selten. Die Behandlung von Rezidiven und Metastasen unterscheidet sich nicht von der, wie sie bei der Ersterkrankung beschrieben ist.

3.3 Mit einem potentiell klinisch malignen Verhalten assoziierte glattmuskuläre Tumoren – zellreiches Leiomyom (cellular leiomyoma)

Das zellreiche Leiomyom kann aus klinischer und prognostischer Sicht auch unter den glattmuskulären Tumoren mit unsicherer Dignität (▶ Kap. 3.4.1) eingeordnet werden, gilt aber aus pathologischer Sicht als eindeutig benigne. Ihm fehlen auch die für die erstgenannte Gruppe typischen erhöhten Mitoseraten bzw. die moderaten oder schweren Atypien. Bei der Diagnose eines zellreichen Leiomyoms muss man sich dennoch eines, wenn auch sehr niedrigen, Rezidivrisikos bewusst sein.

3.3.1 Klinik und Diagnostik zellreicher Leiomyome

Epidemiologie und Ätiologie und Pathogenese
Das zellreiche Leiomyom wird als eine seltene **Variante des benignen Leiomyoms** angesehen. Etwa 0,7 bis maximal 5 % der Leiomyome gelten als zellreich. Das entspricht etwa der Häufigkeit der atypischen und mitotisch aktiven Myome und der der Leiomyosarkome (38). Die Epidemiologie, Ätiologie und Pathogenese scheint dem gewöhn-

lichen Leiomyom zu entsprechen. Interessanterweise stammt die Literatur zu dieser Tumorentität vorrangig aus dem asiatischen Raum.

Makroskopischer Befund

Klinisch fällt am Operationspräparat gegenüber dem gewöhnlichen Leiomyom auf, dass die Konsistenz weicher bzw. fleischiger erscheint. Die Schnittfläche ist grau bis rosa oder bräunlich-gelblich und mitunter werden Hämorrhagien und Nekrosen beobachtet. Die typische Verwirbelung des gewöhnlichen Leiomyoms kann fehlen oder sich wie verwaschen darstellen (▶ Abb. 3.7A, B).

Mikroskopischer Befund

Am makroskopisch betrachteten histologischen Präparat und bei schwacher Vergrößerung zeigt sich aufgrund des starken Zellreichtums und der damit verbundenen hohen Kerndichte typischerweise ein **intensiv blaues Bild** (▶ Abb. 3.8 A, B) **in der Hämatoxylin-Eosin-Färbung**, die den Tumor auffällig von der Umgebung abgrenzt und deutlich vom gewöhnlichen Leiomyom unterscheidet. Hochzelluläre Leiomyome haben oft eine unregelmäßige Begrenzung zur Umgebung (▶ Abb. 2.1B) und typischerweise dickwandige Blutgefäße.

Symptome und klinische Befunde

Die Symptome und Befunde unterscheiden sich nicht von denen „normaler Myome".

Diagnostik

Da dieser seltene Tumor klinisch nicht von einem gewöhnlichem Myom unterschieden werden kann, ist auch die Diagnostik identisch.

Differentialdiagnose

Die Differentialdiagnose ist klinisch mit der des gewöhnlichen Myoms identisch. Bei einem gestielten subserösen zellreichen Myom kommt differentialdiagnostisch auch ein **Ovarialtumor** infrage.

Beim ersten mikroskopischen Rundblick wird aufgrund der hohen Zelldichte kleiner uniformer Zellen insbesondere bei unscharfen Grenzen häufig zunächst an ein **endometriales Stromasarkom** gedacht. Erst beim genauen Hinsehen fallen die für das zelluläre Leiomyom typischen spaltförmigen Hohlräume, die dickwandigen Gefäße und die fehlende Invasion auf. Beide Tumoren besitzen Estrogen- und Progesteronrezeptoren, und meist glattmuskuläres Aktin, auch kann das Stromasarkom ausnahmsweise den myogenen Marker Desmin exprimieren. Das CD 10 Antigen kommt bei allen endometrialen Stromasarkomen (low-grade) vor, kann aber auch sehr selten mal beim zellreichen Myom diffus nachweisbar sein. Caldesmon ist hingegen fast ausschließlich beim zellulären Myom positiv (51). I. d. R. kommt man aber mit der Darstellung eines myogenen Markers bei fehlender CD 10 Expression aus (▶ Abb. 3.8 C, D). Im Unterschied zum Leiomyosarkom, das praktisch immer zellreich ist,

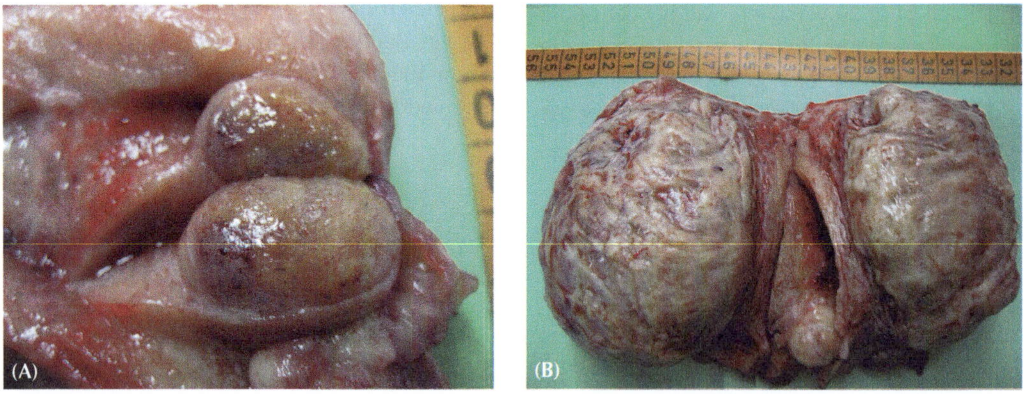

Abb. 3.7 Zellreiches Leiomyom – makroskopischer Befund
Wegen ihrer hohen Zelldichte und dem geringen Gehalt an kollagenen Fasern sind zellreiche Myome oft weicher als konventionelle Myome, wie dieser kleine Tumor als Zufallsbefund bei einer Hysterektomie wegen eines Endometriumkarzinoms in (**A**) oder der große Tumor in (**B**).

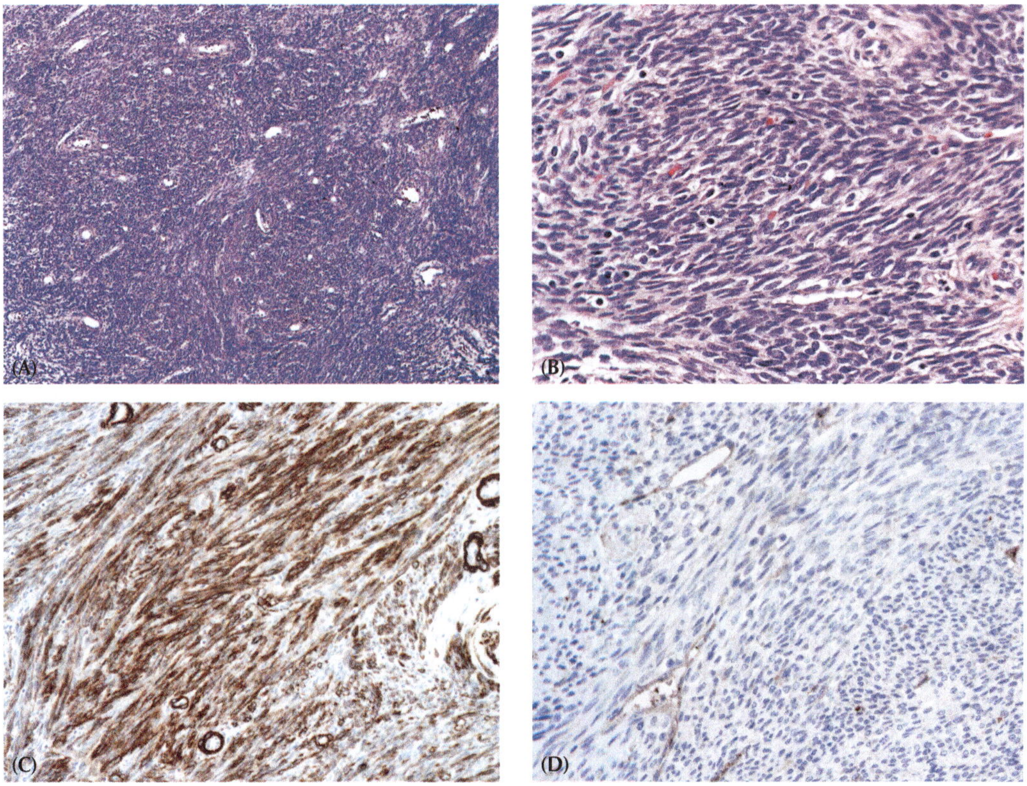

Abb. 3.8 Zellreiches Leiomyom- mikroskopischer Befund.
Wegen der hohen Zelldichte ist ein zellreiches Leiomyom histologisch bei schwacher Vergrößerung oft nicht von einem Stromaknoten oder einem endometrialem Stromasarkom (low-grade) zu unterscheiden (**A**; vgl. ▶ Abb. 2.1A, 2.3A). Selbst bei stärkerer Vergrößerung ähneln die Zellen oft eher endometrialen Stromatumoren als konventionellen Leiomyomen, da das Zytoplasma schmal und wegen der geringen Dichte an Myofilamenten nicht so eosinophil ist, wie in gewöhnlichen Leiomyomen (**B**, vgl. ▶ Abb. 2.5A, (Stromasarkom) bzw. ▶ Abb. 3.4C, 3.6B (Leiomyom)). Hier hilft die immunhistochemische Darstellung myogener Marker (**C**; glattmuskuläres Aktin), noch mehr aber das Fehlen des endometrialen Stromamarkers CD10 weiter (**D**).

fehlen die anderen entscheidenden Kriterien, wie moderate bis schwere Atypien, sogenannte geographische oder Koagulationsnekrosen und die erhöhte Mitoserate. Weniger als 4 Mitosen/10 HPF und milde Atypien können dennoch vorkommen (14). Außerdem unterscheidet sich das zelluläre Leiomyom auch durch seine hohe Estrogen- und Progesteronrezeptorexpression vom Leiomyosarkom (51). Es gibt Fälle, die feingeweblich primär fälschlich als Leiomyosarkom eingestuft worden sind und erst später durch einen sehr günstigen Verlauf auffielen (14). Ein wesentliche Ursache der Fehleinschätzungen in der Vergangenheit waren vor allem heute nicht mehr verwendete Kriterien für die Diagnose des Leiomyosarkoms.

Klinischer Verlauf und Prognose

Die Prognose der zellreichen Leiomyome ist schlechter, als die des gewöhnlichen Leiomyoms aber deutlich günstiger als die der Leiomyosarkome. Es wird daher auch von einem verzögerten malignen Verhalten gesprochen. Rezidive treten frühestens nach 6 Jahren auf. Das 5-, 10- und 15-Jahres krankheitsspezifische Überleben beträgt dementsprechend 100, 88 und 81 % (14). Die 5-Jahres Überlebensrate nach einem Rezidiv liegt zusammen mit den mitotisch aktiven Leiomyomen bei 92 und nach mehrfachen Rezidiven bei 75 % (26). Trotz dieses Verhaltens wird das zellreiche Leiomyom von den meisten Autoren nicht als glattmuskulärer Tumor mit unsicherem malignem Potential klassifiziert. Mitunter wird das zellreiche Leiomyom aber als „Variante eines Leiomyoms assoziiert mit einem malignen Verhalten" oder als „Border-line smooth-muscle tumor" bezeichnet (14, 26). Gelegentlich wird es in der Nachbarschaft eines Leiomyosarkoms beobachtet (23). Aus klinischer Sicht ist es daher sinnvoll das zellreiche Myom in die Gruppe der glattmuskulären Tumoren mit unsicherer Dignität einzuordnen (4, 47).

3.3.2 Therapie zellreicher Leiomyome

Primäre medikamentöse und konservative nichtoperative Therapie

Obwohl das zellreiche Leiomyom in hohem Masse Estrogen- und Progesteronrezeptoren exprimiert sind zur **Hormontherapie** keine Daten verfügbar. Aufgrund der potentiellen Malignität sind diese Tumoren auch nicht für eine primäre medikamentöse Therapie geeignet. Das Gleiche gilt prinzipiell für eine **Embolisation** bzw. eine **Ultraschall-Thermotherapie**. Die Problematik besteht darin, dass die Diagnose mit klinischen Mitteln nicht gestellt werden kann. Da mit den genannten konservativen Behandlungsmethoden eine vorübergehende Remission oder ein Wachstumsstillstand denkbar ist, kann eine „erfolgreich" durchgeführte konservative Behandlung falsche Sicherheit vermitteln. Mittels Hormontherapie oder Embolisation oder Ultraschall-Thermotherapie behandelte „Myome" müssen daher prinzipiell gut nachkontrolliert werden. Es gibt inzwischen Berichte über unglückliche Verläufe von auf diese Weise behandelten zellreichen Leiomyomen und Leiomyosarkomen (23).

Primäre Operation

Die Therapie der Wahl ist die **Hysterektomie**. Es gibt keine Daten, ob eine Adnexektomie die Prognose in irgendeiner Weise beeinflusst. Eine **Lymphonodektomie** ist nicht indiziert. Ein **Morcellement** verschlechtert die Prognose quo ad vitam wohl nicht. Bei dringendem Kinderwunsch ist in Analogie zu den glattmuskulären Tumoren mit unsicherem malignen Potential eine konservative Operation möglich (5, 41). Entscheidend ist die sichere Entfernung im Gesunden, schon um eine gründliche feingewebliche Aufarbeitung zu ermöglichen.

Adjuvante Therapien

Für eine adjuvante, Hormon-, Chemo- oder Radiotherapie ergibt sich keine Indikation.

Nachsorge

Nach konservativen Operationen muss eine sorgfältige **klinische, symptomorientierte Nachsorge** in Analogie zu den malignen und semimalignen glattmuskulären Tumoren erfolgen. Wegen der Spätrezidive ist eine zuverlässige Kontrolle über das ganze Leben notwendig. Die gynäkologische Untersuchung muss durch eine **vaginale Sonographie** komplettiert werden. Da Rezidive bislang fast ausschließlich erst nach mehr als 5 Jahren beobachtet wurden, ist die Notwendigkeit einer MRT-Kontrolle eher nicht gegeben. **Nach erfülltem Kinderwunsch ist die Hysterektomie** angezeigt. Nach einer Hysterektomie ist die regelhafte gynäkologische Kontrolluntersuchung ausreichend.

Rezidive und Metastasen

Für Rezidive ist die **erneute Operation** die Therapie der Wahl. Es gibt keinerlei Daten über den Nutzen einer radiologischen, chemotherapeutischen bzw. hormonellen Behandlung von Rezidiven. Fernmetastasen sind nicht beschrieben.

3.4 Glattmuskuläre Tumoren mit unsicherer Dignität (atypisches Leiomyom, Leiomyom mit gesteigerter mitotischer Aktivität, epitheloides Leiomyom, glattmuskuläre Tumoren mit unsicherem malignen Potential)

Die Klassifizierung von glattmuskulären Tumoren, die weder eindeutig als ein benignes Leiomyom noch als ein Leiomyosarkom identifiziert werden können, ist eine große Herausforderung für den Pathologen, zumal zahlreiche Übergänge zwischen den einzelnen Formen existieren. Die Kriterien der Einteilung bzw. Subklassifikation der einzelnen glattmuskulären Tumoren mit unsicherer Dignität unterscheidet sich in den verschiedenen Lehr- und Handbüchern der gynäkologischen Pathologie

(7, 25, 32, 50) und in speziellen Publikationen (4, 47). Andere Bezeichnungen für diese Gruppe sind: **„Tumoren mit intermediärem Risiko", „leiomyoma at risk", „Leiomyome mit Borderlinemalignität" und „Tumoren mit niedrigem malignen Potential".**

Die glattmuskulären Tumoren mit unsicherer Dignität repräsentieren einerseits einen Teil der in der Vergangenheit als **low-grade Leiomyosarkome** definierten Tumoren, sind aber andererseits nicht in jedem Fall mit diesen gleichzusetzen. Die Grenzen sind in der Literatur mitunter unscharf, was eine Auswertung erschwert. Bei einer Reevalution von Leiomyosarkomen erwiesen sich ein Drittel von ihnen als glattmuskuläre Tumoren mit unsicherer Dignität (14) (Einzelheiten zum low- und high-grade Leiomyosarkom ▶ Kap. 3.6).

Zusammenfassend sind beide nachfolgenden **Definitionen** für die glattmuskulären Tumoren mit unsicherer Dignität allgemein akzeptiert. **Für den Kliniker** ist für seine tägliche Arbeit die erste Definition am besten handhabbar und bildet die Grundlage für die weitere Darstellung dieser Tumorentität:

Glattmuskuläre uterine Tumoren, die histologisch nicht eindeutig als benigne oder maligne eingeordnet werden können, werden allgemein als glattmuskulärer Tumor mit unsicherem malignem Potential eingestuft. Dabei handelt es sich um eine heterogene Gruppe von Tumoren, die zu selten sind, um ihr Verhalten definitv voraussagen zu können. Ingesamt ist das metastatische Potential gering und die Kriterien für die Diagnose eines Leiomyosarkoms werden nicht erfüllt (7).

Die zweite Definition ist eher für den Pathologen hilfreich: Als glattmuskuläre Tumoren mit unsicherem malignem Potential können eingestuft werden:

1. Tumoren, die schlecht zu klassifizierende Nekrosen enthalten.
2. Tumoren mit signifikanten Atypien (▶ Kap. 3.6) und einer mitotischen Aktivität, die an der Grenze zur Malignität liegt (10 Mitosen/10 HPF)
3. epitheloide und myxoide Tumoren, die Atypien aufweisen oder proliferative Aktivitäten zeigen, die zwischen den entsprechenden gut- und bösartigen Formen liegen
4. beunruhigende (worrisome) Tumoren, bei denen man epitheloide oder myxoide Eigenschaften vermutet, aber nicht beweisen kann (32).

Die Gemeinsamkeit aller Myomvarianten mit unsicherer Dignität besteht letztlich in der Potenz zur Bildung von Lokalrezidiven und Fernmetastasen.

3.4.1 Klinik und Diagnostik glattmuskulärer Tumoren mit unsicherer Dignität

Epidemiologie und Ätiologie und Pathogenese

Beobachtet werden die glattmuskulären Tumoren mit unsicherer Dignität bei jungen Frauen bis ins Senium. Bei einem mittleren Alter von etwa 42 Jahren (37) kommen sie deutlich früher als das Leiomyosarkom vor und könnten aus dieser Sicht durchaus als eine Art Vorläufer aufgefasst werden. Insgesamt liegt der Anteil an den glattmuskulären uterinen Tumoren unter 1 %.

Makroskopischer Befund

Makroskopisch sind die glattmuskulären Tumoren mit unsicherer Dignität in geschlossenem Zustand praktisch nicht vom gewöhnlichen Myom zu unterscheiden. Auffällig werden diese Tumoren bestenfalls erst, wenn sie aufgeschnitten werden. Mitunter sind makroskopisch Einblutungen, Nekrosen oder zystische Strukturen (▶ Abb. 3.9A-B) zu erkennen. Epitheloide Leiomyome erscheinen zur Umgebung schlecht abgegrenzt und sind meist weicher als das Myometrium.

Mikroskopischer Befund

Die feingewebliche Klassifizierung dieser Tumorgruppe ist außerordentlich schwierig und komplex. Es sei noch einmal darauf hingewiesen, dass bei den Kriterien für die histologische Subklassifikation der einzelnen Entitäten auch unter den Pathologen keine Einigkeit besteht. Betreffs der Einzelheiten wird auf die Lehr- und Handbücher der gynäkologischen Pathologie und einschlägige Publikationen (7, 14, 25,

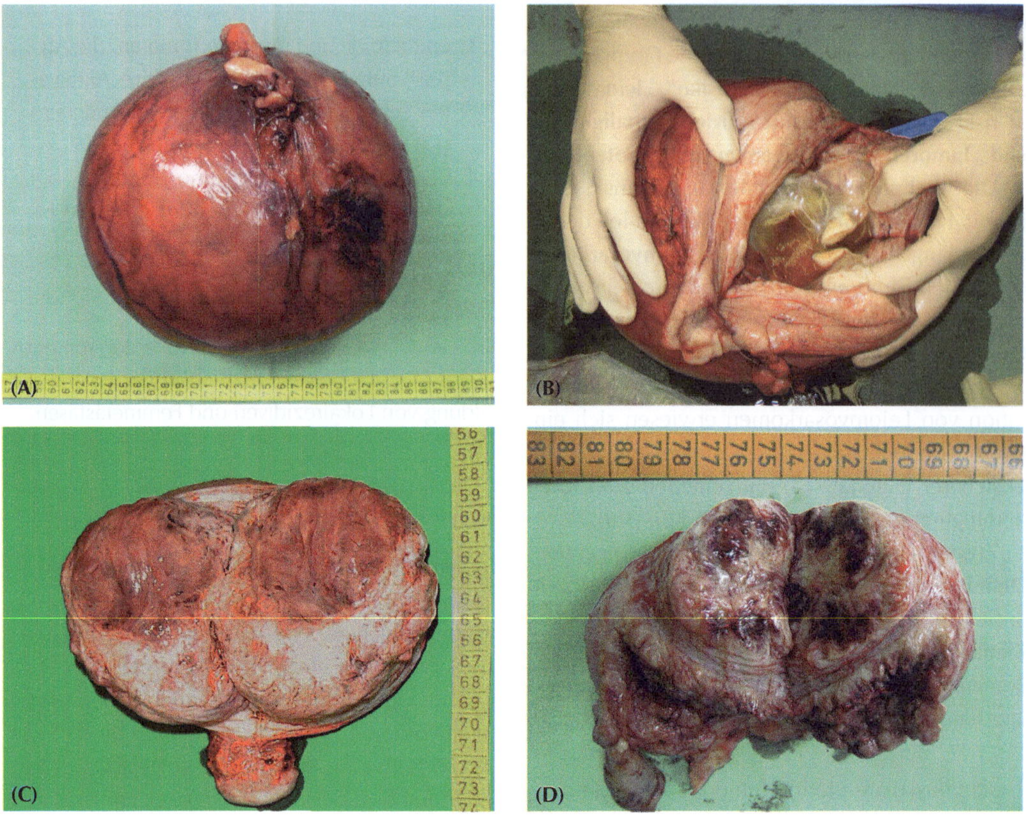

Abb. 3.9 Leiomyom mit unsicherer Dignität – makroskopischer Befund.
Ein typischer, großer, bereits makroskopisch auffälliger glattmuskulärer Tumor des Uterus, uneröffnet (**A**) und nach Einschnitt (**B**). Die Tumoren sind meist weicher, weniger faszikulär und oft inhomogen gefärbt. Zusätzliche gallertige Komponente in diesem Beispiel. Nach histologischen Kriterien liegt ein Leiomyom unsicherer Dignität im engeren Sinne vor. Auch gewöhnliche Leiomyome können aber eine auffällige Makroskopie besitzen, z. B. eine rote Degeneration (**C**) oder Blutungen (**D**) in diesen beiden Beispielen harmloser Myome, so dass die Makroskopie keine sicheren Schlüsse auf die Dignität der Läsion zulässt.

32, 47, 50) verwiesen. ▶ Tabelle 3.1 enthält die Charakteristika, die die Tumoren mit unsicherer Dignität feingeweblich zum einen untereinander und zum anderen vom Leiomyosarkom unterscheiden.

Das **wichtigste Merkmal für ein Leiomyosarkom ist das Vorhandensein geographischer Nekrosen** (Synonyme: Tumorzellnekrosen, Koagulationsnekrosen). Für diese Nekrosen ist eine scharfe aber unregelmäßige Abgrenzung zur Umgebung typisch (▶ Abb. 3.10A, B). Diese Nekrosen müssen von den sogenannten **hyalinen (Infarkt-ähnlichen) Nekrosen** abgegrenzt werden, die üblicherweise als spontanes Regressionsphänomen in normalen Leiomyomen relativ häufig vorkommen (▶ Abb. 3.10C–F). Hyaline Nekrosen treten auch nach medikamentöser Therapie eines Leiomyoms auf, weshalb eine solche Therapie vor einer Hysterektomie unbedingt dem Pathologen mitgeteilt werden muss, damit es nicht zu Irreführungen kommt. Nach Bell et. al. (4) liegt ein Leiomyosarkom immer dann vor, wenn 2 der 3 in Tabelle 3.1 aufgeführten Kriterien erfüllt sind (Einzelheiten zur Definition der Nekrosen, Mitoserate und zu nukleären/zellulären Atypien ▶ Kap. 3.6). Das Vorliegen nur eines Faktors reicht nicht aus, einen Tumor als Leiomyosarkom einzustufen (47). Die Gruppe der **Tumoren mit unsicherer Dignität** ist letztlich dadurch charakterisiert, dass **eindeutige geographische Nekrosen fehlen** und nur eines der

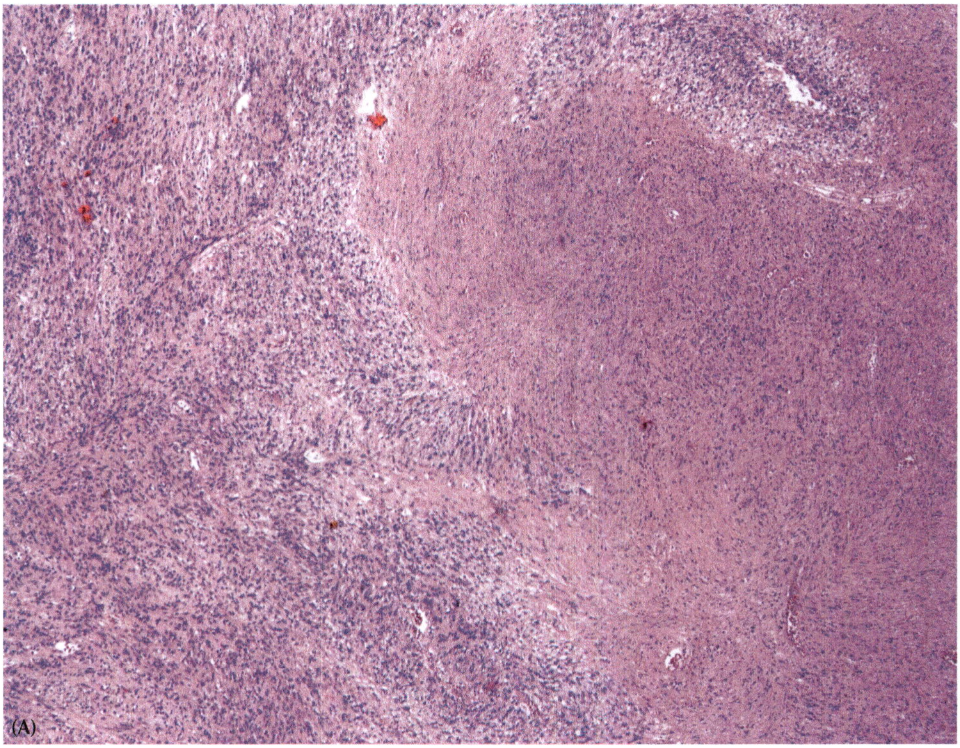

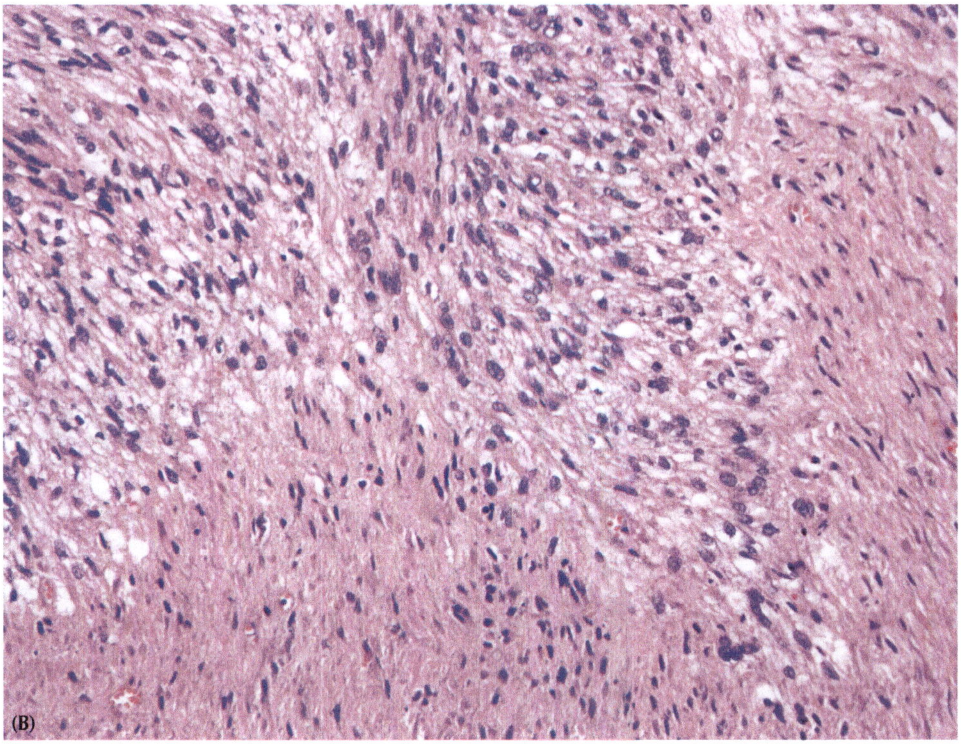

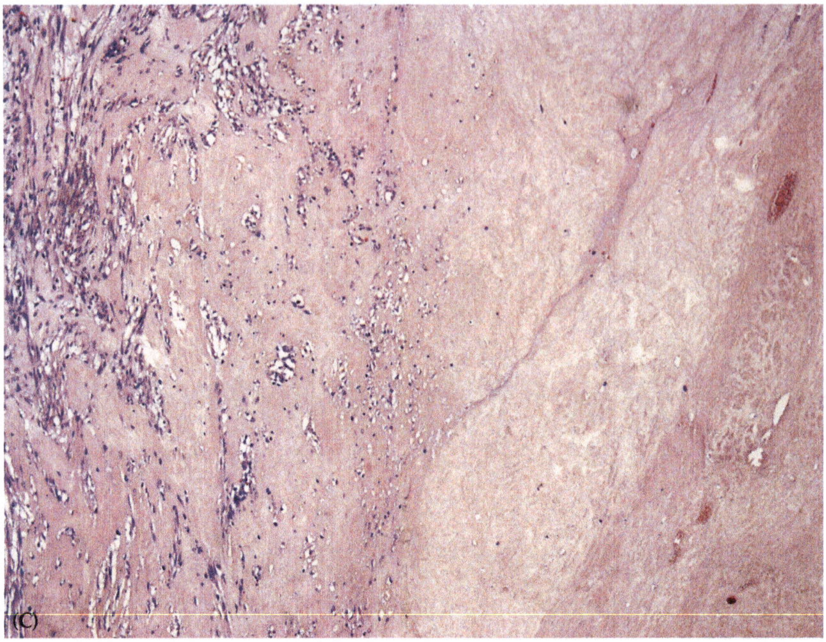

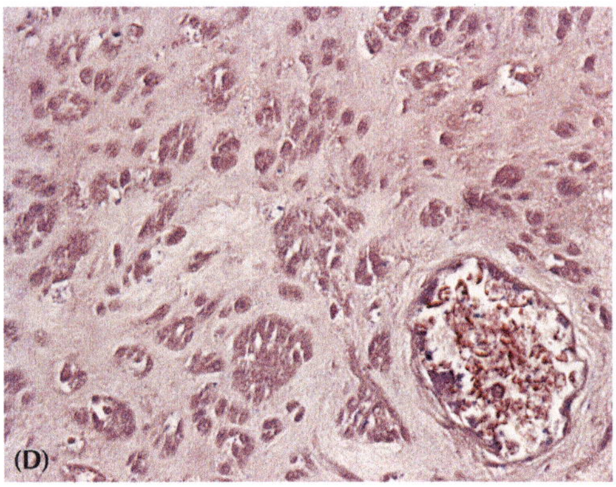

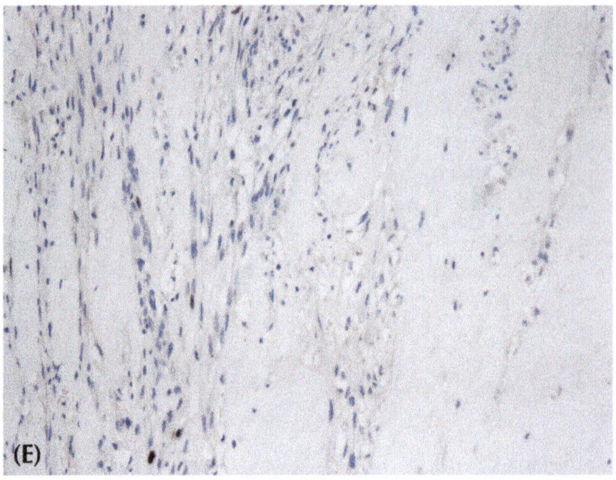

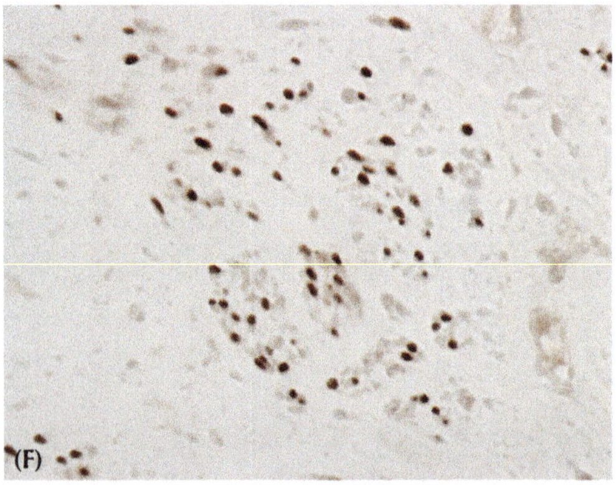

Abb. 3.10 Nekrosetypen in glattmuskulären Tumoren Die Koagulationsnekrosen sind i. d. R. mit einem malignen oder biologisch unsicheren Verlauf assoziiert. Im Gegensatz zur oft zentral gelegenen hyalinen Nekrose können sie auch in der Peripherie auftreten, sind in ihren Konturen unregelmäßig (daher auch "geografische Nekrosen"), aber scharf gegenüber dem vitalem Tumor abgegrenzt (**A;** Nekrose rechts). Man sieht keine Sklerosezone gegenüber dem vitalem Tumor (**B**; Nekrose unten). Bei der "benignen" hyalinen Nekrose sieht man meist eine narbige Sklerose am Rand der Läsion (**C**; links vitaler Tumor, rechts Nekrose, zentral eine breite Sklerose). Die nekrotischen Leiomyozyten lassen sich oft schemenhaft im Zentrum der Nekrose nachweisen (**D**). In der Sklerosezone sind oft noch atrophe vitale Tumorzellen vorhanden (**C**, Bildmitte), so dass der Übergang zur Nekrose allmählich erfolgt. Die umgebenden vitalen Leiomyozyten (**C**, linke Bildhälfte) sind histologisch benigne, zeigen keine Mitosen und keine auffällige Proliferation bei Darstellung des Ki67-Antigens (**E**). Degenerativ bedingte zelluläre Atypien können vorkommen. Man kann in Zweifelsfällen versuchen, den Progesteronrezeptor auch in den nekrotischen Tumorzellen immunhistochemisch nachzuweisen, was die benigne Natur des Tumors noch weiter untermauert (**F**).

in der ▶ Tabelle 3.1 genannten Kriterien zutrifft. Diese Kriterien sind die Zahl der Mitosen/10 HPF oder das Vorhandensein von diffusen oder multifokalen und moderaten bis schweren Zell- und Kernatypien. Wenn ≥ 10 Mitosen/10 HPF plus Atypien nachgewiesen werden, dürfen letztere weder moderat noch schwer sein und weder multipel noch diffus auftreten. Zusammenfassend muss der histologische Nachweis von geographischen Nekrosen, einer mitotischen Aktivität und von nukleären und zellulären Atypien, aber auch eines ausgeprägten Zellreichtums in einem „Myom" immer kritisch gewertet werden. Vom Standpunkt des Klinikers erscheint es daher sinnvoll, unter Ausschluss des Leiomyosarkoms, alle in der ▶ Tabelle 3.1 genannten Tumoren gemeinsam unter dem Begriff eines glattmuskulären Tumors mit unsicherer Dignität zu subsummieren. An entsprechenden Vorschlägen fehlt es nicht (6, 46).

Im Folgenden werden daher die aus klinischer Sicht in der ▶ Tabelle 3.1 unter **STUMP, atypisches Leiomyom, Leiomyom mit gesteigerter mitotischer Aktivität und zellreiches Leiomyom** (▶ Kap. 3.3) aufgeführten Tumoren zu „Tumoren mit unsicherer Dignität" zusammengefasst. In diese Gruppe gehört unter diesem Aspekt auch das nicht in der Tabelle aufgeführte **epitheloide Leiomyom.**

Die Summation unter dem Begriff glattmuskulärer Tumor mit unsicherer Dignität ist auch am ehesten geeignet, der Patientin ihre Situation zu erläutern. Entscheidend für den Kliniker ist letztlich die Information, dass es sich nicht um ein hochmalignes Leiomyosarkom, sondern um einen glattmuskulären Tumor mit einem gewissen malignen Potential handelt.

Glattmuskuläre Tumoren mit unsicherem malignem Potential (STUMP) im engeren Sinne

Unter den STUMP im engeren Sinne versteht man Tumoren, bei denen man **keine geographischen Nekrosen**, aber eine **Mitoserate von > 15 Mitosen/10 HPF ohne Atypien, oder aber diffuse/multifokale und moderate bis schwere Atypien bei einer Mitoserate von weniger aber nahe 10 Mitosen/10 HPF** nachweisen kann. Findet man nur fragliche bzw. nicht genau definierbare geographische Nekrosen, dürfen bei einer erhöhten Mitoserate keine oder nur leichte Atypien vorhanden sein (▶ Tab. 3.1). Die Schwierigkeiten des Pathologen bei der Abgrenzung zum Leiomyosarkom müssen dem Kliniker bewusst sein und sind bei grenzwertigen Befunden nachvollziehbar (▶ Abb. 3.11). **Estrogenrezeptoren** lassen sich bei den glattmuskulären

Tab. 3.1 Einteilung der malignen glattmuskulären Tumoren und der spindelzelligen (nicht-epitheloiden) glattmuskulären Tumoren mit unsicherer Dignität aus klinischer Sicht (modifiziert nach Nucci und Quade (32))

Diagnose		geographische Nekrosen	Mitoserate /10 HPF	Atypien
Leiomyosarkom		vorhanden	jede Rate	vorhanden oder fehlend
		fehlend	≥ 10	diffus oder multifokal, moderat bis schwer
Tumoren mit unsicherer Dignität	STUMP*	fraglich	jede Rate	vorhanden oder fehlend
		fehlend	> 15	fehlend
		fehlend	nahe aber < 10	diffus oder multifokal, moderat bis schwer
	Atypisches Leiomyom	fehlend	≤ 10	diffus oder multifokal, moderat bis schwer
	Leiomyom mit erhöhter mitotischer Aktivität	fehlend	≥ 5 (10) und ≤ 15	fehlend
	zellreiches Leiomyom	fehlend	< 4 aber zellreich	fehlend oder leicht

*STUMP – Smooth muscle tumor with uncertain malignant potential, glattmuskulärer Tumor mit unsicherem malignen Potential im eigentlichen Sinne.

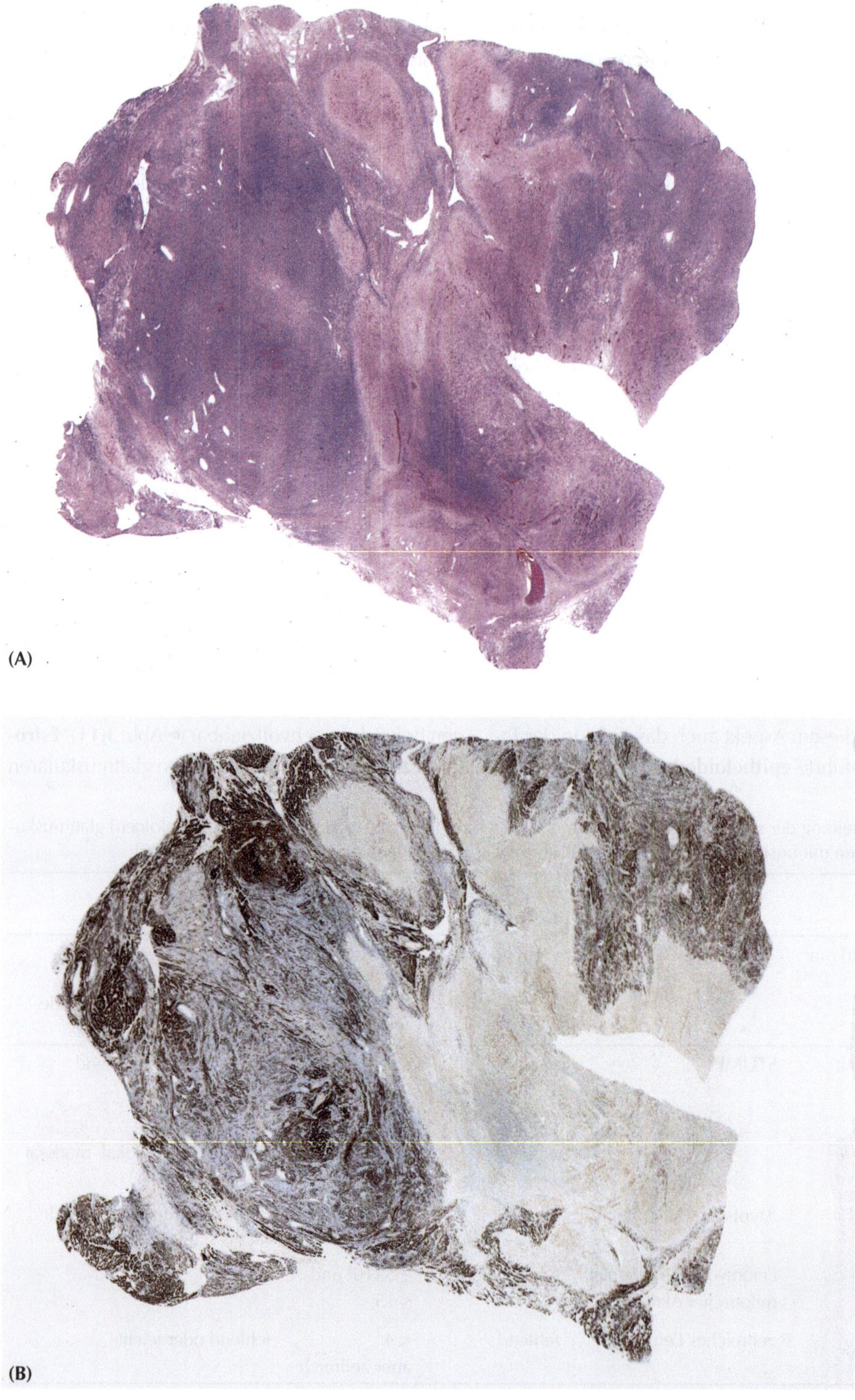

(A)

(B)

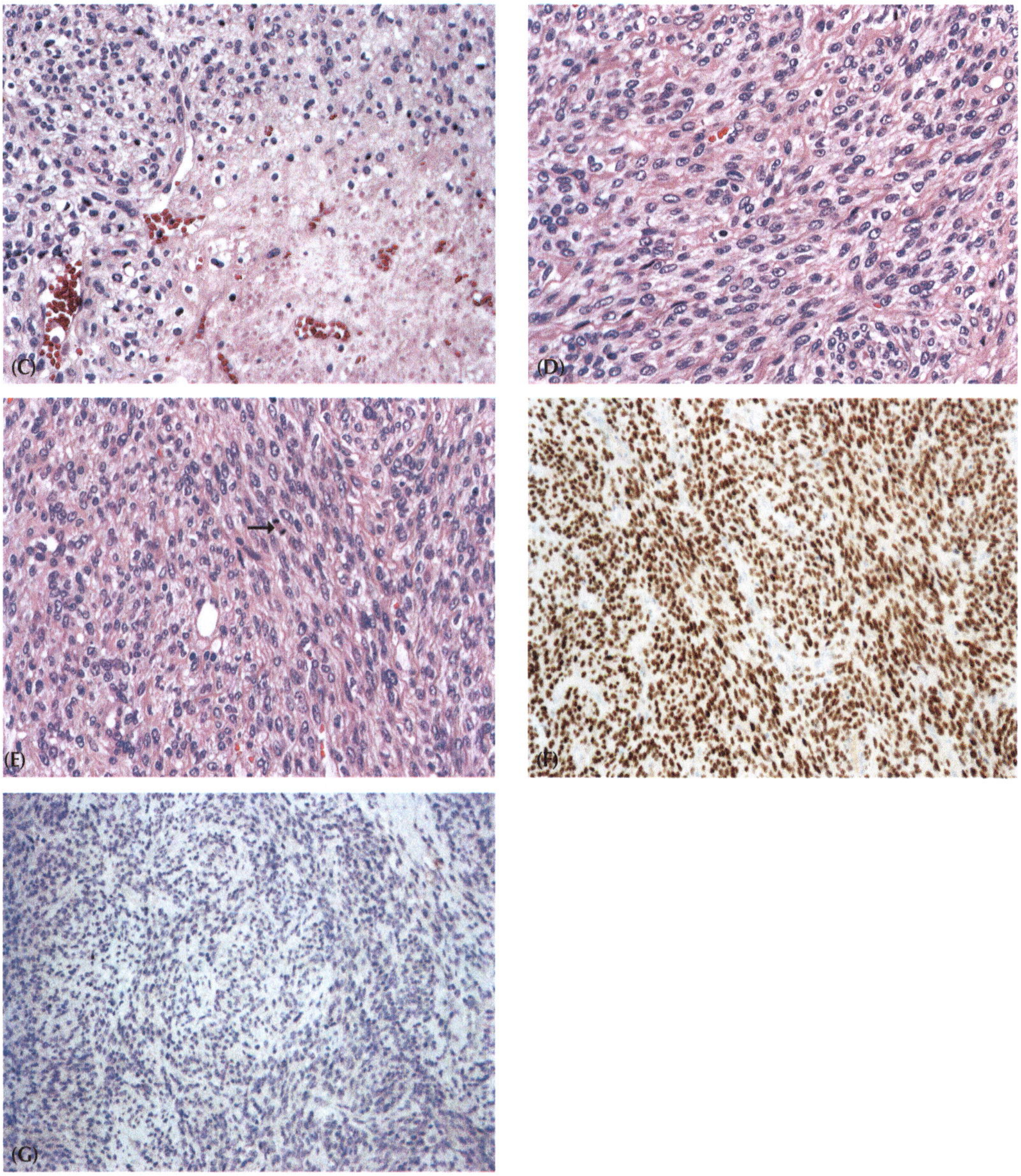

Abb. 3.11 Glattmuskulärer Tumor unsicheren Potentials im engeren Sinne.
Dieser Fall illustriert die diagnostischen Schwierigkeiten, die in Einzelfällen auftreten können. Der Tumor zeigt ausgeprägte unregelmäßig begrenzte Nekrosen, die bei der makroskopischen Betrachtung (Makro-Scan) des histologischen Präparats sowohl in der H&E-Färbung (**A**, rote Areale) als auch in der immunhistochemischen Darstellung von glattmuskulärem Aktin (**B**, blasse Areale) erkennbar sind. Bei stärkerer Vergrößerung ist die Nekrose schwer zuzuordnen, da ein sehr schmaler Bindegewebssaum die vitalen von den avitalen Tumorzellen zu trennen scheint, andererseits der Übergang für eine hyaline Nekrose zu abrupt ist (**C**). Der Tumor lässt keinerlei zytologische Atypien erkennen (**D**) und die Anzahl der Mitosen liegt weit unter der diagnostischen Schwelle zum Leiomyosarkom (**E**; Pfeil auf vereinzelter Mitose). Andererseits zeigt der Tumor bei regelhafter Expression des Estrogenrezeptors (**F**) einen vollständigen Verlust des Progesteronrezeptors (**G**), was besser zum Leiomyosarkom als zum Leiomyom passt. Somit fällt der Tumor in die unbefriedigende Kategorie des glattmuskulären Tumors mit unsicherem Potential im engeren Sinne.

Tumoren mit unsicherem malignem Potential in etwa 50 und **Progesteronrezeptoren** in 70–100 % nachweisen (6, 28). Die Zahl der Estrogenrezeptor-positiven Tumoren entspricht der der Leiomyosarkome und unterscheidet sich signifikant von der der gewöhnlichen Leiomyome. Der Progesteronrezeptor ist dagegen gegenüber dem Leiomyosarkom viel häufiger nachweisbar. Diese Befunde unterstreichen die besondere Stellung der glattmuskulären Tumoren mit unsicherem malignem Potential zwischen dem Leiomyom und Leiomyosarkom und machen die Bedeutung der Progesteronrezeptorexpression in der wichtigen Abgrenzung zum Leiomyosarkom deutlich.

Leiomyom mit erhöhter (vermehrter/gesteigerter) mitotischer Aktivität (mitotisch aktives Leiomyom)
Das Leiomyom mit erhöhter mitotischer Aktivität unterscheidet sich vom gemeinen Leiomyom lediglich durch einen erhöhten **Mitoseindex von ≥ als 5** (≥10) **und ≤ 15** (< 20) (4) **Mitosen/10 HPF. Nur ausnahmsweise finden sich abnorme Mitosefiguren und/oder milde Zell- und Kernatypien.** Ein Zellreichtum ist möglich. Entsprechend der starken proliferativen Aktivität ist der **Proliferationsmarker MIB-1**, der das Ki-67-Antigen erfasst, erhöht. Bei > 15 (20) Mitosen/10 HPF ohne Atypien und ohne Nekrosen wird vom „Leiomyom mit erhöhter mitotischer Aktivität, aber begrenzter (klinischer) Erfahrung" gesprochen (47). Prinzipiell ist die Zahl der Mitosen auch in einem gewöhnlichen Leiomyom während der zweiten Zyklushälfte, unter einer Gestagentherapie und in der Schwangerschaft erhöht, weshalb entsprechende Angaben für den diagnostizierenden Pathologen wichtig sind. Bei einer geringgradigen Erhöhung der Mitosen sollten vor der endgültigen Diagnose entsprechende Konstellationen notfalls durch Rücksprache ausgeschlossen sein.

Atypisches Leiomyom (pleomorphes/bizarres/symplastisches Leiomyom)
Tumoren mit **< 10 Mitosen/10 HPF** und **diffusen oder multifokalen moderaten bis schweren nukleären (bizarre Kerne) und zytoplasmatischen Atypien** werden als atypisches Leiomyom bezeichnet (4, 7). Mit weniger als 10 Mitosen/10 HPF und definitiv fehlenden geographischen Nekrosen unterscheidet sich das atypische Leiomyom klar vom Leiomyosarkom (▶ Abb. 3.12). Es exprimiert aber wie dieses p53. Gelegentlich werden atypische Leiomyome in der Nachbarschaft von Leiomyosarkomen gesehen (23). Die Verwandtschaft mit diesem Tumor ist gut denkbar. Das atypische Leiomyom soll vorrangig submukös lokalisiert sein (47).

Epitheloides Leiomyom (Tumoren mit epitheloiden Zellen, Leiomyoblastom)
Es gibt mehrere **Subtypen** von epitheloiden Leiomyomen. Feingeweblich sieht man große runde oder polygonale intensiv eosinophile Zellen (▶ Abb. 3.13) und/oder Klarzellen (klarzelliger Subtyp). Die **Dignitätszuordnung der epitheloiden Tumoren ist besonders schwierig.** Sie gelten als gutartig, wenn sie keine oder nur milde nukleäre Atypien und < 2 Mitosen/10 HPF ohne geographische Nekrosen aufweisen. Der Nachweis von ≥ 5 Mitosen/10 HPF oder von geographischen Nekrosen qualifizieren diesen Tumor dagegen schon als Leiomyosarkom. Das gilt gleichermaßen, wenn 2–4 Mitosen/10 HPF und Kernatypien vorhanden sind. Liegen weder die Kriterien für einen benignen Tumor noch für ein Leiomyosarkom vor (2 bis 4 Mitosen/10 HPF ohne Atypien) ist das epitheloide Leiomyom den glattmuskulären Tumoren mit unsicherem malignem Potential zuzurechnen.

Symptome und klinische Befunde
Für glattmuskuläre Tumoren mit unsicherem malignem Potential sind keine spezifischen Symptome bekannt. Die **Symptomatik entspricht daher im Wesentlichen der eines gewöhnlichen Leiomyoms** mit Hypermenorrhoe, Menorrhagie, Dysmenorrhoe und prämenstruellen Schmerzen.

Diagnostik
Die klinischen und bildgebenden Befunde unterscheiden sich nicht von denen des einfachen Leiomyoms. Die Diagnose eines glattmuskulären Tumors mit unsicherem malignem Potential kann klinisch nicht gestellt werden und ist ein Zufallsbefund, der meist erst mit dem histologischen Ergebnis bekannt wird. In wenigen Fällen zeigt das aufgeschnittene Operationspräparat vom gewöhnlichen Leiomyom abweichende makroskopische

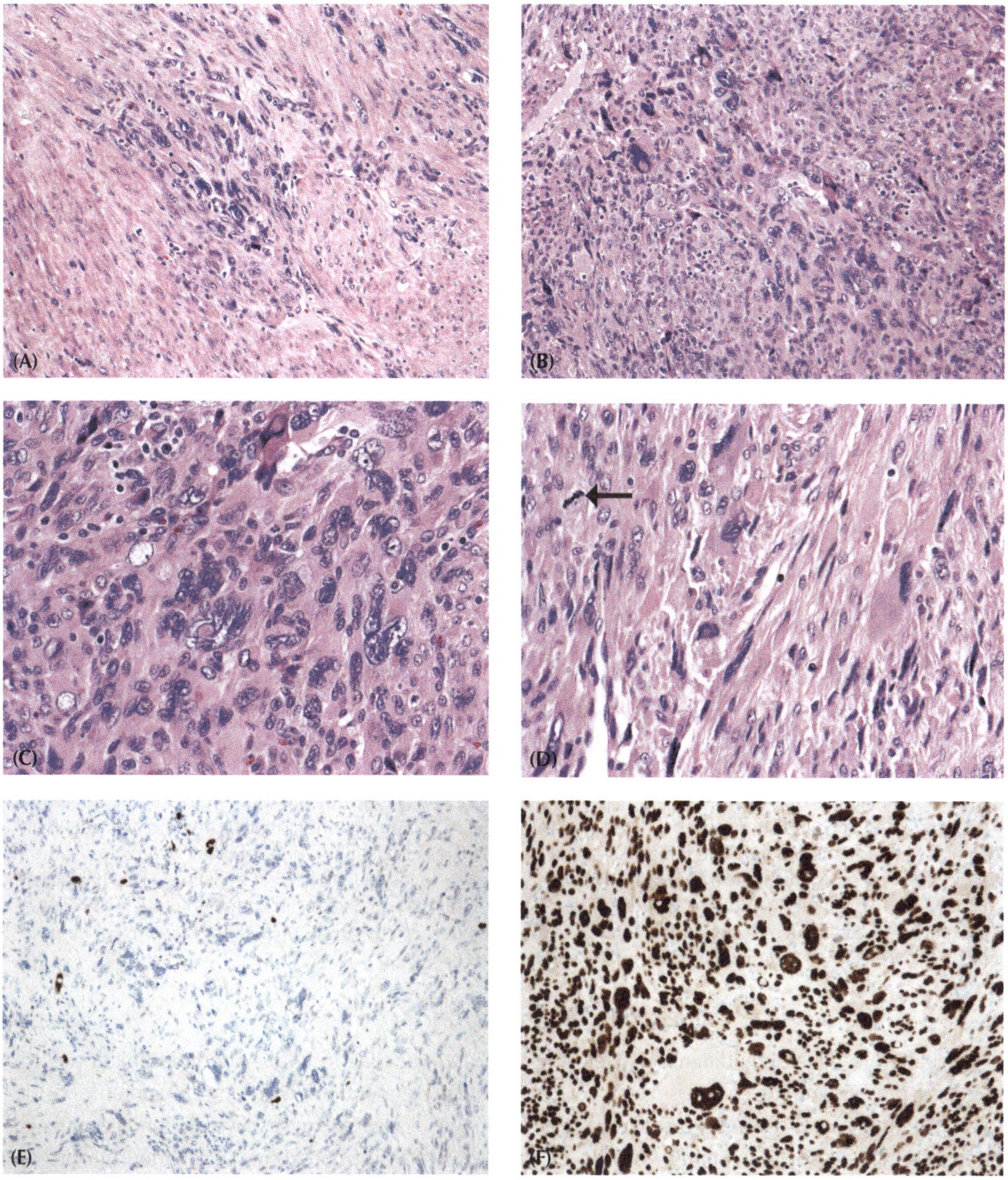

Abb. 3.12 Atypisches (Bizarres) Leiomyom. Zelluläre Atypien können in Leiomyomen fokal (**A**) oder multifokal/diffus auftreten (**B**), konventionelle Abschnitte ohne Atypien sind aber in der Regel immer hinreichend vertreten. Die Atypien sind oft so ausgeprägt, dass sie einer Kernanaplasie in einem malignen Tumor entsprechen. Sie sind das Korrelat für degenerative Zellen mit hyperpolyploidisierten Kernen, oft mit nukleären Zytoplasmaeinschlüssen (**C**). Entscheidend sind das Fehlen von Nekrosen und eine geringe Mitoserate. Treten Mitosen nahe an der erlaubten Grenze von 10/10 HPF auf (**D**; Pfeil), kann man zusätzliche Sicherheit durch die Darstellung des Ki67-Antigens (**E**; vor allem die atypischen (degenerierten) Zellen exprimieren das proliferationsassoziierte Antigen Ki67 nicht) und des Progesteronrezeptors (**F**) erlangen.

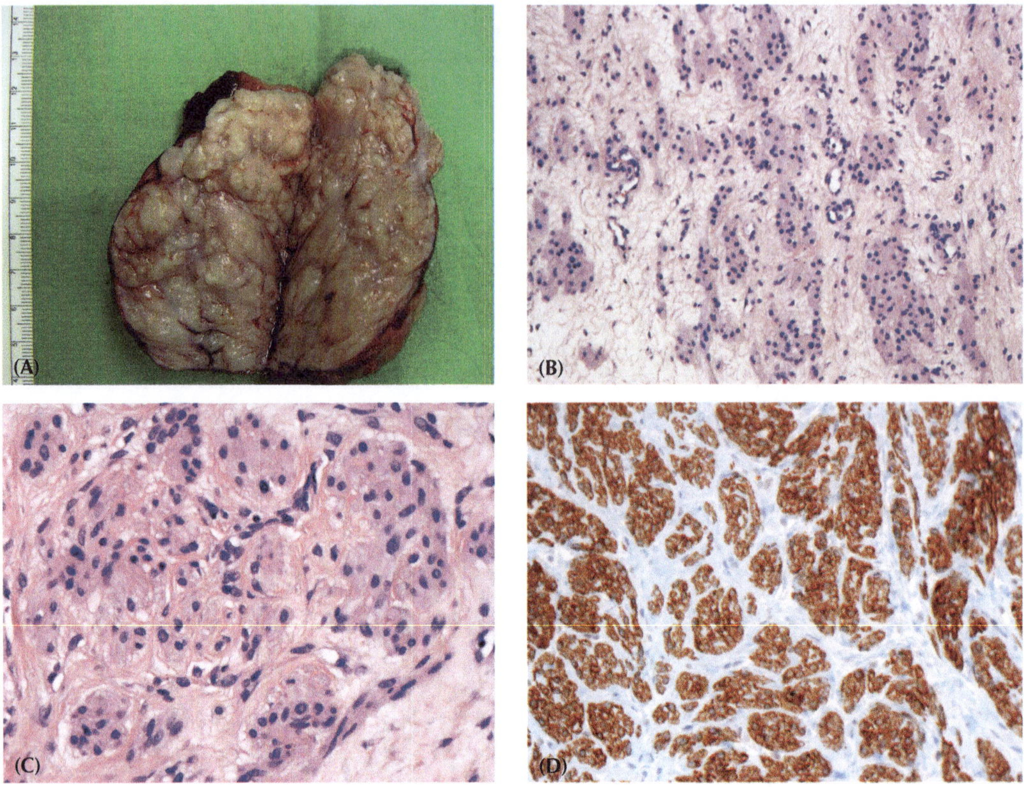

Abb. 3.13 Epitheloides Leiomyom.
Der Tumor trat ungewöhnlicherweise bei einer 17-jährigen auf. Makroskopisch fiel das fleischige Aussehen und die weiche Konsistenz auf (**A**). Feingeweblich waren die Leiomyozyten oft in epitheloiden Verbänden angeordnet und durch ödemreiche Stromaareale separiert (**B**). Die Zellkerne waren im Vergleich zu konventionellen Leiomyomen etwas vergrößert und abgerundet (**C**), das immunhistochemische Profil war regelhaft (**D**; Desmin, auffällig sind die großen, runden, zentral im Zytoplasma lokalisierten Zellkerne). Der Tumor ließ kaum Mitosen, Nekrosen oder zytologische Atypien erkennen, so dass er als epitheloides Leiomyom eingestuft wurde.

Eigenschaften (▶ Differentialdiagnose). Gelegentlich wird die endgültige Diagnose erst bei der Nachmusterung eines Präparates gestellt, wenn die Patientin durch ein Rezidiv auffällig wird.

Differentialdiagnose

Da der Unterschied zum gewöhnlichen Leiomyom makroskopisch gering oder gar nicht vorhanden ist, gibt es für den Kliniker i. d. R. selten Anlass zu differentialdiagnostischen Erwägungen.

Mitunter können auch degenerierte Myome Einblutungen, Erweichungen bzw. eine fleischige Struktur und/oder zystische Veränderungen aufweisen (▶ Abb. 3.9 C,D) und wecken dadurch die differentialdiagnostische Aufmerksamkeit des Klinikers Dennoch sollte bei den genannten Veränderungen an **seltene mesenchymale Tumoren** gedacht werden. Insbesondere bei unscharfen Tumorgrenzen, Hämorrhagien und Nekrosen müssen auch **maligne Stromatumoren** oder ein **Leiomyosarkom** als wichtigste Differentialdiagnosen in Betracht gezogen werden. Im Zweifelsfall sollte ein Schnellschnitt durchgeführt werden, der aber auch nicht immer endgültige intraoperative Klarheit bringen kann.

Am Abradatmaterial mit suspekten myometranen Anteilen kann in den meisten Fällen bestenfalls eine Verdachtsdiagnose gestellt werden. Ausschließliches Morcellementmaterial kann eine exakte histologische Diagnose gefährden. Das Morcellement eines ganzen Uterus bei einer vaginalen oder endoskopischen Hysterektomie birgt damit prinzipiell ein zwar seltenes, aber nicht unerhebliches diagnostisches Risiko (► Kap. 3.6.1).

Neben den bereits genannten Problemen kann insbesondere die Differentialdiagnose zwischen einem **myxoiden Leiomyom bzw. einem myxoiden glattmuskulären Tumor** mit unsicherem malignen Potential gegenüber einem Leiomyosarkom sehr schwierig sein (► Kap. 3.6). Wegen der schlechten Prognose des myxoiden Leiomyosarkoms kann die Verwechslung fatale Folgen haben. Ebenfalls eine zu beachtende Differentialdiagnose zum epitheloiden Leiomyosarkom stellt das **PECom (perivascular epithelioid cell tumor)** dar (► Abb. 3.14). Das **PECom** ist ein mesenchymaler Tumor unklarer Herkunft mit offensichtlicher Verwandtschaft sowohl zu glatten Muskelzellen (insbesondere zum epitheloiden Leiomyom) (►Abb. 3.14D, E) als auch zu Melanozyten (►Abb. 3.14F, G). Dieser Tumor kommt im Uterus bzw. im kleinen Becken bei Frauen vergleichsweise häufig vor. Die Tumorfamilie der PECome (zu denen u. a. auch das bekanntere renale/hepatische Angiomyolipom gehört) ist noch wenig bekannt und schlecht beschrieben. Da zudem auch hinreichend klinische Erfahrungen mit uterinen PEComen fehlen, werden sie in dieser Monographie nicht weiter betrachtet.

Klinischer Verlauf und Prognose

Die Rarität des glattmuskulären Tumors mit unsicherem malignem Potential und fehlende exakte Zahlen betreffs der Rezidivfreudigkeit stellen den Kliniker insbesondere hinsichtlich der Aufklärung der Patientinnen vor große Probleme. Im Regelfall verhalten sich diese Tumoren **eher benigne**. Es gibt gegenwärtig jedoch keinerlei Faktoren, die das Rezidivrisiko auch nur annähernd voraussagen können. Das individuelle **Rezidivrisiko ist daher in keiner Weise abschätzbar** und muss, auch wenn es noch so gering ist, prinzipiell einkalkuliert und der Patientin mitgeteilt werden. Der Gehalt an Estrogen- und Progesteronrezeptoren hat keinen Einfluss auf die Prognose (6). Sicher ist nur, dass **Rezidive und Fernmetastasen deutlich seltener und meist viel später als beim Leiomyosarkom** vorkommen. Auch nach 20 Jahren muss noch mit ihnen gerechnet werden. Bei letalem Verlauf verstirbt der größte Teil der Frauen erst 6–11 Jahre nach der Diagnose (14). Dementsprechend beträgt das krankheitsspezifische 5-, 10- und 15-Jahres-Überleben 100, 88 und 81 % (14). Nachbeobachtungszeiten von nur 5 Jahren sind daher nicht geeignet eine Aussage über die wahre Metastasierungspotenz zu machen.

Die **Fernmetastasen finden sich vorrangig in der Lunge** (5, 37). Die Metastasen erweisen sich in bis zu 60 % als Leiomyosarkome (15, 37). Wenn sich bei der Nachkontrolle auch oft die Ausgangsdiagnose bestätigt, sollte man in solchen Fällen zunächst an eine falsche Primärdiagnose denken (15, 43). Mit einer Transformation eines glattmuskulären Tumors mit unsicherem malignem Potential in ein Leiomyosarkom muss nach der derzeitigen Datenlage dennoch ernsthaft gerechnet werden.

Lokalrezidive und Metastasen werden vor allem nach konservativen „**Myomtherapien**" beschrieben (5). **Myomenukleationen, Embolisationen, eine Ultraschall-Thermotherapie sowie eine GnRH-Analoga Behandlung** sind aus dieser Sicht als **risikobehaftete Maßnahmen** anzusehen. Hinzu kommt, dass i. d. R. vor diesen Eingriffen kein histologischer Befund des klinischen „Myoms" vorliegt. Ist die Diagnose eines glattmuskulären Tumors mit unsicherem malignem Potential bekannt oder ist ein vorliegender Befund auf diese Tumorgruppe suspekt, bietet die Hysterektomie den besten Schutz vor Rezidiven, zumal in der Nachbarschaft dieser Tumoren gelegentlich auch ein Leiomyosarkom zu finden ist. Die Patientinnen müssen bei der Aufklärung vor einer konservativen Operation von Myomen eindeutig auf diese Aspekte hingewiesen werden, sonst droht bei ungünstigem Ausgang ein hohes Haftungsrisiko.

3.4.2 Therapie glattmuskulärer Tumoren mit unsicherer Dignität

Prinzipiell werden die glattmuskulären Tumoren mit unsicherem malignem Potential wie die gewöhnlichen Leiomyome behandelt (13). Einige Besonderheiten sind dennoch zu beachten.

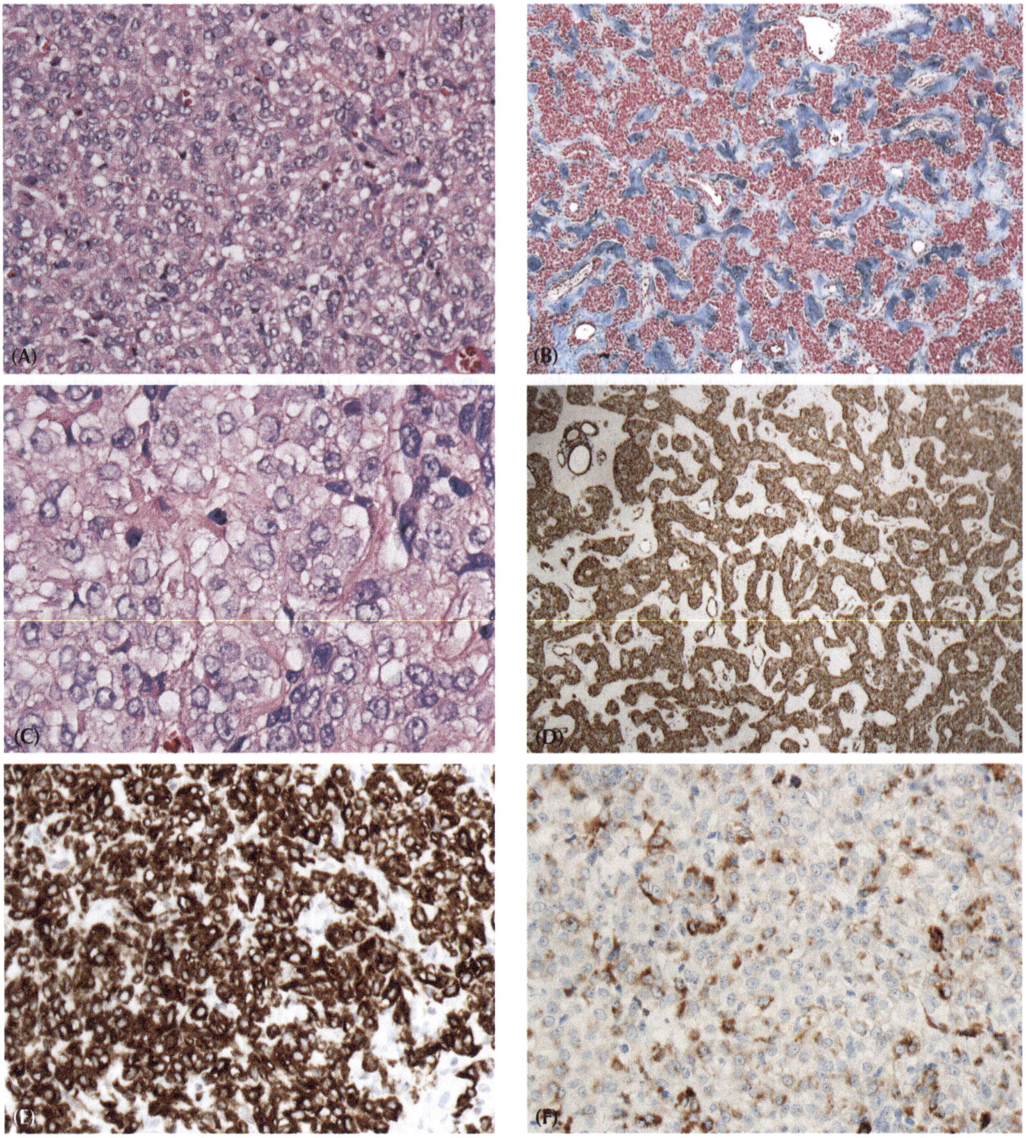

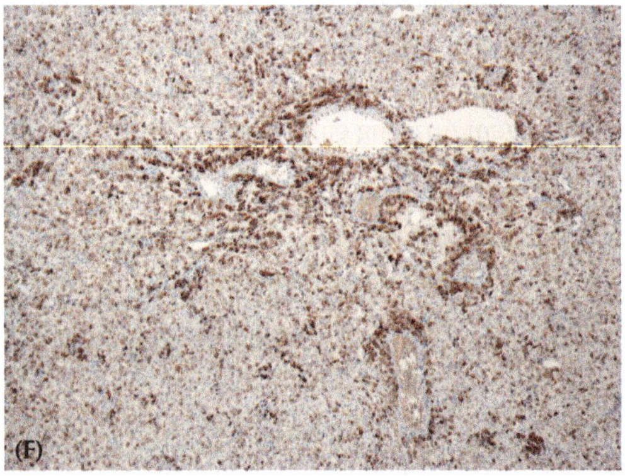

Abb. 3.14 Perivaskulärer epitheloidzelliger Tumor – PECom. Das PECom ist eine neue Entität, (wahrscheinlich verwandt oder ein Subtyp des epitheloiden Leiomyoms) mit einer schwierigen Differentialdiagnose zum Leiomyosarkom. Dieser intraligamentäre Tumor bot folgendes histologisches Muster: Die Zellen waren durchgängig epitheloid (**A**), zum Teil klarzellig, zum Teil durch ungewöhnlich dichte Kollagenfaserbänder kompartimentiert (**B**; Azanfärbung, Tumorzellen rot, Kollagen blau). Die Kerne waren vergrößert und ließen Nukleolen erkennen (**C**). Keine Nekrosen, geringe Mitosedichte. Die Tumorzellen exprimierten verschiedene myogene Marker, z. B glattmuskuläres Aktin (**D**) oder Desmin (**E**), womit der Tumor früher als epitheloides Leiomyom klassifiziert worden wäre. Jedoch zeigte der Tumor zudem die Expression melanozytärer Marker (**F**, Expression von HMB-45), die in den perivaskulär lokalisierten Zellen am stärksten war (**G**, Expression von HMB-45), was nach heutiger Klassifikation die Einordnung als PECom erzwingt. Die Erfahrungen mit diesen seltenen Tumoren ist noch begrenzt, maligne Verläufe insbesondere bei intrapelvinen aber primär extrauterinen Tumoren sind bekannt, so dass er mindestens als Tumor mit unsicherem biologischem Potential eingeschätzt werden muss.

3.4.2.1 Therapie der Primärerkrankung

Primäre medikamentöse und konservative nicht-operative Therapie

Eine primäre hormonelle Therapie ist nicht bekannt, zumal es sich bei den glattmuskulären Tumoren mit unsicherem malignem Potential fast ausschließlich um eine postoperative Diagnose handelt. „Myome" die auf **GnRH-Analoga** keine Remission zeigten, haben sich später als glattmuskuläre Tumoren mit unsicherem malignem Potential erwiesen (23). Prinzipiell kann damit von einer fehlenden Wirksamkeit von GnRH-Analoga auf die glattmuskulären Tumoren mit unsicherem malignem Potential ausgegangen werden. In diesem Zusammenhang sprechen auch die epitheloiden Leiomyome nicht auf eine GnRH-Analoga Therapie an. Ganz besonders muss ein unter einer GnRH-Therapie kontinuierlich weiter wachsendes „Myom" Aufmerksamkeit erregen. Die Diagnose eines Leiomyosarkoms oder „nur" eines epitheloides Leiomyoms ▶ Abb. 3.13 liegt in diesem Falle nahe. Fehlende Rückbildung, ein ausbleibender Wachstumstillstand oder weitere Größenzunahme von „Myomen" unter einer Behandlung mit GnRH-Analoga sollten daher unbedingt zu einer weitergehenden Diagnostik veranlassen bzw. eine Indikation zur Operation sein (▶ Kap. 3.6).

Obwohl die epitheloiden Leiomyome Progesteronrezeptoren exprimieren, ist unbekannt, ob eine **Gestagentherapie** eine Wirksamkeit besitzt. Aus der Gesamtschau ist eine primäre Hormontherapie nicht indiziert. Eine **Chemotherapie** ist bei dieser Tumorgruppe nicht wirksam. Bei den glattmuskulären Tumoren mit unsicherem malignem Potential verbietet sich auch eine **Embolisation** oder **Ultraschall-Thermotherapie.**

> **Merke:** Es gibt zurzeit keine Indikation für eine primäre Hormontherapie oder eine andere konservative Maßnahmen.

Primäre Operation

Der Standardeingriff ist die **Hysterektomie**. Eine systematische und/oder selektive **Lymphonodektomie** ist nicht indiziert. Es gibt keine Untersuchungen, ob das Belassen oder die Entfernung der Ovarien für die Prognose von Nutzen ist. Rezidive sind in beiden Situationen bekannt (5). Legt man die bekannten Daten vom Leiomyosarkom zugrunde hat eine **Ovarektomie** keinen Einfluss auf den weiteren Krankheitsverlauf (19). Allerdings exprimieren die glattmuskulären Tumoren mit unsicherem malignem Potential deutlich mehr Progesteronrezeptoren als das Leiomyosarkom, so dass eine protektive Wirkung einer Ovarektomie im Gegensatz zum Leiomyosarkom zumindest denkbar ist. Aus dieser Sicht sollte die Indikation zur simultanen Ovarektomie eher etwas großzügiger gestellt werden. Die Adnexektomie richtet sich sonst nach dem Wunsch der Patientin, dem Menopausenstatus oder nach einer eigenständigen Indikation für diesen Eingriff. Eine nachträgliche Ovarektomie ist nicht indiziert.

Bei bekannter Diagnose ist in Analogie zum Vorgehen bei prognostisch relativ günstigen Leiomyosarkomen (24) eine konservative **uteruserhaltende Operation** möglich. Der Tumor muss sicher im Gesunden entfernt und darf nicht zerstückelt werden. Da Rezidive und Metastasen fast ausschließlich nach organerhaltenden und konservativen Eingriffen vorkommen, muss ausdrücklich auf die erhöhte Rezidivgefahr hingewiesen werde. Es darf nicht verschwiegen werden, dass eine Transformation in ein Leiomyosarkom möglich ist. Auch bei einem „normalen Leiomyom" muss vor jeglicher (!) konservativer Operation eine Aufklärung darüber erfolgen, dass ein, wenn auch geringes, Risiko besteht einen glattmuskulären Tumor mit unsicherem malignem Potential oder ein Leiomyosarkom zu übersehen.

Wegen der Probleme bei der Auszählung der Mitosen und einer damit verbundenen potentiellen Fehldiagnose als glattmuskulärer Tumor mit unsicherem malignem Potential oder schlimmstenfalls als Leiomyosarkom sollte bei einem als myxoid eingestuften Leiomyom besser keine konservative Operation erfolgen (25).

Adjuvante Chemotherapie

Eine adjuvante Chemotherapie ist nicht indiziert.

Adjuvante Hormontherapie

Es liegen keine Daten vor, ob eine Ovarektomie nach einer Hysterektomie oder eine zeitlich limitierte GnRH-Analoga Gabe nach einer konservativen Operation einen Schutz vor Rezidiven bieten. Eine adjuvante hormonelle Therapie muss gegenwärtig als nicht indiziert angesehen werden.

Postoperative Bestrahlung
Es gibt keine Indikation für eine postoperative Strahlentherapie.

3.4.2.2 Therapie von primär fortgeschrittenen auf das Becken und die Bauchhöhle begrenzten Tumoren

Ausgedehnte Befunde sind bislang nicht beschrieben.

Neoadjuvante Chemotherapie
Es gibt keine Indikation für eine neoadjuvante Chemotherapie.

Primäre Operation
In einem entsprechenden Fall wäre die Therapie der Wahl die komplette operative Entfernung.

Postoperative Hormon- und Strahlen- und Chemotherapie
Es gibt keine Indikation für eine postoperative Hormon- und Strahlen- oder Chemotherapie.

3.4.2.3 Vorgehen bei allgemeiner Inoperabilität

Entsprechende Fälle sind nicht beschrieben. Als Therapieversuch ist in der **Prämenopause** die kombinierte Gabe von **GnRH-Analoga plus Aromatasehemmer** denkbar, da es Einzelberichte über eine Wachstumshemmung bei Metastasen gibt (1). In der **Postmenopause** scheint aus dieser Sicht ein Therapieversuch mit **Aromatasehemmern** denkbar. Ist eine Hormontherapie nicht wirksam und sind die Patientinnen definitiv nicht narkosefähig, erscheint eine klinische Beobachtung wegen fehlender Alternativen vertretbar.

3.4.2.4 Nachsorge

Nach einer Hysterektomie ist eine lebenslange **regelhafte gynäkologische symptomorientierte Kontrolluntersuchung** ausreichend. Nur bei auftretenden Befunden und Symptomen ist diesen nachzugehen. **Nach organerhaltenden konservativen Operationen** muss eine **sorgfältige klinische, symptomorientierte Nachsorge** in Analogie zu den malignen Tumoren erfolgen. Wegen der Spätrezidive ist eine zuverlässige Kontrolle über das ganze Leben notwendig. Die gynäkologische Untersuchung muss durch eine **vaginale Sonographie** komplettiert werden. Da Rezidive fast ausschließlich erst nach vielen Jahren beobachtet werden, ist die Notwendigkeit einer MRT-Kontrolle eher nicht gegeben. Nach erfülltem Kinderwunsch ist die Hysterektomie angezeigt.

Aufgrund der Seltenheit der Tumoren gibt es keine Daten, ob ein Hormonersatz das Rezidivrisiko befördert oder senkt. Auf diese Unsicherheit muss die Patientin hingewiesen werden, wenn sie einen Hormonersatz wünscht. Aus der Gesamtschau sollte ein Hormonersatz eher so erfolgen, als wenn der Uterus noch erhalten ist. Valide Daten, die ein entsprechendes Vorgehen unterstützen, liegen nicht vor.

3.4.2.5 Rezidive und Metastasen

Rezidive und Metastasen sind sehr selten, nicht voraussagbar und treten erst viele Jahre nach der Primärdiagnose auf. Die Rezidive entwickeln sich innerhalb eines verbliebenen Uterus oder im kleinen Becken, Fernmetastasen sind meist in der Lunge lokalisiert. Sie kommen vorrangig nach konservativen Operationen oder primär medikamentösen Therapien vor. I. d. R. ist die konservative Therapie primär unter der Diagnose eines gewöhnlichen Leiomyoms erfolgt. Wenn irgend möglich, sollten die Präparate der Erstoperation noch einmal histologisch aufgearbeitet werden. Prinzipiell kann auch ein benignes metastasierendes Leiomyom vorliegen, falsche Interpretationen kommen sogar in der Literatur vor (1).

Primäre Operation
Die operative Sanierung ist als Therapie der Wahl anzusehen.

Primäre Hormon-, Chemo- Strahlentherapie
Über die Wirksamkeit einer Chemo- und Strahlentherapie gibt es keine und zur Hormontherapie nur

wenige Daten. Veröffentlichungen zur **Hormontherapie** beziehen sich fast ausschließlich auf das metastasierende Leiomyom. In einer Publikation wird über die Regression von Lungenmetastasen eines atypischen Myoms durch eine kombinierte Gabe von **GnRH-Analoga und Aromatasehemmer** bei einer prämenopausalen Frau berichtet (1). Als Therapieversuch ist in der Postmenopause die Gabe von Aromatasehemmern denkbar. Wegen der bestehenden Unsicherheiten hat die operative Therapie den Vorrang.

Therapie mit Antikörpern und kleinen Molekülen
Entsprechende Therapien sind zurzeit nicht bekannt.

3.5 Literatur zu Kapitel 3.1 bis 3.4

1. Abu-Rustum, N., Curtin, J. P., Burt, M., Jones, W. B.: Regression of uterine low-grade smooth-muscle tumors metastatic to the lung after oophorectomy. Obstet. Gynecol. 89 (1997) 850–852
2. Arif, S., Ganesan, R., Sponner, D.: Intravascular leiomyomatosis and benign metastasizing leiomyoma: an unusual case. Int. J. Gynecol. Cancer 16 (2006) 1448–1450
3. Arndt, D., Ohlinger, R., Bredow, W., Schwesinger, G., Köhler, G.: Leiomyomatosis peritonealis disseminata und intravenöse Leiomyomatose – ein Fallbericht. Geburtsh. Frauenheilk. 64 (2004) 415–417
4. Bell, S. W., Kempson, R. L., Hendrickson, M. R.: Problematic uterine smooth muscle neoplasms. A clinicopathologic study of 213 cases. Am. J. Surg. Pathol. 18 (1994) 535–558
5. Berretta, R., Rolla, M., Merisio, C., Goirdano, G., Nardelli G. B.: Uterine smooth muscle tumor of uncertain malignant potential: a three-case report. Int. J. Gynecol. Cancer 18 (2007) 1108 – 1131
6. Bodner, K., Bodner-Adler, B., Kimberger, O., Czerwenka, K., Mayerhofer, K.: Estrogen and progesterone receptor expression in patients with uterine smooth muscle tumors. Fertil. Steril. 81 (2004) 1062–1066
7. Clement, P. B., Young, R. H.: Atlas of gynaecologic surgical pathology. Elsevier Saunders 2008
8. Cobellis, L., Pecori, E., Rigatti, F., Scaffa, C., Rotondi, M., Messalli, E. M.: A rare case of female pelvic mass: angioleiomyoma of the broad ligament. Eur. J. Gynaecol. Oncol. 28 (2007) 418–20
9. Cohen, J. D., Robins, H. I.: Response of „benign" metastasizing leiomyoma to progestin withdrawal: case report. Eur. J. Gynaecol. Oncol. 14 (1993) 44–45
10. Culhaci, N., Ozkara, E., Yüksel, H., Ozsunar, Y., Unal, E.: Spontaneously ruptured uterine angioleiomyoma. Pathol. Oncol. Res. 12 (2006) 50–51
11. De Ruiter, G. C., Scheithauer, B. W., Amrami, K. K., Spinner, R. J.: Benign metastasizing leiomyomatosis with massive brachial plexus involvement mimicking neurofibromatosis type 1. Clin. Neuropathol. 25 (2006) 282–287
12. Esteban, J. M., Allen, W. M., Schaerf, R. H.: Benign metastasizing leiomyoma of the uterus. Histologic and immunhistochemical characterization of primary and metastatic lesions. Arch. Pathol. Lab. Med. 123 (1999) 960–962
13. Gadducci, A., Cosio, S., Romanini, A., Genazzani, A. R.: The management of patients with uterine sarcoma: a debated clinical challenge. Crit. Rev. Oncol. Hematol. 65 (2008) 129–142
14. Giuntoli, R. L., 2nd, Gostout, B. S., DiMarco, C. S., Metzinger, D. S., Keeney, G. L.: Diagnostic criteria for uterine smooth muscle tumors: leiomyoma variants associated with malignant behavior. J. Reprod. Med. 52 (2007) 1001–1010
15. Guntupalli, S. R., Anderson, M. L., Milam, M. R., Bodurka, D., Ramirez, P. T.: Clinical outcomes of smooth muscle tumors of uncertain malignant potential. Gynecol. Oncol. 108 (2008) S94–S95
16. Heinig, J., Neff, A., Cirkel, U., Klockenbusch, W.: Recurrent leiomyomatosis peritonealis disseminata after hysterectomy and bilateral salpingo-oophorectomy during combined hormone replacement therapy. Eur. J. Obstet. Gynecol. Reprod. Biol. 111 (2003) 216–8
17. Hilliard, N. J., Heslin, M. J., Castro, C. Y.: Leiomyosarcoma of the inferior vena cava: three case reports and review of the literature. Ann. Diagn. Pathol. 9 (2005) 259–266
18. Hsieh, C. H., Lui, C. C., Huang, S. C., Ou, Y. C, ChangChien, C. C., Lan, K. C., Huang, K. H.: Multiple uterine angioleiomyomas in a woman presenting with severe menorrhagia. Gynecol. Oncol. 90 (2003) 348–52
19. Kapp, D. S., Shin, J. Y., Chan, J. K.: Prognostic factors and survival in 1396 patients with uterine leiomyosarcomas. Emphasis on impact of lymphadenectomy and oophorectomy. Cancer 112 (2008) 820–830
20. Katenkamp, D., Kosmehl, H., Langbein, L.: . Angiomyoma. Eine pathologo-anatomische Analyse von 229 Fällen. Zentralbl. Allg. Pathol. 134 (1988) 423–433
21. Kayser, K., Zink, S., Schneider, T., Dienemann, H., André, S., Kaltner, H., Schüring, M. P., Zick, Y., Gabius, H. J.: Benign metastasizing leiomyoma of the uterus: documentation of clinical, immunohistochemical and lectin-histochemical data of ten cases. Virchows Arch. 437 (2000) 284–292

22. Koh, D. M., Burn, P. R., King, D. M.: Benign metastasizing leiomyoma with intracaval leiomyomatosis. Br. J. Radiol. 73 (2000) 435–437
23. Lee, W. Y., Tzeng, C. C., Chou, C. Y.: Uterine leiomyosarcomas coexistent with cellular and atypical leiomyomata in a young woman during the treatment with luteinizing hormone-releasing hormone agonist. Gynecol. Oncol. 52 (1994) 74–79
24. Lissoni, A., Cormio, G., Bonazzi, C., Perego, P., Lomonocio, S., Gabriele, A., Bratina, G.: Fertility sparing surgery in uterine leiomyosarcoma. Gynecol. Oncol. 70 (1998) 348–350
25. Löning, T.: Funktionelle Morphologie und Pathologie des Myometriums. In: Löning, T., Riethdorf, L. (Hrsg.): Pathologie der weiblichen Genitalorgane III – Pathologie des Uterus der Vagina und Vulva. Springer, Berlin - Heidelberg - New York 2001, 652–704
26. Ma, S. K., Zhang, H. T., Wu, L. Y., Liu, L. Y., Li, B. : Border-line smooth-muscle tumor of the uterus: analysis of 131 patients. Zhonghua Zhong Liu Za Zhi 27 (2005) 698–700
27. McCluggage, W. G., Boyde, A.: Uterine angioleiomyomas: a report of 3 cases of a distinctive benign leiomyoma variant. Int. J. Surg. Pathol. 15 (2007) 262–265
28. Mittal, K., Demopoulos, R. I.: MIB-1 (Ki-67), p53, estrogen receptor, and progesterone receptor expression in uterine smooth muscle tumors. Hum. Pathol. 32 (2001) 984–987
29. Moorjani, N., Kuo, J., Ashley, S., Hughes, G.: Intravenous uterine leiomyosarcomatosis with intracardial extension. J. Card. Surg. 20 (2005) 382–385
30. Motegi, M., Takayanagi, N., Sando, Y., Ubukata, M., Imai, S., Suzuki, T., Nakajima, T., Yoshida, I.: A case of so-called benign metastasizing leiomyoma responsive to progesterone. Nihon Kyobu Shikkan Gakkai Zasshi. 31 (1993) 890–895
31. Mulvany, N. J., Slavin, J. L., Ostör, A. G., Fortune, D. W.: Intravenous leiomyomatosis of the uterus: a clinicopathologic study of 22 cases. Int. J. Gynecol. Pathol. 13 (1994) 1–9
32. Nucci, M. R., Quade, B. J.: Uterine mesenchymal tumors. In: Crum, P. C., Lee, K. R. (eds.): Diagnostic gynecologic and obstetric pathology. Elsevier-Saunders, Philadelphia 2006, 611–673
33. Nucci, M. R., Drapkin, R., Cin, P. D., Fletcher, C. D., Fletcher, J. A.: Distinctive cytogenetic profile in benign metastasizing leiomyoma: pathogenetic implications. Am. J. Surg. Pathol. 31 (2007) 737–743
34. Nuovo, G. J., Schmittgen, T. D.: Benign metastasizing leiomyoma of the lung: clinicopathologic, immunhistochemical, and micro-RNA analyses. Diagn. Mol. Pathol. 17 (2008) 145–150
35. Patton, K. T., Cheng, L., Papavero1, V., Blum, M. G., Yeldandi, A. V., Adley, B. P., Luan, Ch., Diaz, L. K., Hui, P., Yang, X. J.: Benign metastasizing leiomyoma: clonality, telomere length and clinicopathologic analysis. Modern Pathol. 19 (2006) 130–140
36. Pawlik, C., Wildberger, J. E., Tietze, L., Matern, S., Busch, N.: Das benigne metastasierende Leiomyom der Lunge – eine seltene Differentialdiagnose pulmonaler Raumforderungen. Dtsch. Med. Wochenschr. 126 (2001) 551–555
37. Pothuri, B., Kehoe, M., Wright, T., Herzog, T.: Clinical outcome of atypical uterine smooth muscle tumors. ASCO, Annual Meeting 2006, Abstr. 15028
38. Rammeh-Rommani, S., Mokni, M., Stita, W., Trabelsi, A., Hamissa, S., Sriha, B., Tahar-Yacoubi, M., Korbi S.: Uterine smooth muscle tumors: retrospective epidemiological and pathological study of 2760 cases. J. Gynecol. Obstet. Biol. Reprod. 34 (2005) 568–571
39. Rivera, J. A., Christopoulos, S., Small, D., Trifiro, M.: Hormonal manipulation of benign metastasizing leiomyomas: report of two cases and review of the literature. J. Clin. Endocrinol. Metabol. 89 (2004) 3183–3188
40. Roue, A., Laboisse, C., Winer, N., Darnis, E., Bouquin, R., Lopes, P., Philippe, H. J.: Extra-uterine pelvic leiomyoma: diagnosis and practical management. J. Gynecol. Obstet. Biol. Reprod. 36 (2007) 403–408
41. Salman, M. C, Guler, O. T., Kucukali, T., Karaman, N., Ayhan, A.: Fertility-saving surgery for low-grade uterine leiomyosarcoma with subsequent pregnancy. Int. J. Gynaecol. Obstet. 98 (2007) 160–161
42. Senay, S., Kaya, U., Cagil, H., Demirkiran, F., Alhan, C.: Surgical management of intravenous leiomyoma with cardiac extension. Do we need total circulatory arrest? Thorac. Cardiovasc. Surg. 55 (2007) 322–323
43. Shapiro, A., Ferenczy, A., Turcotte, R., Bruchim, I., Gotlieb, W. H.: Uterine smooth-muscle tumor of uncertain malignant potential metastasizing to the humerus as a high-grade leiomyosarcoma. Gynecol. Oncol. 94 (2004) 818–820
44. Sharma, P., Chaturvedi, K. U., Gupta, R., Nigam, S.: Leiomyomatosis peritonealis disseminata with malignant change in a post-menopausal woman. Gynecol Oncol. 95 (2004) 742–745
45. Suginami, H., Kaura, R., Ochi, H., Matsuura, S.: Intravenous leiomyomatosis with cardiac extension: successful surgical management and histopathologic study. Obstet. Gynecol. 76 (1990) 527–529
46. Sutton, G., Kavanagh, J., Wolfson, A., Tornos, C.: Corpus: mesenchymal tumors. In: Hoskins, W. J., Perez, C. A., Young, R. C., Barakat, R. R., Markman, M., Randall, M. E. (eds): Principles and practice of gynecologic oncology. Lippincott Williams & Wilkins, Philadelphia 2005, 873–894
47. Toledo, G., Oliva, E.: Smooth muscle tumors of the uterus. Arch. Pathol. Lab. Med. 132 (2008) 595–605

48. Wentling, G. K., Sevin, B. U., Geiger, X. J., Bridges, M. D.: Benign metastasizing leiomyoma responsive to megestrol: case report and review of the literature. Int. J. Gynecol. Cancer 15 (2005) 1213–1217
49. Wong, Y. Y., Chu. W. C., Lam, W. W.: Intravenous leiomyomatosis: computed tomography diagnosis. Hong Kong Med. J. 12 (2006) 239–240
50. Zaloudek, C., Hendrickson, M. R.: Mesenchymal tumors of the uterus. In: Kurman, R. J. (ed.): Blaustein's pathology of the female tract. Fifth Ed. Springer 2002, 561–615
51. Zhu, X. Q., Shi, Y. F., Cheng, X. D., Zhao, C. L., Wu, Y. Z.: Immunohistochemical markers in differential diagnosis of endometrial stromal sarcoma and cellular leiomyoma. Gynecol. Oncol. 92 (2004) 71–79

3.6 Leiomyosarkom

Das uterine Leiomyosarkom ist ein **maligner Tumor** der glatten Uterusmuskulatur. Es ist ein **reines homologes uterines Sarkom**. Leiomyosarkome kommen sonst vor allem im Weichgewebe und im Gastrointestinaltrakt vor. Aufgrund ihrer Seltenheit wurden die uterinen Leiomyosarkome bislang fast ausschließlich zusammen mit anderen uterinen Sarkomen in meist retrospektive, einarmige prospektive und wenige randomisierte Studien mit z.T. relativ kleinen Fallzahlen eingeschlossen. In den umfangreicheren randomisierten Weichteilsarkomstudien (51) spielen die uterinen Leiomyosarkome eine eher untergeordnete Rolle, da ihr Anteil an allen Weichteilsarkomen relativ gering ist.

Hinzu kommt, dass in Studien zu uterinen Leiomyosarkomen fast ausnahmslos die Stadien I bis IV sowie rezidivierte und metastasierte Tumoren gemeinsam aufgenommen wurden. Ein weiteres, nicht unerhebliches Problem besteht darin, dass die feingewebliche Diagnose des Leiomyosarkoms sehr schwierig sein kann. Nicht selten werden daher zelluläre, atypische, myxoide, epitheloide und Leiomyome mit gesteigerter mitotischer Aktivität, glattmuskuläre Tumoren mit unsichrer Dignität, ja sogar gewöhnliche Leiomyome in bis zu 30% falsch als Leiomyosarkom klassifiziert (22). Insgesamt ist damit eine kritische Auswertung der bisherigen Studien unter dem Aspekt einer „evidence based medicine" erheblich erschwert.

3.6.1 Klinik und Diagnostik des Leiomyosarkoms

Epidemiologie, Ätiologie und Pathogenese

Das Leiomyosarkom ist mit 25–30 % das **häufigste uterine Sarkom**. Dennoch liegt sein Anteil an allen malignen Uterustumoren nur bei etwa 1 %. Die Inzidenz der Leiomyosarkome steht in keinem Zusammenhang mit der der gewöhnlichen Leiomyome. Das mittlere Erkrankungsalter liegt bei 52 Jahren und ist damit deutlich höher als das Alter von etwa 42 Jahren bei den glattmuskulären Tumoren mit unsicherem malignem Potential bzw. mit unsicherer Dignität (68). Die Erkrankungshäufigkeit nimmt mit dem Alter zu, wird in höheren Altersgruppen aber vom Karzinosarkom abgelöst.

Das Leiomyosarkom **entsteht unabhängig von Leiomyomen de novo in der Uteruswand**. Die Entstehung aus einem gewöhnlichen Leiomyom durch eine maligne Transformation wird heute allgemein abgelehnt und stellt bestenfalls ausnahmsweise den pathogenetischen Weg dar. In Leiomyosarkomen findet man im Gegensatz zu den Leiomyomen häufig **chromosomale Aberrationen und eine genomische Instabilität**. Außerdem sprechen **unterschiedliche Genexpressionsmuster** zwischen den Leiomyosarkomen auf der einen und dem normalen Myometrium sowie den Leiomyomen auf der anderen Seite dafür, dass diese Tumoren jeweils einer eigenständigen Pathogenese unterliegen (69). Im Gegensatz zu den anderen uterinen Sarkomen spielt eine vorangegangene Bestrahlung beim Leiomyosarkom ätiologisch keine Rolle. Zunehmend findet sich jedoch eine **Tamoxifeneinnahme** in der Anamnese. Dabei ist wahrscheinlich nicht die inhärente Estrogenwirkung des Tamoxifens Auslöser der Pathogenese (▶ Kap. 1.2). Estrogen- und Progesteronrezeptoren sind nur in maximal 50 % bei den Leiomyosarkomen nachweisbar (5). Allgemein gilt das Wachstum der Leiomyosarkome als estrogenunabhängig. Dafür spricht auch die Progredienz von Leiomyosarkomen unter einer Therapie mit GnRH-Analoga (44).

Stadieneinteilung

Ab 2009 ist eine neue FIGO-Stadieneinteilung (18) für die Leiomyosarkome verbindlich (▶ Tab. 3.2).

Sie löst die alte Einteilung ab, die bis 2008 mit der des Endometriumkarzinoms übereinstimmte.

Tab. 3.2 Stadieneinteilungder Leiomyosarkome, nach FIGO 2009

I	**Tumor auf Uterus begrenzt**
IA	Tumor ≤ 5 cm
IB	Tumor > 5 cm
II	**Tumor auf Becken begrenzt**
IIA	Befall der Adnexe
IIB	Befall extrauteriner Organe des Beckens
III	**Intraabdominale Metastasen**
IIIA	ein befallenes Organ
IIIB	mehr als ein befallenes Organ
IIIC	positive pelvine und/oder paraaortale Lymphknoten
IV	**Tumorbefall Blase und/oder Rektum und/oder Fernmetastasen**
IVA	Tumorbefall Blase und/oder Rektum
IVB	Fernmetastasen

Die neue Stadieneinteilung ist deutlich besser auf die Leiomyosarkome zugeschnitten, als die bislang verwendete Eingruppierung nach den Kriterien des Endometriumkarzinoms. Sie berücksichtigt den wichtigen Prognosefaktor Tumorgröße und die Tatsache, dass Leiomyosarkome auch primär in der Zervix entstehen können, was nicht zwangsläufig ein höheres Risiko bzw. Stadium begründet. Ein Problem besteht darin, dass die Ergebnisse der überwiegenden Mehrheit der retro-, prospektiven und randomisierten Studien nur bedingt auf die neue Stadieneinteilung übertragen werden können. Während z. B. das Stadium II der alten Einteilung noch ein auf den Uterus begrenztes, wenn auch auf die Zervix übergegriffenes Sarkom beinhaltete, repräsentiert das aktuelle Stadium II eine extrauterine, wenn auch auf das Becken beschränkte Erkrankung. Eine dramatische Veränderung hat auch das Stadium III erfahren. Die aktuell als Stadium III eingestuften Tumoren wurden nach der alten Einteilung dem Stadium IV zugeordnet. Damit können therapeutische und prognostische Aussagen, die sich in der Vergangenheit auf die Stadien II und III bezogen haben, nicht kritiklos auf die aktuellen Stadien II und III übertragen werden.

Da noch keine Studien und Literaturquellen existieren, die sich auf das neue System stützen, wird sich bei der Besprechung der Leiomyosarkome bei numerischer Nennung eines Stadiums prinzipiell auf die alte Einteilung bezogen.

Die Situation könnte weiterhin dadurch erschwert werden, dass es Versuche gibt, die uterinen Leiomyosarkome nach den Stadien des „American Joint Committee on Cancer Staging Systems" einzustufen. Dieses Staging weist für die uterinen Leiomyosarkome eine Reihe von Schwächen auf, so dass es gegenwärtig nicht empfohlen wird (81).

Makroskopischer Befund

Meist ist das Leiomyosarkom **primär intramural** lokalisiert. Im typischen Fall liegt eine **solitäre Geschwulst des Uterus zumeist innerhalb des Myometriums** vor (▶ Abb. 3.15A). Von dort wächst der Tumor schnell in Richtung der Serosa oder des Kavums. Dabei kann er das Kavum verdrängen oder aufbrechen und mit Tumormassen ausfüllen. Die Geschwulst kann auch im Sinne eines gestielten Myoms wachsen und in der Art eines „Myoma in statu nascendi" durch den Zervikalkanal hindurch in die Scheide prolabieren (▶ Abb. 3.15B, C). Nur etwa 5 % der Leiomyosarkome entstehen primär in der Zervix.

Die meisten Tumoren haben eine **Größe von 6–10 cm**. Das liegt neben dem relativ raschen Wachstum vor allem daran, weil man sich unter der Verdachtsdiagnose Leiomyom häufig erst bei dieser Größe zu einer operativen Entfernung entschließt. Sehr große Leiomyosarkome und Karzinosarkome können bei alten Frauen mit dünner Uteruswand sogar zur Uterusinversion führen. Das Leiomyosarkom kann auch neben anderen Myomen vorkommen und wird auf diese Weise häufig nicht als solches erkannt.

Leiomyosarkome sind von der Konsistenz her meist fleischig weich, haben unscharfe Grenzen zur Umgebung und es ist keine definierte Kapsel nachweisbar. Sie sind damit nicht wie ein gewöhnliches Myom gut ausschälbar. **Es fehlen die bei Leiomyomen so typischen verwirbelten Strukturen.** Die Schnittfläche kann auch ganz glatt erscheinen. Sie ist meist von rosiger, gelblicher oder fischfleischähnlich grau-weißer Farbe. Auffällig sind im Gegensatz zu den Leiomyomen **hämorrhagische Bezirke** und gegenüber der Umgebung **scharf abgegrenzte Ne-**

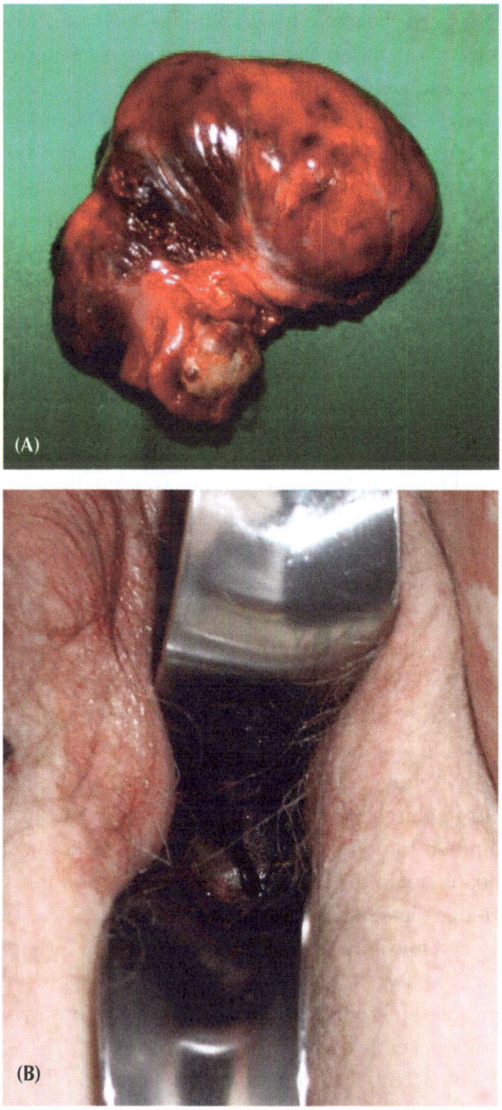

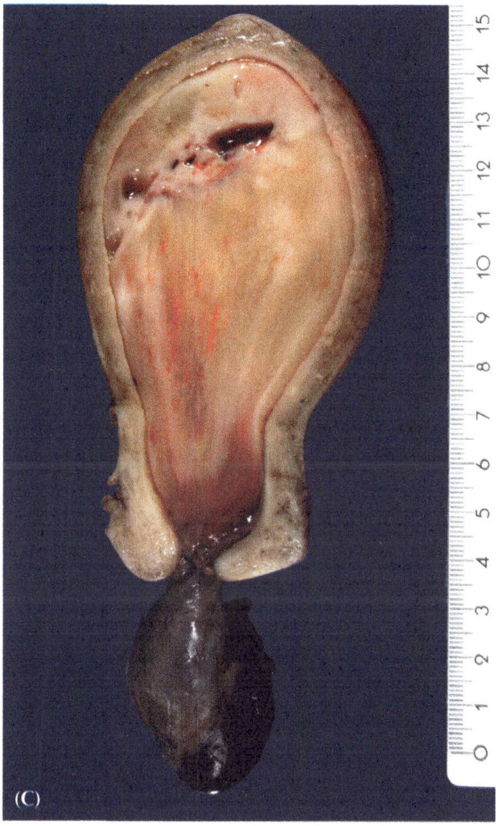

Abb. 3.15 Leiomyosarkom – makroskopischer Befund Üblicherweise imponiert das Leiomyosarkom als solitäre, buckelige Geschwulst, die den ganzen Uterus einnimmt (**A**). Der Tumor kann durch den Zervikalkanal prolabieren und in der Spekulumuntersuchung sichtbar werden (**B**). Manche Tumoren imponieren als Myoma in statu nascendi, wie das myxoide Leiomyosarkom in (**C**); der prolabierte Anteil zeigt durch die im engen Zervikalkanal kompromittierte Durchblutung eine hämorrhagische Infarzierung.

krosen von meist grünlich-gelblicher Farbe. Weiche fleischige, teilweise matschige Tumormassen können auch ohne Bildung einer eigentlichen Kapsel durch das umgebende Myometrium oder die Serosa mehr oder weniger enkapsuliert werden.

Weitere Varianten sind das **epitheloide und das myxoide Leiomyosarkom.** Während die epitheloide Form makroskopisch kaum vom typischen Leiomyosarkom zu unterscheiden ist, zeichnet sich die myxoide Variante durch einen mehr oder weniger umschriebenen, gelatinösen (▶Abb. 3.15C), weichen und meist schon relativ großen Tumor mit unscharfen Grenzen aus.

Mikroskopischer Befund

Feingeweblich ist das Leiomyosarkom **sehr zellreich** und aus **Bündeln von Spindelzellen** zusammengesetzt. Der Zellreichtum spielt jedoch keine Rolle für die Zuordnung zu einem Leiomyosarkom. Typischerweise findet sich eine **destruierende Gefäß- und Myometriuminvasion.** Die entscheidenden 3 Säulen für die Festlegung der Diagnose Leiomyosarkom sind die proliferative bzw. mitotische Aktivität, die nukleären und zytologischen Atypien sowie das Vorhandensein von geographischen Nekrosen (11, 24, 59, 84).

Die **charakteristischen geographischen Nekrosen** haben die größte Bedeutung für die Diagnose (▶ Abb. 3.16A, ▶ Abb. 3.10, ▶ Kap. 3.4.1). Die Bezeichnung beruht auf den typischen Grenzen zum vitalen Gewebe, die irregulär, aber scharf verlaufen, und den Umrissen von Kontinenten auf einer Landkarte ähneln (daher oft unpräzise als „landkartenartig" bezeichnet). Häufig verwendete Synonyme sind **„koagulative, nicht inflammatorische oder Tumorzellnekrosen"**. Der abrupte Übergang von den vitalen zu den nekrotischen Zellen ist im Gegensatz zu den Infarkt-, hyalinen oder inflammatorischen Nekrosen i. d. R. nicht von entzündlichen bzw. reaktiven Vorgängen, wie z. B. einer hyalinisierten Randzone begleitet.

Die zweite diagnostische Säule bilden **signifikante diffuse oder multifokale, moderate bis schwere nukleäre und zytologische Atypien** (▶ Abb. 3.16C, D). Unter signifikanten Atypien werden Atypien verstanden, die schon bei einer Objektivvergrößerung x 10 (auch low-power-field genannt (LPF)) erkennbar sind. **Kernatypien** zeichnen sich durch Hyperchromasie, Kernvergrößerung, Mehrkernigkeit, Pleomorphismus sowie prominente Nukleoli aus, während **zytologische Atypien** durch Pleomorphismus, erhöhtes Plasmavolumen, Tumorriesenzellen und nukleäre Invaginationen des Zytoplasmas charakterisiert sind.

Die **Zahl der Mitosen** als dritte diagnostische Säule wird am Hämatoxylin-Eosin-Präparat ermittelt (▶ Abb. 3.16B). Sie wird anhand der für 10 HPF (▶ Kap. 1.4) gemittelten Zahl der Mitosen bestimmt. Für ein exaktes Ergebnis sollen mindestens 30 Felder im „hot spot" (Gebiet mit den meisten Mitosen) herausgesucht werden. Neben einer erhöhten Mitoserate finden sich als Ausdruck der genomischen Instabilität häufig auch atypische Mitosen.

Für die Diagnose eines Leiomyosarkoms müssen 2 der nachfolgenden 3 Merkmale erfüllt sein:

- eindeutig vorhandene geographische Nekrosen
- eine Mitoserate von ≥10 Mitosen/10 HPF
- signifikante diffuse oder multifokale moderate bis schwere Atypien.

Wenn zweifelsfreie geographische Nekrosen extensiv vorhanden sind, soll bei jeglicher Mitoserate auch ohne nukleäre und zytologische Atypien die Diagnose Leiomyosarkom gestellt werden (▶ Kap. 3.4, ▶ Tab 3.1). Fehlen dagegen die typischen Nekrosen müssen neben einer Mitoserate von ≥10 Mitosen/10 HPF zusätzlich (!) diffuse oder multifokale moderate bis schwere Atypien vorliegen.

Eine Sonderstellung betreffs der Mitoserate nehmen die epitheloiden und myxoiden Leiomyosarkome ein. I. d. R. wird von einem epitheloiden oder myxoiden Leiomyosarkom erst gesprochen, wenn mindestens 50 % des Tumors von den entsprechenden Komponenten eingenommen werden. Bei diesen Entitäten stellt bereits eine Mitoserate von weniger als 10 Mitosen/10 HPF ein Zeichen für hohe Aggressivität dar.

Beim **epitheloiden Leiomyosarkom** findet man typischerweise runde bis polygonale Zellen mit runden Kernen und reichlich eosinophilem Zytoplasma. Ist eine epitheloide Differenzierung vorhanden, reichen schon ≥ 5 Mitosen/10 HPF mit jedem Atypiegrad oder ≥ 2 Mitosen/10 HPF und geographische Nekrosen mit jedem Atypiegrad aus, um den Tumor als epitheloides Leiomosarkom zu qualifizieren (84). Der Tumor ist durch eine frühzeitige Gefäßinvasion charakterisiert.

Das **myxoide Leiomyosarkom** (▶ Abb. 3.15C) ist eine weitere äußerst seltene Variante mit einem myxoiden Stroma und oft nur schwierig vom myxoiden Leiomyom abzugrenzen (▶ Abb. 3.17 – ▶ Abb 3.18.). Die Herkunft aus dem Myometrium ist meist nur aus vereinzelten glattmuskulären Tumorzellinseln erkennbar. Auffällig sind die ausgeprägte extrazelluläre myxoide Matrix sowie die Invasion in das Myometrium und z. T. auch in die Gefäße. Die extrazelluläre myxoide Komponente führt durch das Auseinanderdrängen der Zellen zwangsläufig zu einer erheblichen Abnahme der Zelldichte und damit auch zu einer Verminderung der Mitosen/10 HPF. Das myxoide Leiomyosarkom ist im Gegensatz zu den meisten spindelzelligen Leiomyosarkomen und auch zu gewöhnlichen Leiomyomen damit hypozellulär. Deshalb bilden schon > 2 Mitosen/10 HPF die Grundlage für die

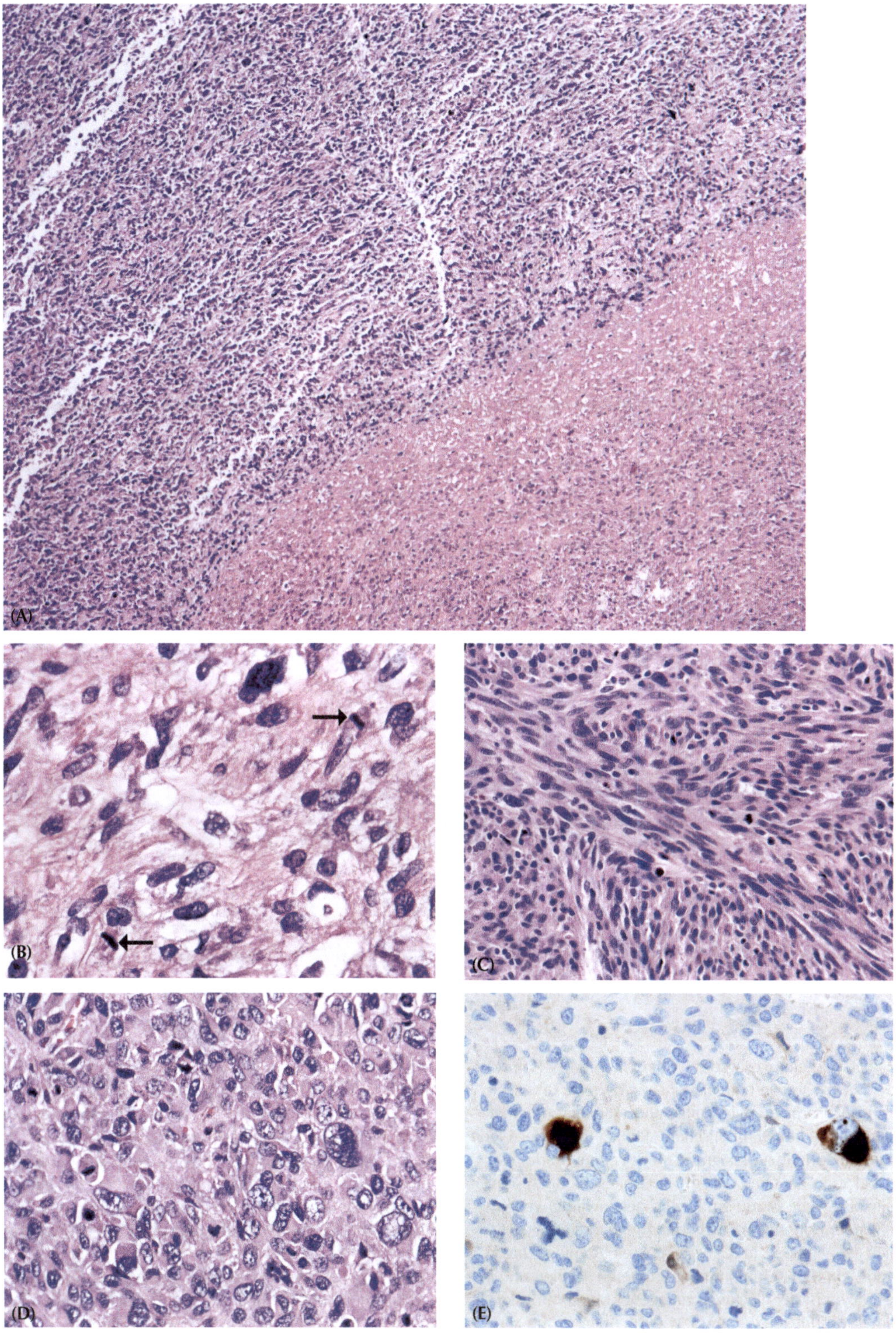
(A)
(B)
(C)
(D)
(E)

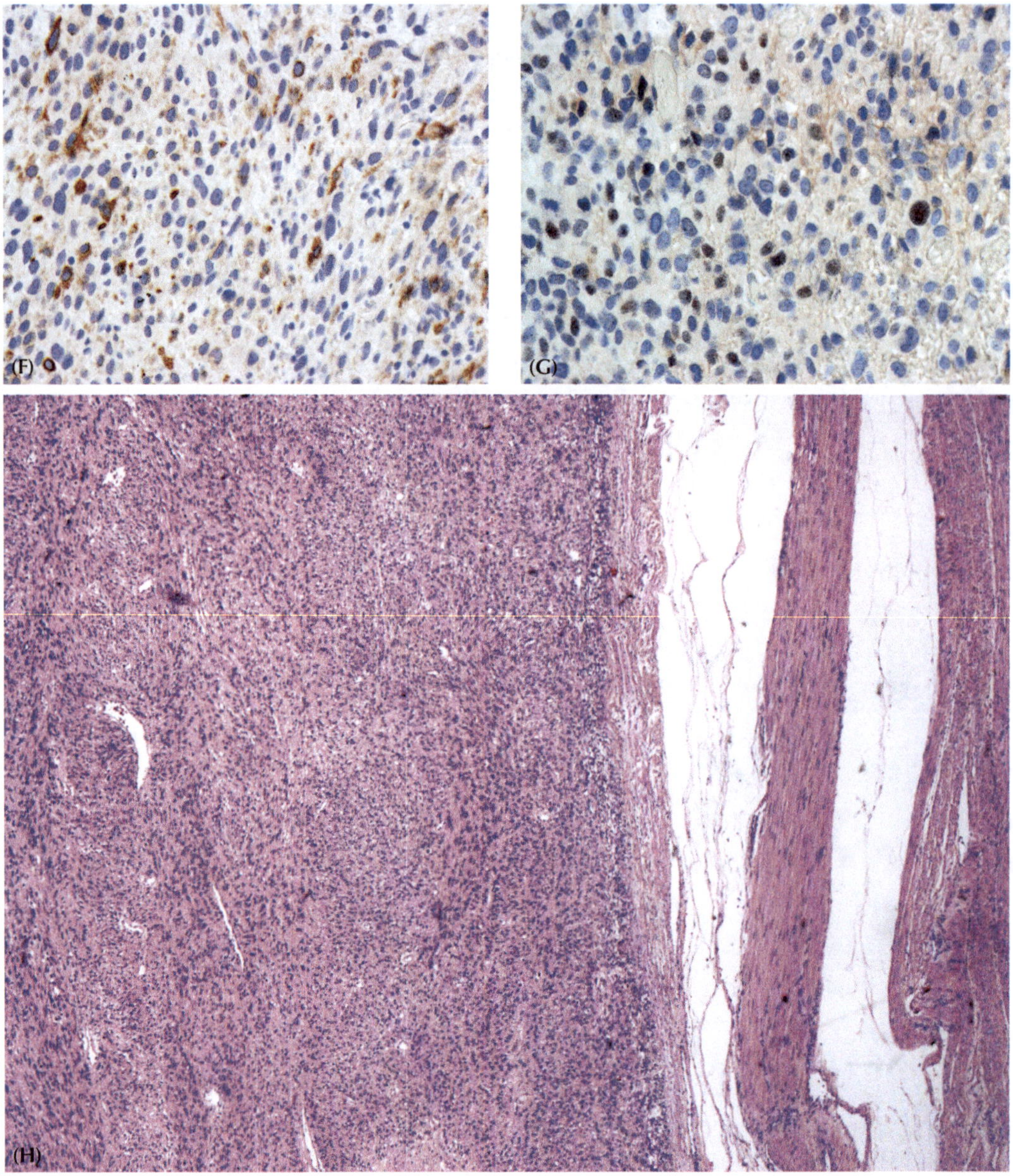

Abb. 3.16 Leiomyosarkom – mikroskopischer Befund. Der Nachweis von Koagulationsnekrosen (**A**, unten rechts), zusammen mit signifikanten Atypien und einer hinreichend hohen mitotischen Aktivität (**B**, Pfeile zeigen Mitosen) führen zur Diagnose eines Leiomyosarkoms. Dabei kann der Grad der Atypien unterschiedlich sein, eine klassische Graduierung wird gegenwärtig wegen fehlender Konsequenz nicht durchgeführt (geringe Atypien ("low grade") in (**C**) bzw. schwere Atypien ("high grade") in (**D**). In Tumoren mit schweren Atypien und in Rezidiven ist der Nachweis myogener Marker (muskuläre Liniendifferenzierung) sowie die Abgrenzung zum undifferenzierten Stromasarkom mitunter schwierig (**E**,**F**; rudimentäre Desmin- und reduzierte Caldesmon-Expression in einem Leiomyosarkom). Der Progesteronrezeptor ist üblicherweise stark reduziert oder fehlt, was eine wichtige diagnostische Hilfe in der Abgrenzung dubioser benigner Tumoren sein kann (geringe nukleäre Progesteronrezeptorexpression in **G**). Üblicherweise ist das invasive Wachstum problemlos nachzuvollziehen. Ist der Tumor ungewöhnlicherweise scharf begrenzt (**H**, links), partiell oder vollständig bekapselt, muss ein Leiomyosarkom diagnostiziert werden, wenn die entscheidenden Kriterien (Nekrosen, Atypien, Mitosen) erfüllt sind.

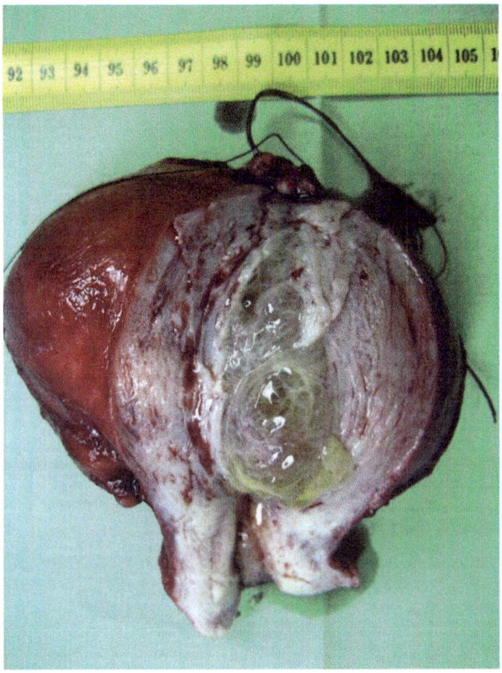

Abb. 3.17 Myxoides Leiomyosarkom/Myxoides Leiomyom – makroskopischer Befund.
Die Unterscheidung dieser beiden Entitäten kann besonders schwierig sein. Das hier abgebildete myxoide Leiomyom weist eine ähnliche gallertige Schnittfläche wie das in ▶ Abb. 3.15C dargestellte myxoide Leiomyosarkom auf.

Diagnose eines myxoiden Leiomyosarkoms. Aus praktischen Gründen wird vorgeschlagen, dann von einem myxoiden Leiomyosarkom zu sprechen, wenn bei einer myxoiden Differenzierung irgendeines der nachfolgenden Kriterien erfüllt ist: > 2 Mitosen/10 HPF oder signifikante Atypien oder geographische Nekrosen oder destruktive Infiltration des angrenzenden Myometriums (59, 84).

Bei 20–60 % der Leiomyosarkome lassen sich **Estrogen- und Progesteronrezeptoren** nachweisen, sie sind aber in den meisten Fällen nur fokal und vorrangig im Randgebiet des Tumors lokalisiert (2, 90). I. d. R. sind myogene Marker gut exprimiert. Zusätzlich findet sich bei den Leiomyosarkomen eine **vermehrte Expression des Ki-67-Antigens** (bzw. MIB-1) und **p53** (62). Dagegen wird VEGF nur von sehr wenigen Leiomyosarkomen exprimiert (53).

Insgesamt ist aufgrund der zahlreichen Varianten der glattmuskulären Geschwülste die Festlegung der Dignität der bzw. deren Zuordnung in niedrig oder hochmaligne Tumoren ein sehr schwieriges Feld, zumal mehrere Einteilungen existieren (▶ Kap. 3.4). Tatsächlich werden bei einer Zweitbeurteilung bis zu 30 % der Leiomyosarkome nicht als solche bestätigt (23). In Zweifelsfällen sollte hinsichtlich der Frage der Dignität immer noch einmal Rücksprache mit dem Pathologen genommen werden, oder das Präparat über den Pathologen zusätzlich an ein Referenzlabor geschickt werden. Weitere Einzelheiten können in den Handbüchern der gynäkologischen Pathologie nachgelesen werden (11, 49, 59, 89).

Low-grade und high-grade Leiomyosarkom

Ähnlich wie bei den uterinen Stromasarkomen wird z. T. noch zwischen low- und high-grade Leiomyosarkomen unterschieden (23, 37). Die Einteilung diente ursprünglich der prognostischen Einschätzung, hatte jedoch keinen Einfluss auf therapeutische Maßnahmen. Während aus einer Analyse (37) hervorgeht, dass low-grade Leiomyosarkome in jedem Stadium eine bessere Prognose besitzen sollen, konnte dies in anderen Studien nicht bestätigt werden (20, 65). Die wesentliche Problematik besteht darin, dass das Grading nach unterschiedlichen Kriterien erfolgt (23, 68), die eine Vergleichbarkeit praktisch unmöglich machen und eher Verwirrung stiften. Nach dem **„FIGO Grading"** werden die Grade 1 und 2 als low-grade (▶ Abb. 3.16C) und der Grade 3 als high-grade Leiomyosarkome eingestuft (▶ Abb. 3.16D). Nach dem **„Broders 4-Level-System"** werden die low- bzw. high-grade Tumoren sogenannten Grad-1 und 2 bzw. 3 und 4 Levels zugeordnet. Ein weiteres verwendetes System sind die **„FNCLCC Histologic Grading Criteria"** der „French Federation of Anticancer Centers", das als prognostischer Gradingscore für Weichteilsarkome entwickelt wurde, dort exzellent zu handhaben ist und daher auch bei uterinen Sarkomen Anwendung findet (65). Das Problem ist, dass bereits die uterinen Leiomyome Charakteristika aufweisen, die im normalen Weichgewebe zur Diagnose eines malignen Tu-

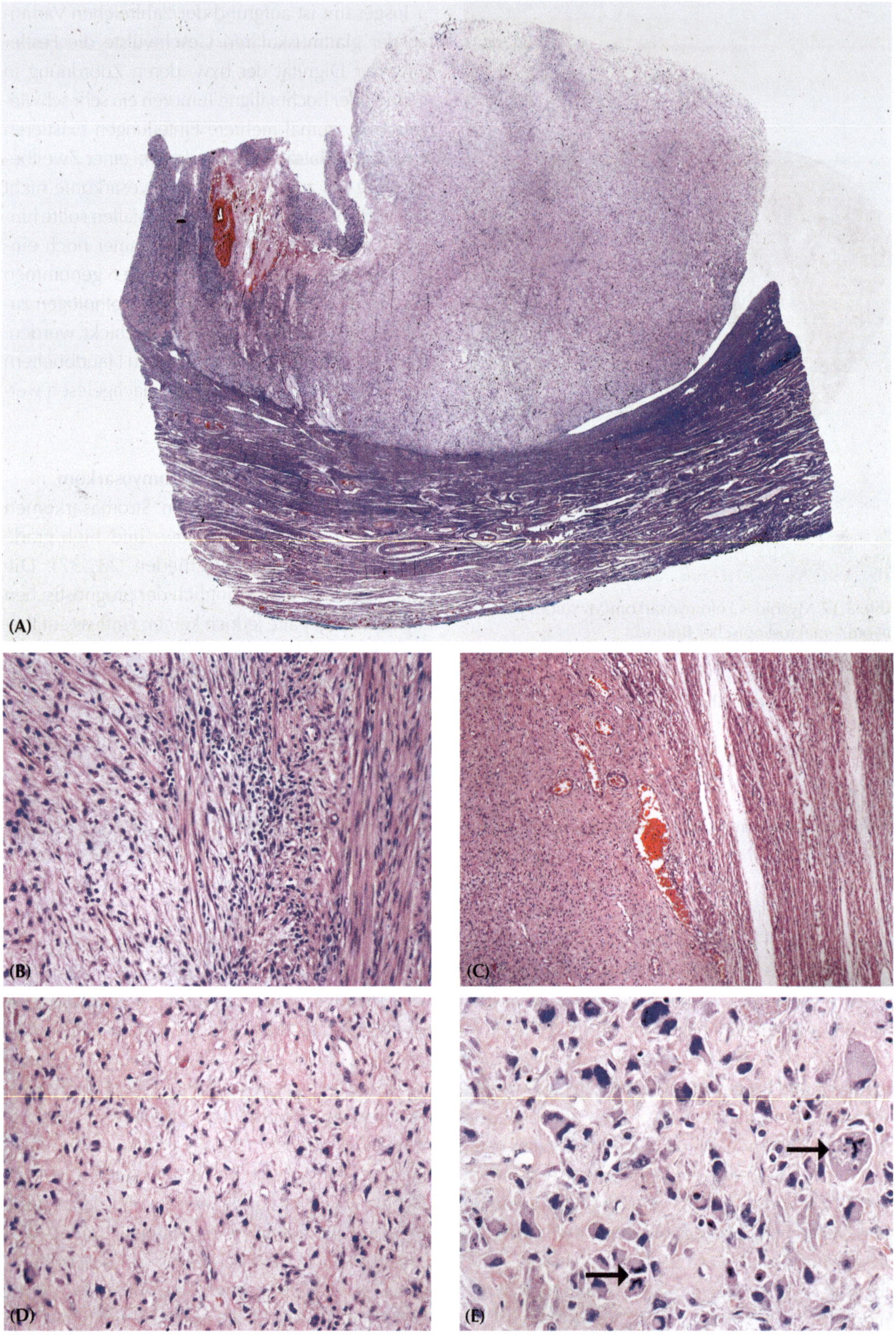
(A)
(B)
(C)
(D)
(E)

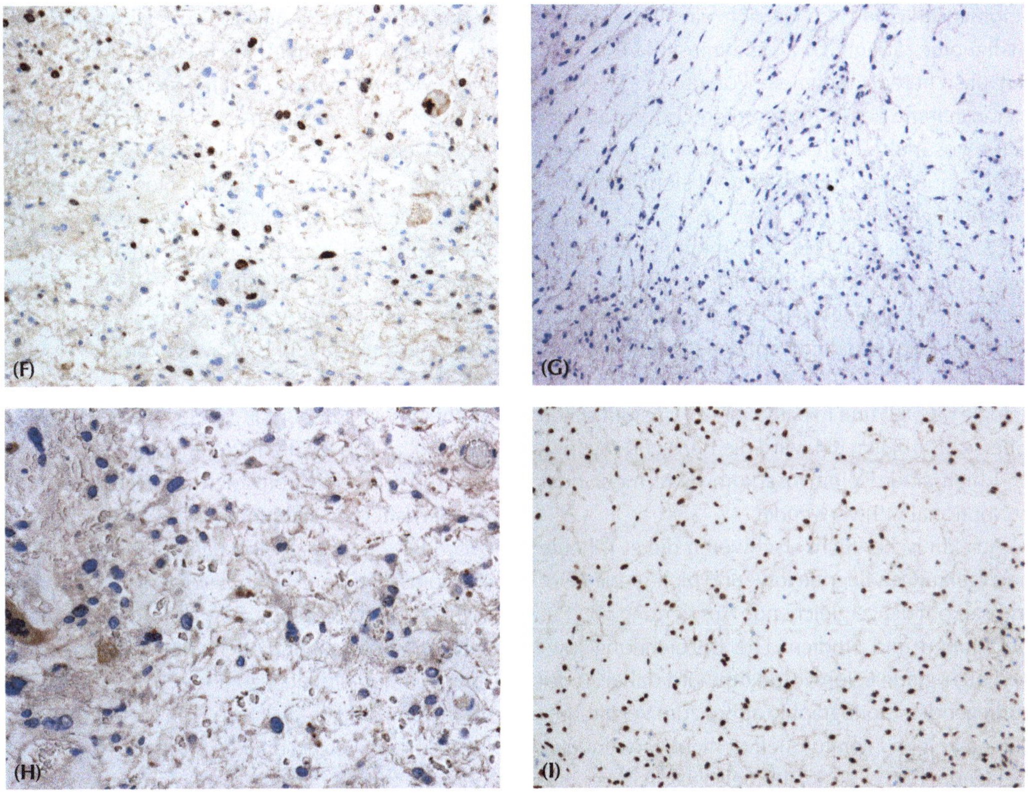

Abb. 3.18 Myxoides Leiomyosarkom/Myxoides Leiomyom – mikroskopischer Befund und Differentialdiagnose.
Das myxoide Leiomyosarkom aus Abb. 3.15C zeigt im eingescannten histologischen Präparat eine bemerkenswert scharfe Begrenzung zum Myometrium (**A**), welches nur abschnittsweise oberflächlich subtil infiltriert wird (**B,** Tumor links unten, Infiltration Bildmitte und links oben) und sich diesbezüglich vom ebenfalls scharf begrenzten Leiomyom kaum unterscheidet (**C,** Tumor links). Auch kann die Zytologie im Leiomyosarkom über weite Abschnitte harmlos erscheinen und einem myxoiden Leiomyom entsprechen (**D**). Das Leiomyosarkom zeigt im Gegensatz zum Leiomyom außer Mitosefiguren, die im Leiomyom fehlen, aber zumindest abschnittsweise signifikante Atypien (**E**) mit Pfeilen auf Mitosen; einen erhöhten proliferationsassoziierten Ki67-Index (**F**) Leiomyosarkom, (**G**) Leiomyom; und i. d. R. einen Verlust des Progesteronrezeptors (**H**) Leiomyosarkom, (**I**) Leiomyom.

mors führen würden oder umgekehrt. Nach den FNCLCC-Kriterien muss z. B. ein Teil der Grad-1 Leiomyosarkome den glattmuskulären Tumoren mit unsicherem malignem Potential zugerechnet werden. Dieses Grading, das bei den Leiomyosarkomen des Weichgewebes hervorragende Ergebnisse zur prognostischen Abschätzung bei gleichzeitig guter Anwendbarkeit bietet, kann deshalb nicht problemlos auf die Situation im Uterus übertragen werden. Erschwerend kommt dazu, dass in dem mitunter für Leiomyosarkome angewendeten Stagingsystem des **„American Joint Committee on Cancer Staging Systems"** auch die Begriffe low- und high-grade Leiomyosarkom vorkommen. Darunter werden verschiedene Stadium I und II Sarkome des AJCC-Systems ohne Lymph- und Fernmetastasen zusammengefasst (91).

Tatsächlich verwenden einige Autoren die Bezeichnungen low-grade Leiomyosarkom, Borderline-Leiomyom und glattmuskuläre Tumoren mit unsicherem malignem Potential als synonyme Begriffe (42) Die genannten Gradingkriterien sind daher nicht zur Charakterisierung von Leiomyosarkomen geeignet (65). Bei einer Reevalution von

Leiomyosarkomen erwies sich ein Drittel dieser Malignome tatsächlich als glattmuskulärer Tumor mit unsicherem malignem Potential (23). Nach Herausnahme der letztgenannten Gruppe aus der Leiomyosarkom-Statistik verschlechterte sich zwangsläufig das Überleben der Leiomyosarkompatientinnen.

Da die Bedeutung des Tumorgradings in der jetzigen Anwendung umstritten ist, verzichten heute die meisten Pathologen auf dessen Bestimmung. In den modernen Handbüchern der gynäkologischen Pathologie (11, 59, 89), der gynäkologischen Onkologie (76, 82) und in pathologisch-anatomischen Übersichtsarbeiten (84) wird die Bezeichnung low- und high-grade Leiomyosarkom nicht mehr oder nur optional (49) verwendet.

Aus klinischer Sicht erschweren die z. T. heute noch geläufigen Begriffe low- und high-grade Leiomyosarkom die vergleichende Auswertung von Publikationen und Studien. Die Bezeichnung low- und high-grade Leiomyosarkom wird daher in der vorliegenden Monographie außer zum Verständnis von einzelnen Literaturquellen nicht verwendet.

Dennoch ist es aus pathologischer Sicht bei diesem Tumortyp wahrscheinlich, dass sich, in Analogie zum Weichteilleiomyosarkom, auch im Uterus ein sinnvolles Gradingsystem entwickeln lassen müsste, dass eine gute Prognoseabschätzung bietet und ggf. auch therapeutische Implikationen besitzt. Hier bleibt die Entwicklung abzuwarten.

Symptome und klinische Befunde

Wie bei den anderen uterinen Sarkomen steht beim Leiomyosarkom die **vaginale Blutung als Zusatz- oder postmenopausale Blutung** meist in Kombination mit einem **uterinen Wachstum** im Vordergrund. **Unterbauchschmerzen** sind i. d. R. durch den rasch wachsenden Tumor bedingt, der in Analogie zu den anderen uterinen Sarkomen aufgrund dieser Eigenschaft gerne aus dem Zervikalkanal heraus in die Scheide prolabiert (▶ Abb. 3.15B, C).

Allerdings steht hinter einem „schnell wachsenden Uterus oder Myom" in der Geschlechtsreife nur etwa 0,3 % (!) ein Leiomyosarkom. Die Zahl erhöht sich auf etwa 0,5 %, wenn gleichzeitig eine Zusatzblutung die Indikation zur Hysterektomie war. Unter einem **schnell wachsenden Uterus** bzw. Myom versteht man einen Uterus/ein Myom, der/das innerhalb eines Jahres um die Größe von 6 Schwangerschaftswochen zunimmt (64) oder sich innerhalb von 6 Monaten um das Doppelte vergrößert (9). Dagegen ist jegliches, auch ein langsames Wachstum des Uterus oder eines Myoms, in der Postmenopause ein deutlicher Hinweis auf ein Leiomyo- oder anderes uterines Sarkom.

Hochsuspekt auf ein Leiomyosarkom sind in der Geschlechtsreife unter bzw. nach einer konservativen Therapie mittels GnRH-Analoga, einer Embolisation oder Ultraschall-Thermotherapie bzw. einer endoskopischen Elektromyolyse **weiter wachsende bzw. persistierend symptomatische „Myome"** (19, 36, 55, 63, 86). Das Risiko statt eines Leiomyoms ein Leiomyosarkom zu embolisieren wird auf 1:400 geschätzt. Eine **fehlende Regression des Tumors nach Embolisation** und/oder **wieder auftretende Blutungen** sind ein nicht zu übersehender Hinweis auf eine primäre Fehldiagnose (10). Meist treten die Blutungsbeschwerden und die pelvinen Schmerzen innerhalb von wenigen Monaten erneut auf oder verschwinden erst gar nicht. In den meisten Fällen sind beim Leiomyosarkom die **LDH und ihre Isoenzyme** erhöht (26).

Diagnostik

Bei prämenopausalen Frauen ist das Leiomyosarkom fast immer ein **Zufallsbefund nach histologischer Aufarbeitung eines operierten „Myoms"**. In einigen Fällen wird die Verdachtsdiagnose bereits intraoperativ am Operationspräparat gestellt. Mitunter erfolgt die Diagnose nach einer hysteroskopischen Myomektomie oder nach der Entfernung eines „Myoma in statu nascendi".

Stehen **Blutungen** im Vordergrund, wird i. d. R. eine Hysteroskopie in Kombination mit einer fraktionierten Abrasio durchgeführt. Dennoch wird die Diagnose nur ausnahmsweise am Abrasionsmaterial gestellt, da sich der Tumor meist innerhalb der Uteruswand befindet.

Es gibt **keine spezifischen Tumormarker** für das Leiomyosarkom. **Als unspezifischer Marker kann LDH verwendet werden.** Es ist beim Leiomyosarkom, mitunter aber auch bei den glattmuskulären Tumoren mit unsicherem malignem Potential sowie teilweise beim degenerierten Myom erhöht (26). Die Bestimmung kann für entsprechende differentialdiagnostische Fragen hilfreich sein (12, 26).

Die Wertigkeit der **Sonographie** für die Diagnose eines Leiomyosarkoms ist umstritten. Sonographisch ist eine Unterscheidung zu degenerativen Myomen meist nicht möglich. Hinweisend ist nur das auch sonographisch erkennbare schnelle Wachstum. Bei der transvaginalen Sonographie lassen sich in Kombination mit einer Farbdopplersonographie mitunter neben einer erhöhten Vaskularität eine Irregularität und eine mehr zufällige Verteilung der Gefäße im Tumor nachweisen.

Im **MRT** sind hohe Signalintensität, irreguläre Tumorstrukturen und Zeichen einer Degeneration in Kombination mit schlecht definierten Tumorgrenzen zumindest Hinweise auf eine Malignität. An den unregelmäßigen Tumorgrenzen können kleine Knötchen sichtbar sein. Im T1 gewichtetem Bild zeichnen sich die Nekrosen und Hämorrhagien durch eine hohe bzw. mittlere Intensität aus, während vitales Leiomyosarkomgewebe und normales Myometrium sich als Läsion mit niedriger Intensität zeigt. Im **dynamischen Kontrast-MRT mit Godolinium** kommt es im Leiomyosarkom innerhalb von 20–90 Sekunden zu einer schnelle Kontrastmittelanreicherung, während im Leiomyom und im Myometrium die Verstärkung erst verzögert auftritt (26). Degenerative Myome können ein ähnliches Bild wie Leiomyosarkome zeigen. Durch eine zusätzliche LDH Bestimmung lässt sich die Diagnose unter Umständen einengen. Ist neben einem suspekten MRT-Befund zusätzlich das LDH erhöht, kann mit hoher Sicherheit von einem Leiomyosarkom ausgegangen werden. Glattmuskuläre Tumoren mit unsicherem malignem Potential können jedoch ein ähnliches Verhalten zeigen (26). Wegen der Seltenheit von Leiomyosarkomen sind bei einem Uterus myomatosus weder in der Verlaufskontrolle noch vor einer geplanten Operation diese Untersuchungen indiziert. Bei einer geplanten konservativen Therapie von Myomen mit offener endoskopischer Enukleation, bzw. mittels Elektromyolyse, Embolisation, Hochfrequenzultraschall-Behandlung oder GnRH-Analoga ist ein entsprechendes Vorgehen zumindest beim geringsten Zweifel an der Dignität sinnvoll. Das gleiche gilt bei einem wachsenden Uterus bzw. „Myom" in der Postmenopause, wenn der Verdacht auf ein Leiomyosarkom vorliegt.

Wegen der raschen hämatogenen Metastasierung bestehen häufig schon bei der Erstdiagnose Fernmetastasen. Vor einer geplanten Therapie soll deshalb bei bekannter Diagnose ein **bildgebendes Staging von Becken, Abdomen und Thorax** mittels CT oder MRT erfolgen. Für die Anwendung eines PET gibt es gegenwärtig keine Berechtigung (71). Nicht selten wird die Diagnose auch primär an den Fernmetastasen, vorrangig in der Lunge, gestellt.

Differentialdiagnose

Die wichtigste Differentialdiagnose für das Leiomyosarkom ist das **gewöhnliche Leiomyom**. Leiomyome treten meist multipel auf, während das Leiomyosarkom mehrheitlich ein solitärer Tumor ist. Das Leiomyom ist relativ derb und zeigt auf der Schnittfläche eine verwirbelte Struktur. Es hat im Gegensatz zum Leiomyosarkom scharfe Grenzen und besitzt eine gut erkennbare Kapsel. Aus dieser Kapsel lässt sich das Leiomyom i. d. R. mühelos ausschälen. Auch das gewöhnliche Leiomyom kann im Sinne einer Degeneration größere nekrotische Abschnitte enthalten und somit ein Leiomyosarkom vermuten lassen (▶ Abb. 3.19A).

Betreffs der Konsistenz und der fehlenden Kapsel besteht zwischen dem Leiomyosarkom und den seltenen **uterinen Lymphomen** eine große klinische Ähnlichkeit (▶ Abb. 3.15A, ▶ 3.19B). Farbliche Veränderungen eines glattmuskulären Tumors sind meist Ausdruck einer **Myomdegeneration**, verführen den Kliniker aber nicht selten dazu, ein Leiomyosarkom zu vermuten (▶ Kap. 3.4.1).

Bei einer geplanten nicht-operativen konservativen Therapie von Myomen kommt der Differentialdiagnose gegenüber einem **gewöhnlichen bzw. einem degenerierten Myom** eine besondere Bedeutung zu. Eine relativ sichere Abgrenzung gegenüber einem Leiomyosarkom lässt sich durch ein dynamisches Kontrast-MRT in Kombination mit einer LDH- Bestimmung erreichen (▶ Diagnostik) (26).

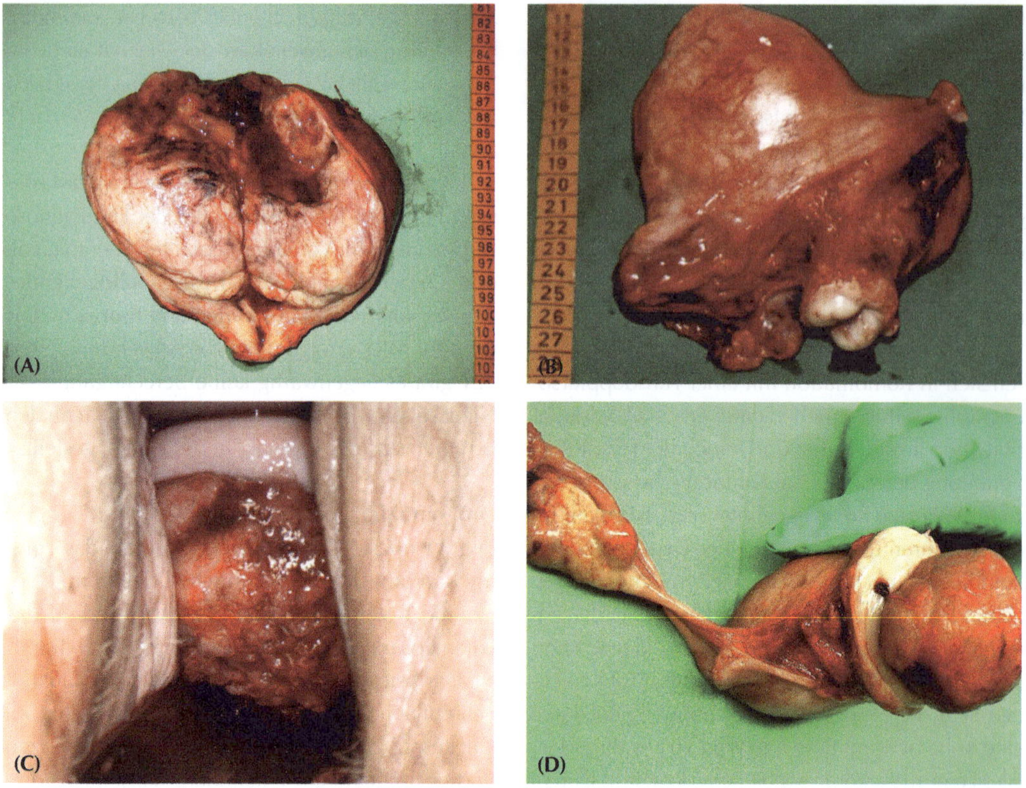

Abb. 3.19 Leiomyosarkom – klinische und makroskopische Differentialdiagnose.
In der Differentialdiagnose kommen insbesondere Leiomyome mit Blutungen und/oder Nekrosen (**A**) in Betracht. Auch das seltene Uteruslymphom (**B**) oder das Zervixhöhlenkarzinom, das in die Scheide vorwächst (**C**), können ähnlich aussehen. Schließlich kommt auch ein Myoma in statu nascendi (**D**), insbesondere mit degenerativen Veränderungen, in Betracht. Verwechslungsmöglichkeiten bestehen ferner mit den unter Abb. 2.7, Abb. 2.8 und Abb. 3.9 dargestellten Tumoren.

Bei einem mehr polypösen Vorwachsen in das Kavum kann das Leiomyosarkom klinisch auch mit den anderen **uterinen Sarkomen** oder einem **fortgeschrittenen Endometriumkarzinom** verwechselt werden (▶ Kap. 2.2). Das gilt insbesondere dann, wenn der Tumor durch den Zervikalkanal hindurch in die Scheide prolabiert. Klinisch sind Verwechslungen auch mit einem aus dem Zervikalkanal austretenden **Zervixhöhlenkarzinom** (▶ Abb. 3.19C) und bei etwas festerer Konsistenz auch mit einem **echten Myoma in statu nascendi** (▶ Abb. 3.19D) möglich. Die weitere Differentialdiagnose entspricht dann der der anderen uterinen Sarkome (▶ Abb. 2.7 und 3.9).

Differentialdiagnostisch stellen die **glattmuskulären Tumoren mit unsicherer Dignität** die größte Herausforderung dar. Sie sind klinisch, bildgebend und pathologisch-anatomisch häufig schwer von einem Leiomyosarkom zu unterscheiden. Ähnlich wie das Leiomyosarkom scheinen auch die mit einem potentiell klinisch malignen Verhalten assoziierten glattmuskulären Tumoren bzw. die glattmuskulären Tumoren mit unsicherer Dignität nicht auf eine Therapie mit GnRH-Analoga anzusprechen (▶ Kap. 3.4.2).

Ein Leiomyosarkom kann auch uterusunabhängig im Ligamentum latum bzw. Retroperitonealraum entstehen und fällt hier ebenfalls als ein schnell wachsender Tumor auf. Klinisch sind diese Wachstumsformen kaum von einem **Ovarialtumor oder anderen retroperitonealen Tumoren bzw. Sarkomen** abzugrenzen. Wird neben einem

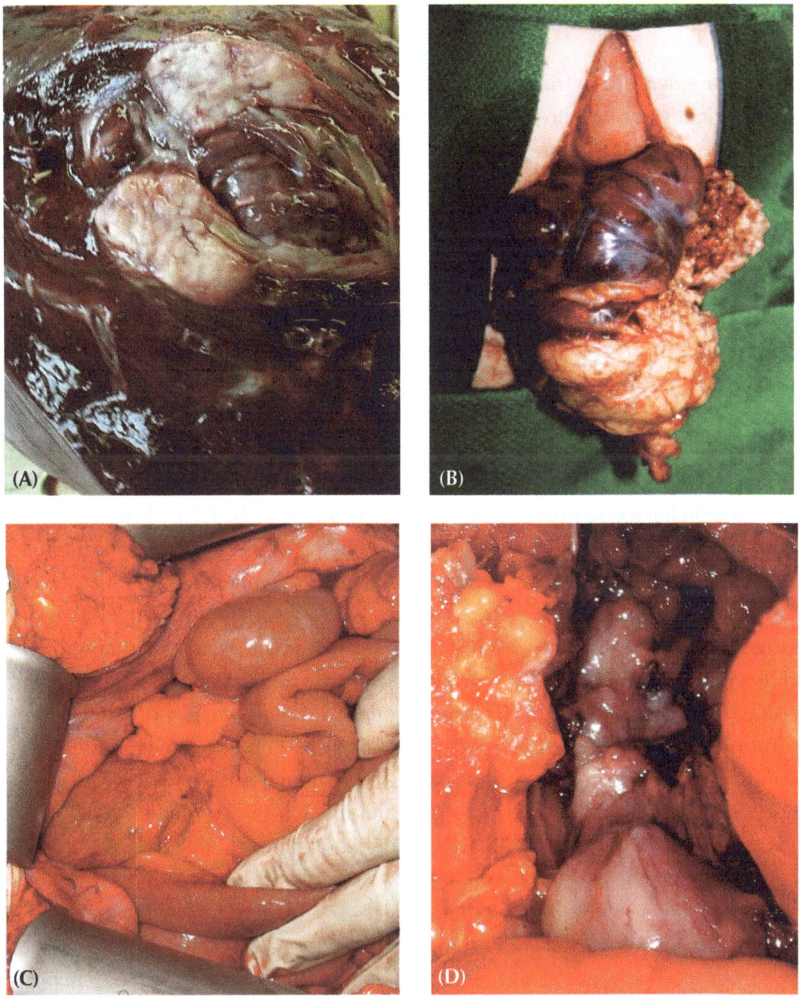

Abb. 3.20 Fortgeschrittenes Leiomyosarkom – Tumorausbreitung.
(A) Lungenmetastase eines Leiomyosarkom, Sektionsbefund, **(B)** extraperitoneales Rezidiv eines Leiomyosarkoms in der Bauchdecke. Durch das Mesenterium enkapsuliertes Rezidiv eines Leiomyosarkoms im kleinen Becken, vor (**C**) und nach (**D**) Eröffnung des Mesenteriums (klinisch tumorfreie Resektion).

uterinen auch ein ovarielles Leiomyosarkom gefunden, so ist bei einseitiger Beteiligung eher von einem eigenständigen simultanen ovariellen Leiomyosarkom und bei beidseitigem Befall eher von einer utero-ovariellen Metastasierung auszugehen (49).

Klinischer Verlauf und Prognose

Das Leiomyosarkom ist ein **sehr maligner Tumor** mit einer **hohen Rezidivfrequenz**. Nach etwas älteren Quellen beträgt das 5-Jahres-Überleben im Stadium I und II 25–50 und im Stadium III–IV nur 8 % (FIGO vor 2009). Die aktuellen an 1396 Fällen erhobenen SEER-Daten zeigen ein insgesamt günstigeres Bild als die Publikationen der vergangenen Jahre. Danach beträgt das 5-Jahres krankheitsfreie Überleben in den Stadien I, II, III und IV 75,8, 60,1, 44,9 und 28,7 % und für alle Stadien zusammengenommen 65,7 % (FIGO vor 2009) (37). Nach einer aktuellen Studie beträgt die mediane Zeit bis zur Progression allerdings nur 1,1 Jahre, das mediane Überleben aller Patientinnen nur 3,6 Jahre und das 5-Jahres-Überleben im Stadium I (FIGO vor 2009) 57 % (91).

Das **Stadium und damit verbunden die extrauterine Ausbreitung gelten als wichtigster Prognosefaktor**. Im Stadium I haben Tumoren mit > 5 cm Durchmesser die schlechteste Prognose. Fast 30 % der Patientinnen kommen schon mit einem ungünstigen Stadium III und IV zur Aufnahme (FIGO vor 2009) (37). Bei primär extrauteriner Ausbreitung überlebt kaum eine Patientin 2 Jahre.

Nach einer multivariaten Analyse verschlechtert die Entfernung der Ovarien bei prämenopausalen Frauen die Prognose (22). Die Untersuchung könnte den Daten entsprechen, dass Patientinnen ≤ 52 Jahre eine prinzipiell bessere Prognose als ältere Frauen haben (37). Ein **möglicherweise protektiver Effekt der Sexualsteroide** würde auch die Beobachtung stützen, dass sich mit steigender Expression von Estrogen- und Progesteronrezeptoren kombiniert mit niedrigen Ki-67 Werten die Prognose verbessert (2). Die vermutete protektive Wirkung der Ovarien hat sich bislang jedoch nicht in einer wirksamen Hormontherapie niedergeschlagen. In einer Fall-Kontrollstudie (22) und in der jüngsten SEER-Analyse (37) hatte das Entfernen bzw. Belassen der Ovarien in der Prämenopause keinerlei Einfluss auf die Prognose. Dagegen verschlechtert eine intraoperative Verletzung des Leiomyosarkoms die Prognose deutlich (▶ Kap. 3.6.2.1).

Es gibt zurzeit keine histologischen und molekularen Parameter die das Verhalten des Leiomyosarkoms insbesondere im Stadium I voraussagen können (84). Allerdings haben die epitheloiden und myxoiden Leiomyosarkome i. d. R. schon primär eine schlechtere Prognose. Die **Anzahl der Mitosen ist für sich alleine nicht prädikativ** für die weitere Entwicklung des Tumors (84), wenn auch mehr als > 20 Mitosen/10 HPF mit einem deutlich verringerten progressionsfreien Überleben verbunden sind (52) und somit, wie oben angedeutet, einen ersten Ansatz für die Etablierung eines verlässlichen Gradingschemas bietet. Während sich atypische Leiomyome mit bis zu 15–20 Mitosen/10 HPF in hohem Maße gutartig verhalten, kann sich ein epitheloides Leiomyosarkom schon bei 2 Mitosen/10 HPF als außerordentlich maligne erweisen. Als ungünstig gelten in jedem Falle extensive geographische Nekrosen.

Der **Metastasierungsweg findet beim Leiomyosarkom vorrangig hämatogen statt,** während die lymphogene Ausbreitung kaum von Bedeutung ist. Deshalb gilt eine **Gefäßinvasion** auch als ein wichtiger Hinweis auf einen ungünstigen Verlauf. Die **Metastasierungsorte** sind überwiegend die **Lunge und Leber,** aber auch die **Nieren, das Gehirn und die Knochen**. Dementsprechend ist im Stadium I der erste Metastasierungsort in 41 % die Lunge und nur in 13 % das kleine Becken. Insgesamt stehen bei rezidivierter Erkrankung 56 % hämatogene Metastasen etwa 7 % pelvine Metastasen gegenüber (52) (▶ Abb. 3.20). Nach anderen Quellen sind sogar 90 % der Rezidive alleinige **Fernmetastasen** oder Fernmetastasen plus pelvine Rezidive (20). In bis zu 10 % sind Lungenmetastasen schon bei der Primärdiagnose vorhanden.

Metastasen in die regionalen Lymphknoten und Ovarien werden im Stadium I und II (FIGO vor 2009) fast nur dann beobachtet, wenn auch eine anderweitig extrauterine Ausbreitung vorliegt (25, 37, 46). Während sich in den Stadien I–IV 6,6 % positive Lymphknoten finden, fällt die Zahl auf maximal 3,5 %, wenn keine extrauterine Absiedlung vorhanden ist (37, 46, 52). Eine metaanalytische Zusammenstellung ergab bei 884 Leiomyosarkomen unterschiedlicher Stadien nur in 3,3 % positive Lymphknoten. Die Fälle mit positiven Lymphknoten haben insgesamt eine signifikant schlechtere Prognose, während sich die Lymphonodektomie per se nicht auf das Überleben auswirkt (37). Das deckt sich mit den Befunden, dass trotz negativer Lymphknoten Rezidive häufig sind und das Überleben praktisch ausschließlich von den Fernmetastasen beeinflusst wird.

Nach den aktuellen SEER-Daten und einer retrospektiven Auswertung von 280 Leiomyosarkomen ist ein **hohes Grading** ebenfalls mit einer ungünstigen Prognose verbunden (22, 37).). Dennoch ist das Grading in seiner heutigen Anwendung wie bereits erwähnt umstritten und wird in d. R. gar nicht mehr bestimmt (▶ low- und high-grade Leiomyosarkom).

3.6.2 Therapie der Leiomyosarkome

Es gibt zurzeit noch keine Studie bzw. Literaturquelle, die die ab 2009 geltende Stadieneinteilung für Leiomyosarkome (▶ Kap. 3.6.1, ▶ Tab. 3.2) berücksichtigt. Die jeweiligen Literaturübersichten/Studien nehmen ausschließlich Bezug auf die FIGO-Stadieneinteilung des Endometriumkarzinoms, wie sie bis 2008 verwendet wurde.

3.6.2.1 Therapie von auf den Uterus begrenzten Tumoren

Die Therapie von auf den Uterus begrenzten Leiomyosarkomen bezieht sich auf die Stadien I und II der bis 2008 geltenden FIGO-Stadieneinteilung für uterine Sarkome, wobei durch das Stadium II eine Zervixbeteiligung dokumentiert wurde. Beide Stadien charakterisierten damit ein auf den Uterus begrenztes Leiomyosarkom. In der aktuellen Einteilung für Leiomyosarkome stellt ein Stadium-II Leiomyosarkom einen im kleinen Becken ausgebreiteten Tumor dar. Ein in den nachfolgenden Kapiteln numerisch benanntes Stadium bezieht sich ausnahmslos auf die alte FIGO-Einteilung.

Primäre medikamentöse und konservative nichtoperative Therapie

Zur Operation des Leiomyosarkoms gibt es keine Alternative. Wird in Unkenntnis der exakten Diagnose bei einem Leiomyosarkom wegen eines vermuteten Leiomyoms eine Embolisation oder eine andere Methode, bei der kein Material für die histologische Untersuchung gewonnen wurde, durchgeführt, ist i. d. R. eine Diagnoseverzögerung von mindestens 13–15 Monaten die Folge. Mit der steigenden Nachfrage nach konservativen Behandlungsmethoden haben entsprechende Mitteilungen in der Literatur, auch mit hochdramatischen Verläufen, erheblich zugenommen (19, 36, 55, 63, 86). Trotz der Seltenheit der Leiomyosarkome sollte jede Patientin, die sich einer konservativen Therapie unterziehen will, über diesen Sachverhalt zweifelsfrei, konsequent und nachprüfbar aufgeklärt werden. Bei fehlender Aufklärung über diesen Tatbestand können die rechtlichen Folgen gravierend sein.

Merke: Für auf den Uterus begrenzte Tumoren ist die Operation die Therapie der Wahl. Nicht operative konservative Maßnahmen sind kontraindiziert.

Primäre Operation

Die **abdominale Hysterektomie** gilt als Standardoperation für das Leiomyosarkom. Es gilt heute als gesichert, dass das Belassen der Ovarien zu keiner Verschlechterung der Prognose führt (22, 37). Ihr Erhalt ist möglicherweise sogar mit einer besseren Prognose verbunden (22). Aus tumorbiologischer Sicht gibt es daher keine Indikation, die Adnexe zu entfernen. Ovarialmetastasen kommen im Stadium I und II (FIGO vor 2009) nur in 3,5 % der Fälle (52) und sonst fast ausschließlich bei bereits anderweitiger extrauteriner Ausbreitung vor. Bei auf den Uterus begrenzten Tumoren besteht aus dieser Sicht **keine Indikation zur Ovarektomie** (37, 46). Eine **Adnexektomie** richtet sich daher nach dem Wunsch der Patientin, dem Menopausenstatus oder nach einer eigenständigen Indikation für diesen Eingriff.

In den aktuellen NCCN-Practice Guidelines in Oncology gibt es betreffs einer **Lymphonodektomie** beim Leiomyosarkom keine spezifische Aussage (58). Unter Einbeziehung der endometrialen Sarkome wird der Eingriff mit oder ohne pelvine und paraaortale Lymphonodektomie empfohlen. Danach soll die Entscheidung individualisiert auf der Basis des klinischen Szenarios und der intraoperativen Befunde beruhen, nach der die Lymphonodektomie unterlassen werden soll, wenn bereits eine extrauterine Ausbreitung vorhanden ist oder wenn keine Lymphadenopathie vorliegt. Es handelt sich hierbei um eine NCCN-Category-2A-Empfehlung (▶ Kap. 1.7), die lediglich auf kleineren retrospektiven Untersuchungen basiert. Die Aussage entspricht damit einer Empfehlung zur selektiven Lymphonodektomie von vergrößerten Lymphknoten. Gleichzeitig wird darauf hingewiesen, dass die Möglichkeit besteht, sich im reproduktiven Alter individuell für oder gegen eine Lymphonodektomie zu entscheiden.

Nach der derzeitigen Datenlage beeinflusst eine Lymphonodektomie das Überleben jedoch nicht (1, 37). Dafür gibt es mehrere Erklärungen. Zum einen sind die regionären Lymphknoten relativ selten befallen und zum anderen sind positive Lymphknoten fast ausnahmslos mit einer prognostisch ungünstigen extrauterinen Ausbreitung vergesellschaftet. Weiterhin überschreitet die Zahl der Fernmetastasen ohnehin deutlich die der pelvinen Rezidive. Hinzu kommt, dass sowohl ein negativer als auch ein positiver Lymphnotenbefund zurzeit ohne jede weitere therapeutische Konsequenz ist, wenn auch die Prognose bei positiven Lymphknoten deutlich schlechter ist. Eine systematische und selektive (Sampling) Lymphonodektomie ist daher beim Leiomyosarkom nicht indiziert (21, 37). Auch bei primär retroperitonealen Leiomyosarkomen gehört eine regionale Lymphonodektomie nicht zum operativen Spektrum (6, 27). Sollte man sich dennoch für eine Lymphonodektomie entscheiden, muss die Patientin zweifelsfrei über den fehlenden Nutzen aufgeklärt werden.

Ist der Verdacht auf ein Leiomyosarkom begründet, ist eine vaginale Hysterektomie kontraindiziert, zumal, wenn noch ein Morcellement durchgeführt wird oder werden muss. Das gilt in Analogie für endoskopische Verfahren.

Nach einem versehentlichen **Morcellement** von Leiomyosarkomen ist mit einer Prognoseverschlechterung zu rechnen (15). Nach einer Analyse mit sehr kleinen Fallzahlen soll es nur zu einer leichten Erhöhung der Lokalrezidivrate kommen, ohne dass das Gesamtüberleben beeinflusst wird (56). In einer aktuellen Studie konnte jedoch nachgewiesen werden, dass eine Verletzung des Leiomyosarkoms durch ein Morcellement mit einer signifikant erhöhten Rezidiv- und einer verschlechterten Überlebensrate verbunden ist (67). Das gilt auch, wenn es bei endoskopischen oder offenen „Myomektomien", bei subtotalen Hysterektomien nur am Uterus zu Verletzungen mit einem scharfen Instrument gekommen ist. Selbst eine nachfolgende Hysterektomie konnte die ungünstigere Prognose nicht mehr beeinflussen (67). Dennoch sollte nach einem (versehentlichen) Morcellement der Uterus komplett entfernt werden. Der wesentliche Grund für diese Maßnahme sind möglicherweise noch bestehende Tumorreste. In 15 % wurde bei entsprechenden Reoperationen ein höheres Tumorstadium vorgefunden (15). In einer Analyse retroperitonealer Sarkome unter Einschluss zahlreicher Leiomyosarkome erwiesen sich makroskopische Tumorreste, R1-Resektionen und Tumorrupturen als signifikante unabhängige prädikative Faktoren für ein verschlechtertes Überleben (6).

Die negativen Auswirkungen von Tumorrupturen bei retroperitonealen Sarkomen sind möglicherweise ein prädikativer Surrogatmarker auch für die Folgen eines Morcellements von uterinen Leiomyosarkomen auf das Überleben.

Eine **isolierte Tumorexstirpation** ist bei einer solitären Geschwulst zwar technisch möglich aber wegen der schlechten Gesamtprognose (!) und der schon genannten Gefahren bei einer Uterusverletzung höchst fragwürdig. Bei kritischer Durchsicht der Literatur ist ein nicht unerheblicher Teil der konservativen Operationen mit günstigem Verlauf an sogenannten low-grade Leiomyosarkomen durchgeführt worden, die heute im Wesentlichen den glattmuskulären Tumoren mit unsicherer Dignität zugeordnet werden (48, 73). Wenn man sich dennoch bei einem Leiomyosarkom zu einer konservativen Operation entschließt, darf der Tumor nicht größer als 5 cm sein und die Entfernung muss zweifelsfrei im Gesunden erfolgen. Vor dem Eingriff sind eine Farbdopplersonographie und ein MRT/CT des Uterus essentiell, um eine extrauterine Ausbreitung weitgehend auszuschließen. Ein endoskopisch-operatives Verfahren verbietet sich von selbst. Nachkontrollen mittels Farbdopplersonographie, MRT/CT und HSK sind zwingend erforderlich (48). **Die Indikation kann nur ein dringender Kinderwunsch sein.** Über ausgetragene Schwangerschaften, aber auch über beim Kaiserschnitt und bei nachfolgenden Hysterektomien entdeckte Rezidive wird berichtet (48, 73).

Insgesamt wird ein konservativ operatives Vorgehen gegenwärtig als technisch zwar machbar, aber als eine nicht geeignete chirurgische Maßnahme angesehen (21). Sollte die Patientin mit einem bekannten Leiomyosarkom auf einem organerhaltenden Eingriff bestehen, ist sie nachdrücklich mit eindeutiger Dokumentation des Gesprächsinhalts über das bereits primär sehr hohe Rezidivrisiko mit relativ niedrigen Überlebenschancen aufzuklären und eine Hysterektomie nach Abschluss der Reproduktion zu empfehlen. Das Gleiche gilt, wenn die Patientin einer Operationserweiterung bei einem konservativ operierten „Leiomyom" nach der Enddiagnose als Leiomyosarkom widerspricht.

Jede Patientin, die sich einer konservativen organerhaltenden Therapie eines gewöhnlichen Myoms unterziehen will, muss zweifelsfrei, konsequent und nachprüfbar darüber aufgeklärt werden, dass es sich dabei auch um ein nicht erkanntes Leiomyosarkom handeln kann, dessen Verletzung unter Umständen gravierende Folgen haben kann. Bei fehlender Aufklärung über diesen Tatbestand können die rechtlichen Folgen gravierend sein.

Erneut oder weiter wachsende „Leiomyome" nach einer Embolisation, Ultraschall-Thermotherapie, endoskopischen Enukleation, Elektromyolyse, oder unter einer Behandlung mit GnRH-Analoga sollten wegen des dringenden Verdachts auf ein Leiomyosarkom immer einer Operation zugeführt werden. Insbesondere wenn die Patientin operationsunwillig ist, kann zur Abgrenzung gegenüber einer Myomdegeneration ein dynamisches Kontrastmittel-MRT zusammen mit einer LDH-Bestimmung vorangestellt werden.

Merke: Die abdominale Hysterektomie gilt als Standardverfahren. Eine Lymphonodektomie erbringt keinen Überlebensvorteil und ist beim Leiomyosarkom nicht indiziert. Die Entfernung bzw. Belassung der Adnexe hat keinen Einfluss auf die Prognose. Ein Morcellement bzw. eine Verletzung des Leiomyosarkoms muss unter allen Umständen vermieden werden. Im Ausnahmefall ist bei dringendem Kinderwunsch eine sicher im Gesunden erfolgende Tumorexstirpation (hohes Rezidivrisiko) möglich. Wachsende „Myome" nach einer operativen und nicht-operativen konservativen Therapie sind hochsuspekt auf ein Leiomyosarkom und sollen möglichst einer Hysterektomie zugeführt werden.

Adjuvante Chemotherapie

Eine adjuvante Chemotherapie hat sich bei auf den Uterus begrenzten komplett operierten Leiomyosarkomen bislang als **nicht wirksam** erwiesen. Mittels einer randomisierten Studie ließ sich weder im Gesamtüberleben noch im progressionsfreien Intervall durch eine adjuvante Chemotherapie mit **Doxorubicin** ein statistischer Unterschied gegenüber einem Nihilarm sichern (61). Eine Schwäche der Studie bestand jedoch darin, dass einerseits alle uterinen Sarkome einbezogen waren und andererseits nicht ausgeschlossen werden kann, dass sich unter den Leiomyosarkomen auch glattmuskuläre Tumoren mit unsicherer Dignität befunden haben können. Dennoch stellt gerade das in der Studie verwendete Doxorubicin für das Leiomyosarkom eine Standardsubstanz in der palliativen Situation dar. Die genannten Ergebnisse konnten durch eine Fall-Kontrollstudie (22) bestätigt werden. Auch weitere retrospektive Untersuchungen lassen keinen Benefit einer adjuvanten Chemotherapie erkennen (40, 41, 57). Eine aktuelle prospektive Phase-II-Studie mit der in der palliativen Situation gut wirksamen Kombination aus **Gemcitabine und Docetaxel** ergab allerdings erste Hinweise auf eine mögliche Wirksamkeit auch in der adjuvanten Situation (33).

In den NCCN-Guidelines wird als Category-2A-Empfehlung betreffs einer adjuvanten Therapie nur eine Beobachtung empfohlen (58). Im Sinne einer Category-2B-Empfehlung kann man jedoch eine adjuvante Chemotherapie in Betracht ziehen. Zusammengefasst gibt es gegenwärtig jedoch keine validen Daten über den Nutzen eines solchen Vorgehens. Auf der Basis der gegenwärtigen Datenlage ist eine adjuvante Chemotherapie beim komplett operierten auf den Uterus begrenzten Leiomyosarkom nicht indiziert (22, 71, 80) (post surgery chemotherapy cannot be considered standard of care for patients with a localized gynaecological sarcoma who are at high-risk for relapse (80).

Merke: Es gibt zurzeit keine gesicherte Indikation für eine adjuvante Chemotherapie.

Adjuvante Hormontherapie

Estrogen- und Progesteronrezeptoren sind in etwa 50 % bei den Leiomyosarkomen nachweisbar (5). Die Expression der Steroidrezeptoren findet jedoch vorrangig im Randgebiet des Tumors statt. Aus der möglicherweise besseren Prognose des Leiomyosarkoms bei prämenopausalen Frauen bzw. durch das Belassen der Ovarien bei der Hysterektomie und dem mehrfach beobachteten Wachstum unter Anwendung von GnRH-Analoga können zurzeit wegen vieler ungeklärter Fragen dennoch keine Konsequenzen für den möglichen Einsatz von Hormonen zur adjuvanten Therapie gezogen werden.

> **Merke:** Es gibt keine Indikation für eine adjuvante Hormontherapie.

Postoperative Bestrahlung

Schon die retrospektiven Untersuchungen der Vergangenheit ergaben keinen Hinweis auf den Nutzen einer postoperativen Strahlentherapie beim Leiomyosarkom (22, 38, 85). Die aktuellen Resultate der randomisierten EORTC-55874-Studie (70), in der eine pelvine Bestrahlung gegen einen Kontrollarm bei allen auf den Uterus begrenzten Sarkomen geprüft wurde, lassen keinen Unterschied beim progressionsfreien und Gesamtüberleben zwischen den beiden Behandlungsregimes bei den Leiomyosarkomen erkennen. Im Gegensatz zu den Karzinosarkomen blieb beim Leiomyosarkom auch die Lokalrezidivrate unbeeinflusst. Die Daten der jüngsten SEER-Erhebungen (37, 87) ergaben gleichfalls keinen Effekt der Bestrahlung auf das Überleben. Die vorrangige Lokalisation von Rezidiven und Metastasen außerhalb des Beckens, die hohe Zahl an Fernmetastasen und deren relativ frühes Auftreten lassen einen Einfluss der Bestrahlung auf das Überleben ohnehin unwahrscheinlich erscheinen.

In den NCCN-Guidelines wird als Category-2A-Empfehlung betreffs einer adjuvanten Therapie nur zu einer Beobachtung geraten (58). Als Category-2B-Empfehlung kann man auch eine postoperative externe Bestrahlung oder eine Brachytherapie in Betracht ziehen. Diese Empfehlung basiert auf einarmigen retrospektiven Untersuchungen mit kleinen Fallzahlen und inkonsistenten Ergebnissen und hat noch nicht die Ergebnisse der randomisierten EORTC-55874-Studie (70) berücksichtigt.

Zusammengefasst gibt es gegenwärtig keine wissenschaftliche Grundlage zur Durchführung einer postoperative Strahlentherapie beim Leiomyosarkom. Ein postoperative Bestrahlung ist bei auf den Uterus begrenzten Tumoren daher nicht indiziert (22, 30) und sollte der Rezidivtherapie vorbehalten bleiben (71).

Ob eine Nachbestrahlung von versehentlich morcellierten Leiomyosarkomen irgendeinen Nutzen hat, ist nach den vorliegenden Daten extrem unwahrscheinlich (56, 67).

> **Merke:** Es gibt zurzeit keine Indikation für eine postoperative Bestrahlung.

Primäre Bestrahlung

Über eine primäre Strahlentherapie bei allgemein operablen Patientinnen mit auf den Uterus begrenzten Leiomyosarkomen existieren keine verwertbaren Publikationen. Aufgrund der Tumorbiologie (▶ Kap. 3.6.1, Klinischer Verlauf und Prognose) und der Daten zur postoperativen Strahlentherapie ist durch eine alleinige Bestrahlung kein wesentlicher Benefit auf das Überleben zu erwarten. Aus dieser Sicht muss bei allgemein operablen Frauen eine Strahlenbehandlung von auf den Uterus begrenzten Sarkomen als kontraindiziert angesehen werden.

> **Merke:** Es gibt gegenwärtig keine Indikation zur primären Strahlentherapie von Leiomyosarkomen bei allgemein operablen Patientinnen.

3.6.2.2 Therapie von primär fortgeschrittenen auf das Becken und die Bauchhöhle begrenzten Tumoren

Als fortgeschrittene Tumoren werden im Folgenden alle Leiomyosarkome bezeichnet, die nicht mehr auf den Uterus begrenzt sind. Damit ist sowohl die Ausbreitung im kleinen Becken als auch in der Bauchhöhle gemeint. Das entspricht im Wesentlichen den Stadien II und III der ab 2009 geltenden Stadieneinteilung. In den Publikationen und Studien fehlt meist eine exakte Zuordnung, so dass auch hier i. d. R. nur von fortgeschrittenen Tumoren gesprochen wird.

Bei einem **primär lokoregionär fortgeschrittenen Leiomyosarkom** ist die Erkrankung meist bereits in die Bauchhöhle ausgebreitet. Häufig liegt gleichzeitig eine Fernmetastasierung vor. In diesen Fällen ist die Prognose außerordentlich schlecht. Da von einer Chemotherapie nur ein kurzfristiger rein palliativer Effekt zu erwarten ist, ist die Operation die Therapie der Wahl. Die Wirksamkeit einer Strahlentherapie ist umstritten.

Neoadjuvante Chemotherapie

Die Indikation für eine neoadjuvante Chemotherapie von Leiomyosarkomen bildet eine absolute Ausnahme, zumal ein Nutzen bislang nicht erkennbar ist. Über eine neoadjuvante Chemotherapie fortgeschrittener Befunde gibt es daher nur Einzelberichte. Mit dem hochtoxischen **CYVADIC-Schema** (Cyclophosphamid, Vincristin, Epirubicin, DTIC) wurde in einem Fall zwar ein Rückgang des LDH aber keine Veränderung in der Tumorgröße gesehen (26). Zur Erzielung einer lokalen Operabilität ist der Einsatz einer Kombination aus **Gemcitabine und Docetaxel** denkbar (▶ Kap. 3.6.2.5).

> **Merke:** Über eine neoadjuvante Chemotherapie zur Erzielung einer Operabilität fortgeschrittener Befunde gibt es keine Daten. Denkbar ist in Ausnahmefällen der Einsatz einer Kombination aus Gemcitabine und Docetaxel.

Neoadjuvante Hormontherapie

Beim Leiomyosarkom gibt es bezüglich einer neoadjuvanten Hormontherapie keine Daten. Eine Hormontherapie ist für ein entsprechendes Vorgehen nicht geeignet.

> **Merke:** Beim Leiomyosarkom gibt es für eine neoadjuvante Hormontherapie keine Indikation.

Primäre Operation

Ist das Leiomyosarkom auf das Becken bzw. die Bauchhöhle beschränkt und liegen keine Fernmetastasen vor, ist unbedingt ein optimales **Debulking** anzustreben. Mit einer aggressiven Zytoreduktion kann offenbar auch trotz einer R1-Resektion eine Lebensverlängerung erzielt werden (14). Gegenwärtig muss wegen der wenigen verfügbaren Chemotherapeutika, der schlechten Ansprechbarkeit der Leiomyosarkome auf eine systemische Therapie bei zusätzlich sehr kurzen progresssionsfreien Intervallen eine operative Sanierung als Therapie der Wahl angesehen werden. In den aktuellen NCCN-Guidelines soll nach einer Category-2A-Empfehlung eine chirurgische Resektion in Abhängigkeit von der Symptomatik, der Ausdehnung der Erkrankung und der Resektabilität in Betracht gezogen werden (58).

> **Merke:** Bei extrauterin im Becken oder in der Bauchhöhle ausgebreiteten Tumoren muss gegenwärtig eine Resektion oder ein optimales Debulking als Methode der Wahl angesehen werden.

Postoperative Strahlen-, Hormon- und Chemotherapie

Sowohl nach einer R0-Resektion eines fortgeschrittenen Leiomyosarkoms als auch bei verbliebenem Tumorrest nach einem optimalen Debulking ist durch eine **Strahlentherapie** kein zusätzlicher Benefit betreffs erneuter Rezidive oder des Überlebens zu erreichen (14). Ob eine Bestrahlung von einem isoliert im Becken lokalisierten Tumorrest von irgendeinem Nutzen ist, ist unbewiesen und von der Tumorbiologie her eher nicht zu erwarten. In den NCCN-Practice-Guidelines in Oncology 2009 kann als Category-2A-Empfehlung eine gezielte externe Bestrahlung oder Brachytherapie auf das Gebiet des bekannten oder vermuteten Tumors in Betracht gezogen werden (58). Eine Ganzabdomenbestrahlung ist ausdrücklich nicht in die Empfehlung einbezogen. Zusammenfassend kann in Einzelfällen bei einer R1/R2-Resektion eine gezielte Strahlentherapie erwogen werden. Die Patientin muss über den nicht bewiesenen Nutzen aufgeklärt werden.

Auch durch eine Chemotherapie ist sowohl nach einer R0-Resektion als auch bei verbliebenem Tumorrest nach einem optimalen Debulking kein zusätzlicher Effekt bezüglich erneuter Rezidive oder des Überlebens zu erreichen (14). In den NCCN-Guidelines kann nach einer Category-2B-Empfehlung eine Chemotherapie in Betracht gezogen werden (58). Sollte man sich zu einer Chemotherapie entschließen, muss die Patientin über den nicht bewiesenen Nutzen aufgeklärt werden.

Eine postoperative Hormontherapie ist nicht indiziert. Verwertbare Daten, die eine entsprechende Therapie begründen könnten, sind nicht verfügbar.

Merke: Nach einer R1/R2-Resektion von fortgeschrittenen Tumoren kann eine gezielte externe Bestrahlung oder Brachytherapie auf das Gebiet des bekannten oder vermuteten Tumors in Betracht gezogen werden. Valide Daten über einen Nutzen liegen gegenwärtig nicht vor. Es gibt keine Daten, die den Nutzen einer Chemo- oder Hormontherapie nach einem optimalen Debulking belegen.

Primäre Bestrahlung

Einzig die retrospektiv erhobenen SEER-Daten (8) gehen von einer möglichen Überlebensverbesserung durch eine Bestrahlung von fortgeschrittenen Leiomyosarkomen aus. Im Falle einer lokalen Inoperabilität oder einer allgemeinen Kontraindikation zur Operation kann auf dieser Basis eine Strahlentherapie eingesetzt werden. Bei einer Progression nach bzw. unter der Bestrahlung ist eine Chemotherapie indiziert (▶ Kap. 3.6.2.5).

Merke: Die Operation ist auch bei fortgeschrittenen Tumoren die Therapie der Wahl. Ist eine Operation technisch nicht mehr durchführbar kann eine primäre Strahlentherapie erwogen werden.

3.6.2.3 Vorgehen bei allgemeiner Inoperabilität

Die Datenlage hinsichtlich allgemein inoperabler Patientinnen mit einem auf den Uterus begrenztem Leiomyosarkom ist außerordentlich schwach. Am ehesten kommen eine **externe pelvine Bestrahlung mit/oder ohne eine Brachytherapie** infrage. Ein entsprechendes Vorgehen wird durch die aktuelle NCCN-2A-Empfehlung gedeckt (58). Ein Überlebensgewinn ist aufgrund der Tumorbiologie wahrscheinlich nicht zu erzielen.

Ob zusätzlich oder alleine eine **Chemotherapie** gegeben werden soll, ist ungeklärt und der Nutzen ist völlig unbewiesen. Eine alleinige Chemotherapie kann nach einer NCCN-2B-Empfehlung gleichfalls in Betracht gezogen werden (58). Aufgrund der Erfahrungen in der palliativen Situation muss unter einer Chemotherapie jedoch mit einem nur sehr kurzen progressionsfreien Intervall gerechnet werden.

Auch **bei fortgeschrittenen Befunden** ist wegen der begrenzten Ansprechrate und -dauer einer Chemotherapie am ehesten **zunächst eine Strahlentherapie** indiziert. Wegen der eingeschränkten Möglichkeiten einer wirksamen Chemotherapie ist es vertretbar mit der systemischen Behandlung erst bei einem Progress nach der Bestrahlung zu beginnen. Das weitere Vorgehen entspricht dem Procedere bei der palliativen Chemotherapie. Liegt bereits eine allgemeine Metastasierung vor, ist die Strahlentherapie nicht mehr indiziert.

Merke: Bei allgemeiner Inoperabilität ist bei auf den Uterus begrenzten lokal fortgeschrittenen Fällen am ehesten eine Strahlentherapie indiziert. Bleibt die Strahlentherapie ohne Effekt bzw. kommt es zur erneuten Progression oder liegt bereits eine allgemeine Metastasierung vor, ist wie bei der palliativen Chemotherapie vorzugehen.

3.6.2.4 Nachsorge

In Analogie zum Endometriumkarzinom soll die Nachsorge beim Leiomyosarkom **klinisch und symptomorientiert mittels gynäkologischer und allgemeiner Untersuchung** erfolgen. Die Kontrollen sollen für 2 Jahre alle 3 Monate, für die nächsten 3 Jahre alle 6 und danach alle 12 Monate durchgeführt werden. Ein Überlebensgewinn durch aufwändige laborchemische und apparative Untersuchungen konnte bislang nicht belegt werden. Intensivere diagnostische Schritte sollen daher erst bei einem erhobenen Befund oder Symptomatik eingeleitet werden. Pelvine Rezidive sind gut einer klinischen Untersuchung und einer nachfolgenden Operation zugänglich. Wegen der schlechten Ansprechrate aller Chemotherapieschemata auf der einen und der dramatisch kurzen Ansprechdauer von median weniger als 6 Monaten auf der anderen Seite ist eine frühzeitige Chemotherapie bei fehlenden Symptomen nicht sinnvoll, zumal die chemotherapeutischen Reserven sehr begrenzt sind.

Da Patienten mit solitären isolierten Metastasen in der Lunge oder Leber möglicherweise hinsichtlich des Überlebens von einer Operation profitieren können, könnte eine jährliche bildgebende Kontrolle der beiden Organe sinnvoll sein. Nach den aktuellen NCCN-Guidelines wird daher auch in einer Category-2A-Empfehlung zusätzlich zu den klinischen Kontrollen eine jährliche **Röntgenaufnahme des Thorax** empfohlen. Valide Daten, die ein entsprechendes Vorgehen unterstützen, sind nicht bekannt. Die Empfehlung für regelhafte CT/MRT Kontrollen von Becken, Abdomen und Thorax wurde aus den aktuellen NCCN-Guidelines herausgenommen. Sie sollten nur symptomabhängig durchgeführt werden (58).

Merke: Es wird die symptomorientierte klinische Nachsorge empfohlen. Die Kontrollen sollen für 2 Jahre alle 3 Monate, für die nächsten 3 Jahre alle 6 und danach alle 12 Monate durchgeführt werden. Ein Überlebensgewinn durch aufwändige laborchemische und apparative Untersuchungen konnte bislang nicht belegt werden. Eine jährliche bildgebende Kontrolle von Lunge und Leber könnte von Nutzen sein, wenn bei nachgewiesenen Metastasen eine operative Entfernung geplant ist.

3.6.2.5 Rezidive und Metastasen

Die wesentlichen **Metastasierungsorte** beim Leiomyosarkom sind Lunge (▶ Abb. 3.20A), Leber und Bauchhöhle. Metastasen in der Mamma, im Gehirn und in den Schädelknochen sind selten, kommen aber vor (35, 74, 75). Beim Leiomyosarkom sind isolierte **Fernmetastasen** deutlich häufiger als reine pelvine Rezidive. Mehrheitlich treten beide jedoch gemeinsam auf, so dass Fernmetastasen in bis zu 90 % bei einer Rezidivierung nachweisbar sind (20).

Wird die Erstdiagnose Leiomyosarkom an einer Metastase gestellt, muss zunächst an die deutlich häufigeren primären Lokalisationen im viszeralen, retroperitonealen und Extremitätenbereich gedacht werden. Bei einem Leiomyosarkom in der unteren Hohlvene handelt es sich im Regelfall um eine primäre Erkrankung der glatten Muskulatur der Vene (34). Der wichtigste klinische Hinweis auf einen extrauterinen Primärtumor ist das Fehlen eines uterinen Leiomyosarkoms bzw. eines uterinen glattmuskulären Tumors mit unsicherer Dignität. Für alle im Folgenden beschriebenen Maßnahmen besteht allgemeiner Konsens, dass es sich um geeignete Therapiemaßnahmen handelt, die nur in Einzelfällen auf randomisierten Studien, in der Mehrheit jedoch lediglich auf klinischer Erfahrung bzw. einer „lower-level evidence" beruhen.

Primäre Operation

Wegen des extrem kurzen progressionsfreien Intervalls von median 4-6, maximal 10 Monaten unter einer palliativen Chemotherapie und nur weniger chemotherapeutischer Alternativen wird beim Leiomyosarkom die Operation von resektablen Rezidiven und Metastasen als **Therapie der Wahl** angesehen. Obwohl vergleichende randomisierte Studien fehlen, sprechen zahlreiche retrospektive und Fall-Kontrollstudien dafür, dass durch eine operative Intervention gegenüber einer systemischen oder Strahlentherapie bessere Überlebensdaten erzielt werden können.

Rezidive im Becken und in der Bauchhöhle sollen möglichst einer **operativen Zytoreduktion** zugeführt werden (▶ Abb. 3.20 B-D). Nach einer multivariaten Analyse führt die Zytoreduktion, auch als ausgedehnter Eingriff, schon per se zu einem verlängerten Überleben (univariat R0-Resektion). Eine primäre Rezidivoperation soll schon zu einem signifikant verbesserten krankheitsfreien Überleben mit einer rezidivfreien Zeit von mehr als 6 Monaten führen, wenn nur lokale Rezidive im Becken und in der Bauchhöhle oder (!) nur Fernmetastasen vorliegen. Zytoreduktive Operationen bei Rezidiven sollten an Zentren erfolgen, da sie im Interesse einer R0-Resektion ein erhebliches Ausmaß annehmen können. Isolierte Scheidenmetastasen können alternativ bei operationstechnischen Problemen auch einer gezielten Strahlentherapie zugeführt werden (58).

Lungenmetastasen gehören zu den wichtigsten Indikationen für die Metastasenchirurgie der Leiomyosarkome. Als Voraussetzungen für die operative Sanierung dürfen keine extrathorakalen Herde vorhanden sein, der Primärtumor muss entfernt und der Befund soll komplett resektabel sein. Mit der Resektion von Lungenmetastasen wird noch ein 2-Jahresüberleben von 73,8 bzw. ein 5-Jahres-Überleben von 43 % erreicht (45, 47). Prinzipiell ist eine komplette Tumorentfernung mit signifikant günstigeren Überlebenszeiten verbunden als eine inkomplette Resektion. Dennoch lässt sich selbst durch eine unvollständige Tumorentfernung die Überlebenszeit verbessern (4). Es können auch mehrere Metastasen entfernt werden, Herde von über 2 cm Größe sind aber mit einem schlechteren Verlauf verbunden. Wenn auch randomisierte Studien fehlen, so zeigen doch umfangreiche retrospektive Weichteilsarkomstudien, dass die palliative Operation gegenüber einer systemischen Therapie mit deutlich günstigeren progressionsfreien und Gesamtüberlebenszeiten verbunden ist (4).

Bei komplett entfernten **Lebermetastasen** unterschiedlicher Sarkome unter Einschluss uteriner Leiomyosarkome werden 3- und 5-Jahres Überlebensraten von 50 bzw. 13–34 % erzielt (13, 16, 43). Bei nicht erfolgter Resektion liegen die entsprechenden Überlebensdaten nur bei 13 bzw. 4 % (13). Eine wiederholte Resektion ist möglich und eine extrahepatische Metastasierung ist keine Kontraindikation, wenn bei letzteren eine R0-Resektion gelingt (43). Entfernt werden können sowohl mehrere Metastasen als auch Tumoren mit einem Durchmesser von > 10 cm. Ab 10 cm scheint sich die Prognose jedoch zu verschlechtern. Insgesamt kann bei Lebermetastasen wohl nur durch eine komplette, nicht aber inkomplette Entfernung ein Überlebensvorteil gegenüber einer Nicht-Operation erzielt werden (13, 79). Mikroskopische Tumorreste führen zu einem weiteren Anstieg der ohnehin häufigen intrahepatischen Rezidive, ohne jedoch das Überleben signifikant zu beeinflussen. Besonders schlecht ist die postoperative Prognose, wenn die Lebermetastasen synchron mit oder innerhalb von 6 Monaten nach der Diagnose des Primärtumors auftreten. Ein Intervall von mehr als 2 Jahren ist dagegen der wichtigste prädikative Faktor für einen günstigen Ausgang (3, 13, 45). Die wesentlichen Eingriffe bestehen aus einer Segmentresektion oder einer rechten oder linken (auch erweiterten) Hepatektomie. Es werden bis zu 35 % Komplikationen beschrieben (43). Die Indikation zur totalen Leberresektion mit Transplantation ist wegen der schlechten Gesamtprognose metastasierender Leiomyosarkome fragwürdig.

Für Leber- und Lungenmetastasen kann prinzipiell auch die **LITT** eine Alternative sein. Die Zahl der Metastasen ist pro Organ auf 4–5 begrenzt, der Durchmesser sollte nicht über 4–5 cm liegen. Für Lebermetastasen kann auch die **SIRT** oder eine **Chemoembolisation** angewendet werden. Es auch gibt einige Berichte über Embolisationen und Ultraschall-Hochfrequenzablationen von Metastasen. Die Datenlage betreffs dieser Maßnahmen ist bei den uterinen Sarkomen jedoch noch zu schwach, um definitive Schlussfolgerungen für die minimal invasiven Methoden zu ziehen.

Bei **Hirnmetastasen** liegen fast ausschließlich Untersuchungen zu anderen Sarkomen und nur vereinzelt zum uterinen Leiomyosarkom vor (54, 74). Bei solitären Metastasen wird die Operation als Therapie der Wahl angesehen. Gegenüber nicht resezierten Metastasen ist das rezidivfreie und Gesamtüberleben mit median 9,6 gegen 2,7 Monaten deutlich verlängert (17). Die alleinige Chemo- und oder Strahlentherapie von Hirnmetastasen ist bei Sarkompatientinnen nicht wirksam bzw. mit schlechteren Ergebnissen als die Operation verbunden. Statistisch gesicherte Daten liegen nicht vor.

Zusammenfassend ist die Operation, auch als ausgedehnter und wiederholter Eingriff, die Therapie der Wahl bei Rezidiven und Fernmetastasen von Leiomyosarkomen. Die besten Kandidaten für diese Option sind Patientinnen mit isolierten Organmetastasen und hoher Wahrscheinlichkeit einer kompletten Tumorentfernung und einem rezidivfreien Intervall nach der Erstoperation von mindestens 6 Monaten besser jedoch 2 Jahren. Die Überlebensdaten von pulmonal und extrapulmonal (z. B. Bauchhöhle) operierten Patientinnen unterscheiden sich nicht. Synchron auftretende Fernmetastasen und Lokalrezidive sind allerdings mit einer schlechteren Prognose verbunden (24, 45). Ist die Operation solitärer Metastasen lokal oder allgemein nicht möglich, kann zunächst der Versuch einer gezielten Bestrahlung erfolgen.

Merke: Bei technisch operablen Rezidiven oder Metastasen im Becken und in der Bauchhöhle ist die Operation, auch wiederholt, die Methode der Wahl. Patientinnen mit Lungen- und Leber- und Hirnmetastasen profitieren gleichfalls von einer Resektion. Prinzipiell können in der Lunge und Leber auch minimal invasive Verfahren wie eine LITT oder SIRT eingesetzt werden. Auswertbare Daten für diese Methoden liegen noch nicht vor.

Postoperative Strahlen-, Hormon- und Chemotherapie

Eine **additive Chemo- oder Radiotherapie** soll nach einer Resektion von Rezidiven und Metastasen eines Leiomyosarkoms im Becken und in der Bauchhöhle keinen zusätzlichen Nutzen erbringen (24). Nach den aktuellen NCCN-Guidelines kann nach einer Category-2A-Empfehlung im Anschluss an die Resektion eines vaginalen Rezidivs eine gezielte Bestrahlung des Operationsgebietes erfolgen. Bei simultanen Rezidiven im kleinen Becken kann an dieser Stelle zusätzlich eine gezielte Radiatio erfolgen (58). Über den wirklichen Nutzen dieser Maßnahme gibt es keine verwertbaren Daten.

In gleicher Weise kann eine postoperative Nachbehandlung mit einer Chemo- und/oder Radiotherapie die Resultate nach einer Resektion von Lungenmetastasen nicht weiter verbessern, selbst wenn sie inkomplett erfolgt ist (4, 45, 47). Bei operierten Hirnmetastasen kann durch eine zusätzliche Bestrahlung möglicherweise noch ein geringgradiger Benefit erzielt werden (88). Betreffs einer postoperativen Hormontherapie existieren keine Daten.

Eine Strahlen- oder Chemotherapie nach einer Resektion von Fernmetastasen ist insgesamt sehr umstritten, zumal für einen Überlebensvorteil keine validen Daten bekannt sind. Nach den aktuellen NCCN-Practice Guidelines in Oncology Category-2A-Empfehlung kann man diese Maßnahmen in Betracht ziehen (58). Der Nachteil eines solchen Vorgehens ist, dass für die mit Sicherheit erneut auftretenden Rezidive die ohnehin geringen chemo- und strahlentherapeutischen Reserven vorzeitig ausgeschöpft werden. Über diesen entscheidenden Nachteil muss die Patientin zweifelsfrei und aktenkundig aufgeklärt werden, wenn eine entsprechende Maßnahme geplant ist.

Merke: Es existieren keine validen Daten, die die Anwendung einer Strahlen-, Hormon- und Chemotherapie nach operativ entfernten Rezidiven und Metastasen unterstützen. Das gilt auch für R1/2-Resektionen. Möglicherweise kann bei Hirnmetastasen eine zusätzliche Bestrahlung von Vorteil sein.

Primäre Chemotherapie

Beim Leiomyosarkom ist eine Chemotherapie bei diffuser Metastasierung, bei symptomatischen Rezidiven oder Metastasen, die einer operativen und/oder einer Strahlentherapie nicht (mehr) zugänglich sind, indiziert. Die Chemotherapie wird auch empfohlen, wenn nach einer Resektion von vaginalen und pelvinen Rezidiven zusätzlich noch eine extrapelvine Ausbreitung vorliegt (58). Die Prognose ist in diesen Fällen außerordentlich schlecht. Als **hoch palliative Maßnahme** dient die Chemotherapie im Wesentlichen nur der vorübergehenden Verbesserung der Lebensqualität. Die alleinige Chemo- und oder Strahlentherapie von Hirnmetastasen ist bei Sarkompatientinnen offenbar nicht wirksam bzw. mit schlechteren Ergebnissen als die Operation verbunden. Statistisch gesicherte Daten liegen nicht vor.

Zur **Monotherapie** gibt es nur wenige wirksame Substanzen. Die höchsten Remissionsraten werden mit bis zu 17 % mit **Ifosfamid**, bis zu 20 % mit **Gemcitabine** und bis zu 25 % mit **Doxorubicin** erreicht (50, 60, 66, 80). Die Ergebnisse sind durch liposomales Doxorubicin nicht zu verbessern (83). **Paclitaxel** ist mit einer Ansprechrate von 8,4 % und einem medianen progressionsfreien Intervall von nur 1,5 Monaten als praktisch wirkungslos zu betrachten. Auch andere Substanzen wie **Cisplatin, Etoposid** und **Topotecan** zeigen nur Remissionsraten von 5,3, 6,9 bzw. 11 %.

In einer randomisierten EORTC-Studie mit chemonaiven Weichteilsarkomen, die auch uterine Leiomyosarkome eingeschlossen hatte, wurde eine Therapie mit Doxorubicin gegen Ifosfamid verglichen. Bei deutlich höherer Toxizität unter Ifosfamid ergab sich hinsichtlich der Ansprechrate (Doxorubicin 11,8 vs. Ifosfamid 8,4 %), der medianen progressionsfreien Zeit (Doxorubicin 2,5 vs. 3,0 Monate) und des medianen Gesamtüberlebens (12 vs. 10,9 Monate) kein signifikanter Unterschied (51). Doxorubicin wird von der EORTC daher als Mittel der Wahl für die Monochemotherapie von fortgeschrittenen und metastasierten Weichteilsarkomen einschließlich der Leiomyosarkome aller Lokalisationen empfohlen (51).

In einer randomisierten Phase II-Studie wurde bei uterinen Leiomyosarkomen mit Gemcitabine eine Remissionsrate von 19 % erreicht (66). Aus dieser Sicht sind für die Monotherapie von uterinen Sarkomen Doxorubicin und Gemcitabine offensichtlich als gleichwertige Substanzen anzusehen. Welche Substanz man letztlich präferiert, kann somit auch anhand des Nebenwirkungsspektrums entschieden werden. Erst nach Ausschöpfung der Potenzen von Gemcitabine und Doxorubicin oder bei entsprechenden Kontraindikationen kann Ifosfamid als Mittel der 3. Wahl für die Monochemotherapie verwendet werden.

Ein besseres Ansprechen als bei der Monochemotherapie ließ sich mit nur wenigen **Kombinationschemotherapien** erzielen. Mit **Doxorubicin plus Ifosfamid** wurde bei uterinen Leiomyosarkomen eine Remissionsrate von 30 % bei einer mittleren Ansprechdauer von 4 Monaten beobachtet (81). In einer ersten Phase-II-Studie wurde mit **Gemcitabine plus Docetaxel** eine sehr hohe Ansprechrate von 53 % erreicht. Die Tumoren waren z. T. chemo- und strahlentherapeutisch vorbehandelt. Das mediane progessionsfreie Überleben betrug auch hier nur 5,6 und das mediane Gesamtüberleben 17,9 Monate. (29) Diese guten Resultate ließen sich durch weitere Studien mit Gemcitabine und Docetaxel nicht bestätigen (31, 32). Danach erzielte diese Kombination bei chemonaiven fortgeschrittenen bzw. metastasierten Leiomyosarkomen mit und ohne vorangehende Bestrahlung nur noch eine Remission von 35,8 %. Das progressionsfreie Überleben betrug insgesamt 4,4 und bei den Respondern 6 Monate (31). Bei chemotherapeutisch vorbehandelten Frauen lag die Remissionsrate bei 27 % bei einer progressionsfreien Zeit von 5,6 bzw. 9 Monaten (32). Immerhin konnte bei 50 % der Leiomyosarkome ein Wachstumsstillstand für median 5,4 Monate erreicht werden. Trotz routinemäßiger prophylaktischer Gabe von GSCF vom 9. bis zum 15. Tag war die Hämatotoxizität im Sinne einer Thrombozytopenie bzw. Neutropenie nicht unerheblich (31, 32). In Ermangelung von Alternativen wurde die Kombination aus Gemcitabine und Docetaxel 2008 als Standard-Polychemotherapie eingestuft (31, 32). In den jüngsten Studien des Jahres 2009 wurden allerdings bei fehlenden Komplettremissionen nur noch Remissionsraten von 33 bzw. 20 % gesehen (66, 77). Damit war die Kombination aus Gemcitabine und Docetaxel zwar deutlich toxischer aber letztlich nicht wirksamer als Gemcitabine in der Monotherapie. Die hochtoxische Kombination aus **Ifosfamid, Doxorubicin und Dacarbazine** und das **CYVADIC-Schema** wurden aus den aktuellen Empfehlungen des NCCN (58) gezielt herausgenommen bzw. werden gegenwärtig nicht mehr verwendet.

Die progressionsfreie Zeit aller eingesetzten Regime beträgt typischerweise 3–4 und auch bei Respondern selten über 6 Monate. Aus dieser Sicht ist bei praktisch identischen Remissionsraten primär generell eine weniger toxische Monotherapie der Polychemotherapie vorzuziehen. Die hochtoxische Polychemotherapie ist wegen leicht erhöhter Remissionsraten nur bei starker Symptomatik oder hohem Remissionsdruck indiziert.

Merke: Wegen der begrenzten medianen Ansprechdauer von meist weniger als 6 Monaten mit allen Regimes sollte primär eine Monotherapie mit Doxorubicin oder Gemcitabine eingesetzt werden. Bei beiden Substanzen ist von einer identischen Wirksamkeit auszugehen. Bei Kontraindikation zum Doxorubicin bzw. zum Gemcitabine oder bei erneutem Progress kann Ifosfamid verwendet werden. Eine bedrohliche Symptomatik bzw. ein hoher Remissionsdruck rechtfertigen möglicherweise eine Polychemotherapie in der Kombination aus Gemcitabine und Docetaxel. Wahrscheinlich sind damit schnellere Remissionen, aber keine höheren Remissionsraten zu erzielen.

Primäre Hormontherapie

Die wenigen Berichte über eine erfolgreiche Therapie von Rezidiven und Metastasen eines Leiomyosarkoms mit **Gestagenen, Antigestagenen und Aromatasehemmern** müssen kritisch beurteilt werden. Bekannt ist eine Remission eines metastasierten Leiomyosarkoms unter dem Aromatasehemmer **Anastrozol** sowie von pelvinen und Lebermetastasen mit positivem Progesteronrezeptor mit den Antigestagen **Mifepriston** (28, 39). Bei genauem Studium der Publikationen fällt auf, dass die hormonell behandelten Rezidive entweder primär schon als low-grade Leiomyosarkom bezeichnet oder die feingewebliche Beschreibung so allgemein gehalten wurde, dass daraus keine definitiven Schlussfolgerungen hinsichtlich einer zweifelsfreien Dignität gezogen werden können. Wenn sich in Leiomyosarkomen auch in bis zu 60 % Steroidrezeptoren nachweisen lassen, muss man dennoch berücksichtigen, dass sich Estrogen- und Progesteronrezeptoren vorwiegend im Randgebiet des Tumors befinden und deren Expression bei den meisten Tumoren eher niedrig ist.

Im Ausnahmefall ist bei unwirksamer Chemotherapie bei positiven Estrogenrezeptoren eine Hormontherapie mit Aromatasehemmern bzw. bei positiven Progesteronrezeptoren mit einem Antigestagen denkbar. Die Datenlage dafür ist allerdings außerordentlich schwach, die Anwendung erfolgt „off label use".

Merke: Es gibt weder wissenschaftliche noch valide klinische Daten, die den Nutzen einer Hormontherapie bei Rezidiven und Metastasen begründen. Sie kann in Ausnahmefällen bei positiven Hormonrezeptoren als Therapieversuch eingesetzt werden.

Primäre Bestrahlung

Es gibt keine Daten, die einen Benefit hinsichtlich des Überlebens durch eine Strahlentherapie von Rezidiven und Metastasen eines Leiomyosarkoms belegen. Die alleinige Strahlentherapie von Hirnmetastasen ist bei Sarkompatientinnen nicht wirksam bzw. mit schlechteren Ergebnissen als die Operation verbunden. Statistisch gesicherte Daten liegen nicht vor.

Die Strahlenbehandlung dient daher vor allem der **Symptomkontrolle**. Wegen der operationstech-

Therapievorschlag	
Monochemotherapie	Doxorubicin 75 mg/m² i. v. (Tag 1), q 3 Wochen
	Gemcitabine 1000 mg/m² i. v. (Tag 1, 8, 15) weiter Tag 28
	Ifosfamid 2–3 g/m² i. v. (Tag 1–3), q 3–4 Wochen
Polychemotherapie	Gemcitabine 900 mg/m² i. v. (Tag 1, 8) + Docetaxel 100 mg/m² i. v. (Tag 8), q 3 Wochen (Dosissenkung von Gemcitabine/Docetaxel auf 675/75 mg/m² bei vorbestrahlten Patientinnen)
	Doxorubicin 60 mg/m² i. v. (Tag 1), + Ifosfamid 2 g/m² i. v. (Tag 1–3), q 3 Wochen

nischen Probleme ist die gezielte Kontakt- und/ oder perkutane Bestrahlung bei **isolierten Scheidenrezidiven** jedoch eine echte Alternative zur Resektion (58).

Als wichtige Indikationen gelten **schmerzende lokalisierte Knochenmetastasen** oder (symptomatische) **solitäre Lungenmetastasen** aber auch **Rezidive im Becken**, die einer Operation nicht zugänglich sind. Wenn möglich ist in Absprache mit den Strahlentherapeuten eine **Kontakttherapie** oder eine **gezielte kleinvolumige perkutane Bestrahlung** einzusetzen. Aufgrund der geringeren Toxizität sollte die kleinvolumige Bestrahlung oder eine Kontakttherapie der Chemotherapie vorgezogen werden. Bei ausgedehnten pelvinen oder intraabdominellen Befunden kommt auch eine hochpalliative komplette Beckenbestrahlung bzw. eine Ganzabdomenbestrahlung evtl. in Kombination mit einem Boost infrage. Die Ganzabdomenbestrahlung ist mit einer hohen Nebenwirkungsrate verbunden. Da keine Vergleichsdaten vorliegen, ist in Abhängigkeit vom Allgemeinzustand individuell vorzugehen.

Merke: Isolierte Scheidenmetastasen stellen die wichtigste Indikation für eine gezielte Strahlentherapie dar. Lokal und allgemein inoperable Befunde können zur vorübergehenden Symptomkontrolle gleichfalls bestrahlt werden. Die Zielstellung ist hoch palliativ. Es gibt zurzeit keine Daten, die einen Überlebensvorteil durch eine Bestrahlung belegen.

Supportive Therapie

Bei einer disseminierten Erkrankung ist wegen der sehr schlechten Prognose des Leiomyosarkoms statt einer Chemo- oder Radiotherapie auch eine gute supportive Therapie eine empfohlene Option (58).

Merke: Bei einer diffusen Metastasierung ist eine alleinige supportive Behandlung eine akzeptierte Therapieoption.

Neue Entwicklungen

Noch in der Testphase befindet sich beim Leiomyosarkom das an die DNA angreifende **Trabectidin.** In einer randomisierten GOG Phase-III Studie wird gegenwärtig eine Kombination aus Gemcitabine und Paclitaxel mit bzw. ohne den **Angiogenesehemmer Bevacizumab** bei fortgeschrittenen Leiomyosarkomen untersucht. In einer aktuellen Phase-II Studie mit einer Kombination aus dem oral wirksamen **Alkylans Temozolomid und Thalidomid** ist bei fortgeschrittenen und metastasierten Leiomyosarkom (46 % uterine Leiomyosarkome) in 10 % eine partielle Remission und in 24 % ein Tumorstillstand gesehen worden (7). Es gibt außerdem erste erfolgversprechende Tierversuche mit **Vandetanib**, einem Tyrosinkinaseinhibitor des VEGFR 2 und des EGFR. Vandetanib hemmte mit und ohne eine kombinierte Chemotherapie statistisch signifikant das Wachstum uteriner Leiomyosarkome und führte bei einer vermehrten Apoptose zu einer verminderten Tumorzellproliferation und Angiogenese (72).

3.6.3 Literatur

1. Akahira, J., Tokunaga, H., Toyoshima, M., Takano, T., Nagase, S., Yoshinaga, K., Tase, T., Wada, Y., Ito, K., Niikura, H., Yamada, H., Sato, A., Sasano, H., Yaegashi, N.: Prognosis and prognostic factors of carcinosarcoma, endometrial stromal sarcoma and uterine leiomyosarcoma: A Comparison with uterine endometrial adenocarcinoma. Oncology 71 (2006) 333–340
2. Akhan, S. E., Yavuz, E., Tecer, A., Iyibozkurt, C. A., Topuz, S., Tuzlali, S., Bengisu E., Berkman, S.: The expression of Ki-67, p53, estrogen and progesterone receptors affecting survival in uterine leiomyosarcomas. A clinicopathologic study. Gynecol. Oncol. 99 (2005) 36–42
3. Anderson, T. M., McMahon, J. J., Nwogu, C. E., Pombo, M. W., Urschel, J. D., Driscoll, D. L., Lele, S. B.: Pulmonary resection in metastatic uterine and cervical malignancies. Gynecol. Oncol. 83 (2001) 472–476
4. Billingsley, K. G., Burt, M. E., Jara, E., Ginsberg, R. J., Woodruff, J. M., Leung, D. H., Brennan, M. F.: Pulmonary metastases from soft tissue sarcoma: analysis of patterns of diseases and postmetastasis survival. Ann. Surg. 229 (1999) 602–610
5. Bodner, K., Bodner-Adler, B., Kimberger, O., Czerwenka, K., Mayerhofer, K.: Estrogen and progesterone receptor expression in patients with uterine smooth muscle tumors. Fertil. Steril. 81 (2004) 1062–1066
6. Bonvalot, S., Rivoire, M., Castaing, M., Stoeckle, E, Le Cesne, A., Blay, J. Y., Laplanche, A.: Primary ret-

roperitoneal sarcomas: a multivariate analysis of surgical factors associated with local control. J. Clin. Oncol. 27 (2009) 31–37

7. Boyar, M. S., Hesdorffer, M., Keohan, M. L., Jin, Z., Taub, R. N.: Phase II Study of Temozolomide and Thalidomide in Patients with Unresectable or Metastatic Leiomyosarcoma. Sarcoma. 2008 (2008) Article ID 412503, 7 p.
8. Brooks, E. S., Zhan, M., Cote, T., E., Baquet, C. R.: Surveillance, epidemiology, and end results analysis of 2766 cases of uterine sarcoma 1989–1999. Gynecol. Oncol. 93 (2004) 204 –208
9. Buttram, V., Reiter, R.: Uterine leiomyomata: etiology, symptomatology, and management. Fertil. Steril. 36 (1981) 433–445
10. Buzaglo, K., Bruchim, I., Lau, S. K-, Ferenczy, A., Tulandi, T., Gotlieb, W. H.: Sarcoma post-embolization for presumed uterine fibrosis. Gynecol. Oncol. 108 (2008) 244–247
11. Clement, P. B., Young, R. H.: Atlas of gynaecologic surgical pathology. Elsevier Saunders 2008
12. Coley, H. M., Lewandowicz, G., Sargent, J. M., Verrill, M. W.: Chemosensitivity testing of fresh and continuous tumor cell cultures using lactate dehydrogenase. Anticancer Res. 17 (1997) 231–236
13. DeMatteo, R. P., Shah, A., Fong, Y., Jarnagin W. R., Blumgart, L. H., Brennan, M. F.: Results of hepatic resection for sarcoma metastatic to liver. Ann. Surg. 234 (2001) 540–547
14. Dinh, T.A., Oliva, E.A., Fuller, A.F. Jr., Lee, H., Goodman, A.: The treatment of uterine leiomyosarcoma. Results from a 10-year experience (1990–1999) at the Massachusetts General Hospital. Gynecol. Oncol. 92 (2004) 648–652
15. Einstein, M. H, Barakat, R. R, Chi, D. S, Sonoda,Y., Alektiar, K. M, Hensley, M. L, Abu-Rustum, N. R.: Management of uterine malignancy found incidentally after supracervical hysterectomy or uterine morcellation for presumed benign disease. Int. J. Gynecol. Cancer 10 (2008) 1065–1070
16. Ercolani, G., Grazi, G. L., Ravaioli, M., Ramacciato, G., Cescon, M., Varotti, G., Del Gaudio, M., Vetrone, G., Pinna, A. D. T.: The role of liver resections for noncolorectal, nonneuroendocrine metastases: experience with 142 observed cases. Ann. Surg. Oncol. 12 (2005) 459–466
17. Espat, N. J., Bilsky, M., Lewis, J. J., Leung, D., Brennan, M. F.: Soft tissue sarcoma brain metastases. Prevalence in a cohort of 3829 patients. Cancer 94 (2002) 2706–2711
18. FIGO Committee on Gynecologic Oncology: FIGO staging for uterine sarcomas. Int. J. Gynecol. Obstet. 104 (2009) 179
19. Fukunishi, H., Funaki, K., Ikuma, K., Kaji, Y., Sugimura, K., Kitazawa, R., Kitazawa, S.: Unsuspected uterine leiomyosarcoma: magnetic resonance imaging findings before and after focused ultrasound surgery. Int. J. Gynecol. Cancer 17 (2007) 724–728
20. Gadducci, A., Landoni, F., Sartori, E., Zola, P., Maggino, T., Lissoni, A., Bazzurini, L., Arisio, R., Romagnolo, C., Cristofani, R.: Uterine leiomyosarcoma: analysis of treatment failures and survival. Gynecol. Oncol. 62 (1996) 25–32
21. Gadducci, A., Cosio, S., Romanini, A., Genazzani, A. R.: The management of patients with uterine sarcoma: a debated clinical challenge. Crit. Rev. Oncol. Hematol. 65 (2008) 129–142
22. Giuntoli, R. L., Metzinger, D. S., DiMarco, C. S., Cha, S. S., Sloan, J. A., Keeney, G. L., Gostout, B. S.: Retrospective review of 280 patients with leiomyosarcoma of the uterus: prognostic indicators, surgical management, and adjuvant therapy. Gynecol. Oncol. 89 (2003) 460–469
23. Giuntoli, R. L., 2nd, Gostout, B. S., DiMarco, C. S., Metzinger, D. S., Keeney, G. L.: Diagnostic criteria for uterine smooth muscle tumors: leiomyoma variants associated with malignant behavior. J. Reprod. Med. 52 (2007) 1001–1010
24. Giuntoli, R. L. 2nd, Garrett-Mayer, E., Bristow, R. E., Gostout, B. S.: Secondary cytoreduction in the management of recurrent uterine leiomyosarcoma. Gynecol. Oncol. 106 (2007) 82–88
25. Goff, B. A., Rice, L. W., Fleischhacker, D., Muntz, H. G., Falkenberry, S. S., Nikrui, N., Fuller, A. F.: Uterine leiomyosarcoma and endometrial stromal sarcoma: lymph node metastases and sites of recurrences. Gynecol. Oncol. 50 (1993) 105–109
26. Goto, A., Takeuchi, S., Sugimura, K., Maruo, T.: Usefulness of Gd-DTPA contrast-enhanced dynamic MRI and serum determination of LDH and its isozymes in the differential diagnosis of leiomyosarcoma from degenerated leiomyoma of the uterus. Int. J. Gynecol. Cancer. 12 (2002) 354–361
27. Gronchi, A., Lo Vullo, S., Fiore, M., Mussi, C., Stacchiotti, S., Collini, P., Lozza, L., Pennacchioli, E., Mariani, L., Casali, P. G.: Aggressive surgical policies in a retrospectively reviewed single-institution case series of retroperitoneal soft tissue sarcoma patients. J. Clin. Oncol. 27 (2009) 24–30
28. Hardman, M. P., Roman, J. J., Burnett A. F., Santin, A. D.: Metastatic uterine leiomyosarcoma regression using an aromatase inhibitor. Obstet. Gynecol. 110 (2007) 518–520
29. Hensley, M. L., Maki, R., Venkatraman, E., Geller, G., Lovegren, M., Aghajanian, C., Sabbatini, P., Tong, W., Barakat, R., Spriggs, D. R.: Gemcitabine and docetaxel in patients with unresectable leiomyosarcoma: results of a phase II trial. J. Clin. Oncol. 15 (2002) 2824–2831
30. Hensley, M. L.: Uterine sarcomas and carcinosarcomas: Advances for advanced disease and updates on adjuvant therapy. Educational 2006, Am. Soc. Clin. Oncol. 301–304

31. Hensley, M. L., Blessing, J. A., Degeest, K., Abulafia, O., Rose, P. G., Homesley, H. D.: Fixed-dose rate gemcitabine plus docetaxel as second-line therapy for metastatic uterine leiomyosarcoma: a Gynecologic Oncology Group phase II study. Gynecol. Oncol. 109 (2008) 323–328
32. Hensley, M. L, Blessing, J. A, Mannel, R., Rose, P. G.: Fixed-dose rate gemcitabine plus docetaxel as first-line therapy for metastatic uterine leiomyosarcoma: a Gynecologic Oncology Group phase II trial. Gynecol. Oncol. 109 (2008) 329–334
33. Hensley, M. L., Ishill, N., Soslow, R., Larkin, J., Abu-Rustum, N., Sabbatini, P., Konner, J., Tew, W., Spriggs, D., Aghajanian, C. A.: Adjuvant gemcitabine plus docetaxel for completely resected stages I-IV high grade uterine leiomyosarcoma: Results of a prospective study. Gynecol. Oncol. 112 (2009) 563–567
34. Hilliard, N. J., Heslin, M. J., Castro, C. Y.: Leiomyosarcoma of the inferior vena cava: three case reports and review of the literature. Ann. Diagn. Pathol. 9 (2005) 259–266
35. Hsiao, H. H., Liu, Y. C., Hou, M. F., Lin, S. F.: Uterine leiomyosarcoma metastasis to the breast. Eur. J. Gynaecol. Oncol. 29 (2008) 191–192
36. Iihara, K., Hirano, K., Fujioka, Y., Sakamoto, A.: Leiomyosarcoma with dedifferentiation in a premenopausal patient discovered after uterine artery embolization. Pathol. Int. 57 (2007) 681–687
37. Kapp, D. S., Shin, J. Y., Chan, J. K.: Prognostic factors and survival in 1396 patients with uterine leiomyosarcomas. Emphasis on impact of lymphadenectomy and oophorectomy. Cancer 112 (2008) 820–830
38. Kelly, K.-L., J., Craighead, P. S.: Characteristics and management of uterine sarcoma patients treated at the Tom Baker Centre. Int. J. Gynecol. Cancer 15 (2005)132–139
39. Koivisto-Korander, R., Leminen, A., Heikinheimo, O.: Mifepristone as treatment of recurrent progesterone receptor-positive uterine leiomyosarcoma. Obstet. Gynecol. 109 (2007) 512–514
40. Koivisto-Korander, R., Butzow, R., Koivisto, A.-M., Leminen, A.: Clinical outcome and prognostic factors in 100 cases of uterine sarcoma: Experience in Helsinki University Central Hospital 1990 – 2001. Gynecol. Oncol. 111 (2008) 74 – 81
41. Kokawa, K., Nishiyama, K., Ikeuchi, M., Ihara, Y., Akamatsu, N., Enomoto, T., Ishiko, O., Motoyama, S., Fujii, S., Umesaki, N.: Clinical outcomes of uterine sarcomas: results from 14 years worth of experience in the kinki district in Japan (1990–2003). Int. J. Gynecol. Cancer 16 (2006) 1358–1363
42. Kühn. W., Pickartz, H.: Klinische Pathologie des weiblichen Genitale. Wissenschaftliche Verlagsgesellschaft mbH, Stuttgart 2001
43. Lang, H., Nußbaum, K. T., Kaudel, P., Frühauf, N., Flemming, P., Raab, R.: Hepatic metastases from leiomyosarcoma. A single-center experience with 34 liver resections during a 15-year period. Ann. Surg. 231 (2000) 500–505
44. Lee, W. Y., Tzeng, C. C., Chou, C. Y.: Uterine leiomyosarcomas coexistent with cellular and atypical leiomyomata in a young woman during the treatment with luteinizing hormone-releasing hormone agonist. Gynecol. Oncol. 52 (1994) 74–79
45. Leitao, M. M., Brennan, M. F., Hensley, M., Sonoda Y., Hummer, A., Bhaskaran, D., Venkatraman, E., Alektiar, K., Barakat, R. R.: Surgical resection of pulmonary and extrapulmonary recurrences of uterine leiomyosarcoma. Gynecol. Oncol. 87 (2002) 287–294
46. Leitao, M. M., Sonoda, Y., Brennan, M. F., Barakat, R. R. Chi, D. S.: Incidence of lymph node and ovarian metastases in leiomyosarcoma of the uterus. Gynecol. Oncol. 91 (2003) 209–212
47. Levenback, C., Rubin, S. C., McCormack, P. M., Hoskins, W. J., Atkinson, E. N., Lewis, J. L.: Resection of pulmonary metastases from uterine sarcomas. Gynecol. Oncol. 45 (1992) 202–205
48. Lissoni, A., Cormio, G., Bonazzi, C., Perego, P., Lomonocio, S., Gabriele, A., Bratina, G.: Fertility sparing surgery in uterine leiomyosarcoma. Gynecol. Oncol. 70 (1998) 348–350
49. Löning, T.: Funktionelle Morphologie und Pathologie des Myometriums. In: Löning, T., Riethdorf, L. (Hrsg.): Pathologie der weiblichen Genitalorgane III – Pathologie des Uterus der Vagina und Vulva. Springer, Berlin - Heidelberg - New York 2001, 652–704
50. Look, K. Y, Sandler, A., Blessing, J. A., Lucci, J. A. 3rd, Rose, P. G., Oncology Group (GOG) Study: Phase II trial of gemcitabine as second-line chemotherapy of uterine leiomyosarcoma: a Gynecologic Oncology Group (GOG) Study. Gynecol. Oncol. 92 (2004) 644–647
51. Lorigan, P., Verweij, J., Papai, Z., Rodenhuis, S., Le Cesne, A., Leahy, M, G., Radford, J, A., Van Glabbeke M. M., Kirkpatrick, A., Hogendoorn, P. C., Blay, J. Y.: European Organisation for Research and Treatment of Cancer Soft Tissue and Bone Sarcoma Group Study Phase III trial of two investigational schedules of ifosfamide compared with standard-dose doxorubicin in advanced or metastatic soft tissue sarcoma: a European Organisation for Research and Treatment of Cancer Soft Tissue and Bone Sarcoma Group Study. J. Clin. Oncol. 25 (2007) 3144–3150
52. Major, F., Blessing, J., Silverberg, S., Morrow, P., Creasman, W., Curry, J. L., Yordan, E., Brady, M. F.: Prognostic factors in early stage uterine sarcoma: a Gynecologic Oncology study. Cancer 71 (1993) (Suppl. 4) 1702–1709
53. Mayerhofer, K., Lozanov, P., Bodner, K., Bodner-Adler, B., Obermair, A., Kimberger, O., Czerwenka,

K.: Ki-67 and vascular endothelial growth factor expression in uterine leiomyosarcoma Gynecol. Oncol. 92 (2004) 175–179
54. Melone, G. A., D'Elia, A., Brogna, C., Salvati, M.: Uterine leiomyosarcoma metastatic to the brain: case report. Tumori 94 (2008) www.tumorionline.it/articoli.php?archivio=yes&vol_id=396&id=4669
55. Milman, D., Zalel, Y., Biran, H., Open, M., Caspi, B., Hagay, Z., Dgani, R.: Unsuspected uterine leiomyosarcoma discovered during treatment with a gonadotropin-releasing hormone analogue: a case report and literature review. Eur. J. Obstet. Gynecol. Reprod. Biol. 76 (1998) 237–240
56. Morice, P., Rodriguez, A., Rey, A., Pautier, P., Atallah, D., Genestie, C., Pomel, C., Lhommé, C., Haie-Meder, C., Duvillard, P., Castaigne, D.: Prognostic value of initial surgical procedure for patients with uterine sarcoma: analysis of 123 patients. Eur. J. Gynaecol. Oncol. 24 (2003) 237–40
57. Nordal, R. R., Thoresen, S. O.: Uterine sarcomas in Norway 1956–1992: Incidence, Survival and Mortality. Eur. J. Cancer 33 (1997) 907–911
58. National Comprehensive Cancer Network: NCCN Practice Guidelines in Oncology –Uterine neoplasms. V.2.2009 www.nccn.org
59. Nucci, M. R., Quade, B. J.: Uterine mesenchymal tumors. In: Crum, P. C., Lee, K. R. (eds.): Diagnostic gynecologic and obstetric pathology. Elsevier-Saunders, Philadelphia 2006, 611–673
60. Omura, G. A., Major, F. J., Blessing, J. A., Sedlacek, T. V., Thigpen, J. T., Creasman, W. T.: A randomized study of adriamycin with and without dimethyltriazenolimidazole carboxamide in advanced uterine sarcomas. Cancer 52 (1983) 626–632
61. Omura, G. A., Blessing, J. A., Major, F., Lifshitz, S., Ehrlich, C. E., Mangan, C., Beecham, J., Park, R., Silverberg, S.: A randomized clinical trial of adjuvant adriamycin in uterine sarcomas: a Gynecologic Oncology Group Study. J. Clin. Oncol. 3 (1985) 1240–1245
62. O'Neill, C. J. O., McBride, H. A., Connolly, L. E., McCluggage, W. G.: Uterine leiomyosarcomas are characterized by high p16, p53 and MIB1 expression in comparison with usual leiomyomas, leiomyoma variants and smooth muscle tumours of uncertain malignant potential. Histopathology 50 (2007) 851–858
63. Papadia, A., Salom, E., M., Fulcheri, E., Ragni, N.: Uterine sarcoma occurring in a premenopausal patient after uterine artery embolization: a case report and review of the literature. Gynecol. Oncol. 104 (2007) 260–263
64. Parker, W. H., Fu, Y. S., Berek, J. S.: Uterine sarcomas in patients operated for presumed leiomyoma and rapidly growing leiomyoma. Obstet. Gynecol. 83 (1994) 414–418
65. Pautier, P., Genestie, C., Rey, A., Morice, P., Roche, B., Lhomme, C., Haie-Meder, C.; Duvillard, P.: Analysis of clinicopathologic prognostic factors for 157 uterine sarcomas and evaluation of a grading score validated for soft tissue sarcoma. Cancer 88 (2000) 1425–1431
66. Pautier, P.,Bui Nguyen, B., Penel, N., Piperno-Neumann, S., Delcambre-Lair, C., Bompas, E., Collin, F., Rey, A., Jimenez, M., Duffaud. F.: Final results of a FNCLCC French Sarcoma Group multicenter randomized phase II study of gemcitabine (G) versus gemcitabine and docetaxel (G+D) in patients with metastatic or relapsed leiomyosarcoma (LMS). J. Clin. Oncol. 27 (2009) Suppl., abstr 10527
67. Perri, T., Korach, J., Sadetzki, S., Oberman, B., Fridman, E., Ben-Baruch, G.: Uterine leiomyosarcoma: does the primary surgical procedure matter? Int. J. Gynecol. Cancer. 19 (2009) 257–260
68. Pothuri, B., Kehoe, M., Wright, T., Herzog, T.: Clinical outcome of atypical uterine smooth muscle tumors. ASCO, Annual Meeting 2006, Abstr. 15028
69. Quade, B. J., Wang, T. Y., Sornberger, K., Dal Cin, P., Mutter, G. L., Morton, C. C.: Molecular pathogenesis of uterine smooth muscle tumors from transcriptional profiling. Genes Chromosomes. Cancer 40 (2004) 97–108
70. Reed, N. S., Mangioni, C., Malmström, H., Scarfone, G., Poveda, A., Pecorelli, S., Tateo, S., Franchi, M., Jobsen, J. J., Coens, C., Teodorovic, I., Vergote, I., Vermorken, J. B.: Phase III randomised study to evaluate the role of adjuvant pelvic radiotherapy in the treatment of uterine sarcomas stages I and II: an European organisation for research and treatment of cancer gynaecological cancer group study (protocol 55874). Eur. J. Cancer 44 (2008) 808–818
71. Reed, N. S.: The management of uterine sarcomas. Clin. Oncol. 20 (2008) 470–478
72. Ren, W., Korchin, B., Lahat, G., Wie, C., Bolshakov, S., Nguyen T., Merritt, W., Dicker, A., Lazar, A., Sood, A., Pollock, R. E., Lev, D.: Combined vascular endothelial growth factor receptor/epidermal growth factor receptor blockade with chemotherapy for treatment of local, uterine, and metastatic soft tissue sarcoma. Clin. Cancer Res. 14 (2008) 5466–5475.
73. Salman, M. C., Guler, O. T., Kucukali, T., Karaman, N., Ayhan, A.: Fertility-saving surgery for low-grade uterine leiomyosarcoma with subsequent pregnancy. Int. J. Gynaecol. Obstet. 98 (2007) 160–161
74. Salvati, M., Cervoni, L., Caruso, R., Gagliardi, F. M., Delfini, R.: Sarcoma metastatic to the brain: a series of 15 cases. Surg. Neurol. 49 (1998) 441–444
75. Sandruck, J., Escobar, P., Lurain, J., Fishman, D.: Uterine leiomyosarcoma metastatic to the sphenoid sinus: a case report and review of the literature. Gynecol. Oncol. 92 (2004) 701–704
76. Scott McMeekin, D.: Sarcoma of the uterus. In: DiSaia, P. J., Creasman, W. T. (eds.): Clinical gyneco-

logic oncology. 7th ed. Mosby Elsevier 2007, 185–199

77. Seddon, B. M., Scurr, M. R., Jones, R. L., Wood, Z., Propert-Lewis, C., A'Hern, R., Whelan, J. S., Judson, I. R.: Phase II study of gemcitabine and docetaxel as first-line chemotherapy in locally advanced/metastatic leiomyosarcoma. J. Clin. Oncol. 27 (2009) Suppl., abstr 10528
78. Sleijfer, S., Seynaeve, C., Verweij, J.: Gynaecological sarcomas. Curr. Opin. Oncol. 19 (2007) 492–496
79. Stavrou, G. A, Flemming, P., Oldhafer, K. J.: Liver resection for metastasis due to malignant mesenchymal tumours. HBP (Oxford) 8 (2006) 110–113
80. Sutton, G. P., Blessing, J. A., Barrett, R. J., McGehee, R.: Phase II trial of ifosfamide and mesna in leiomyosarcoma of the uterus: a Gynecologic Oncology Group study. Am. J. Obstet. Gynecol. 166 (1992) 556–559
81. Sutton, G., Blessing, J. A., Malfetano, J. H.: Ifosfamide and doxorubicin in the treatment of advanced leiomyosarcomas of the uterus. A gynecologic Oncology Group Study. Gynecol. Oncol. 62 (1996) 226–229
82. Sutton, G., Kavanagh, J., Wolfson, A., Tornos, C.: Corpus: mesenchymal tumors. In: Hoskins, W. J., Perez, C. A., Young, R. C., Barakat, R. R., Markman, M., Randall, M. E. (eds.): Principles and practice of gynecologic oncology. Lippincott Williams & Wilkins, Philadelphia 2005, 873–894
83. Sutton, G., Blessing, J., Hanjani P., Kramer, P.: Phase II evaluation of liposomal doxorubicin (Doxil) in recurrent or advanced leiomyosarcoma of the uterus: a Gynecologic Oncology Group study. Gynecol. Oncol. 96 (2005) 749–752
84. Toledo, G., Oliva, E.: Smooth muscle tumors of the uterus. Arch. Pathol. Lab. Med. 132 (2008) 595–605
85. Tsikouras, P., Liberis, V., Galazios, G., Savidis, A., Grapsa, A., Grapsas, X., Teichmann, A. T., Maroulis, G.: Uterine sarcoma: a report of 57 cases over a 16-year period analysis. Eur. J. Gynaecol. Oncol 29 (2008) 129–34
86. Vilos, G.A., Hollett-Caines, J., Abu-Rafea, B., Allen, H.H., Inculet, R., Kirk, M.E.: Leiomyosarcoma diagnosed six years after laparoscopic electromyolysis J. Obstet. Gynaecol. Can. 30 (2008) 500–504
87. Wright, J. D., Seshan, V. E., Shah, M., Schiff, P. B., Burke, W. M., Cohen, C. J., Herzog, T. J.: The role of radiation in improving survival for early-stage carcinosarcoma and leiomyosarcoma. Am. J. Obstet. Gynecol. 199 (2008) 536.e1–8
88. Wroński, M., de Palma, P., Arbit, E.: Leiomyosarcoma of the uterus metastatic to brain: a case report and a review of the literature. Gynecol. Oncol. 54 (1994) 237–241
89. Zaloudek, C., Hendrickson, M. R.: Mesenchymal tumors of the uterus. In: Kurman, R. J. (ed.): Blaustein's pathology of the female tract. Fifth Ed. Springer 2002, 561–615
90. Zhai, Y. L., Kobayashi, Y., Mori, A., Orii, A., Nikaido, T., Konishi, I., Fujii, S.: Expression of steroid receptors, K-67, and p53 in uterine leiomyosarcomas. Int. J. Gynecol. Pathol. 18 (1999) 20–28
91. Zivanovic, O., Leitao, M. M., Iasonos, A., Jacks, L. M., Zhou, Q., Abu-Rustum, N. R., Soslow, R. A., Juretzka, M. M., Chi, D. S., Barakat R. R., Brennan, M. F., Hensley, M. L.: Stage-specific outcomes of patients with uterine leiomyosarcoma: a comparison of the international Federation of gynecology and obstetrics and american joint committee on cancer staging systems. J. Clin. Oncol. 27 (2009) 2066–2072.

4 Gemischte epitheliale/mesenchymale Tumoren (Müller-Mischtumoren, mesodermale Mischtumoren)

Die uterinen mesodermalen Mischtumoren bestehen aus einer **epithelialen und einer mesenchymalen Komponente**. Sind beide Tumorbestandteile benigne, liegt ein **Adenofibrom** oder **Adenomyom** vor. Kommt es zur alleinigen **malignen Transformation der epithelialen Komponente** entsteht ein **Karzinofibrom**. Beim Karzinofibrom bleibt die tumoröse fibröse Matrix in Form von reichlich fibromatösem Gewebe bestehen, ohne dass letztere ihre benignen Eigenschaften verliert. Das Karzinofibrom ist allgemein nicht als eigenständige Entität anerkannt und seine Klinik und Therapie entspricht der des gewöhnlichen endometrioiden Endometriumkarzinoms. Ist nur der **mesenchymale Anteil** bei einer weiterhin gutartigen epithelialen Komponente **maligne transformiert** entsteht ein **Adenosarkom**. Sind dagegen die **epitheliale und die mesenchymale Matrix maligne liegt ein Karzinosarkom** vor. Das Karzinofibrom wie auch das Adenomyom werden an dieser Stelle nicht besprochen.

4.1 Adenofibrom

Das Adenofibrom ist ein seltener **gutartiger epithelial-mesenchymaler Mischtumor** (benigner Müller-Mischtumor) des Uterus, der aus einer benignen epithelialen und einer benignen mesenchymalen Komponente besteht. Möglicherweise stellt er hinsichtlich der Dignität einen sogenannten Borderline-Tumor dar.

4.1.1 Klinik und Diagnostik des Adenofibroms

Epidemiologie, Ätiologie und Pathogenese

Zur Prävalenz, Epidemiologie und Ätiologie des Adenofibroms gibt es kaum Daten. Es soll weniger als 5 % aller Müller-Mischtumoren des Uterus ausmachen. Das Adenofibrom entsteht vorrangig im Korpus und in etwa 10 % der Fälle in der Zervix des Uterus. Der benigne biphasische Tumor kommt vorrangig in der Postmenopause vor. Es sind aber auch Fälle bei jüngeren Frauen bekannt (3, 16). In Analogie zu den uterinen Sarkomen ist mehrfach ein Zusammenhang mit der Einnahme von **Tamoxifen** beschrieben (10, 13). Wenn eine oder beide der benignen Komponenten eine **maligne Transformation** erfahren, kann aus dem Adenofibrom ein Adenosarkom, ein Karzinofibrom aber auch ein Karzinosarkom entstehen.

Makroskopischer Befund

Makroskopisch sind beim Adenofibrom die **Ähnlichkeiten mit einem uterinen Sarkom** augenfällig. Der Tumor füllt häufig das gesamte Uteruskavum aus und kann durch sein Wachstum eine unregelmäßige Uterusvergrößerung hervorrufen (19). Es sind Tumoren von mehr als 15 cm Durchmesser oder einem Gewicht bis zu 800 g bekannt. Wie beim Sarkom prolabiert der Tumor nicht selten polypös aus der Zervix heraus. Bei einem hohen bindegewebigen Anteil kann die Geschwulst als relativ fest oder elastisch mit grauer bis weißlicher Färbung imponieren. Ein entsprechender Befund ist am aufgeschnittenen Uterus auffällig und lässt zumindest ein Adenofibrom vermuten. Nicht ungewöhnlich ist auch ein gelbliches, schwammartiges, teilweise traubenförmiges Aussehen, das durch viele größere und kleine Zysten sowie zahlreiche Spalten bedingt ist.

Mikroskopischer Befund

Feingeweblich sind beim Adenofibrom das **papilläre Baumuster**, bzw. **blattartige (phylloide) Konturen** auffällig (► Abb. 4.1A). Das fibröse zellarme Stroma ist überall von Epithel bedeckt (► Abb. 4.1B). Das Epithel kleidet auch die Lücken zwischen den papillären Konturen und intrastromale Zysten aus. Die Drüsen sind häufig dilatiert, einzelne Drüsenkomplexe können vollkommen vom Stroma eingeschlossen sein. Das Epithel ist mitunter hyperpla-

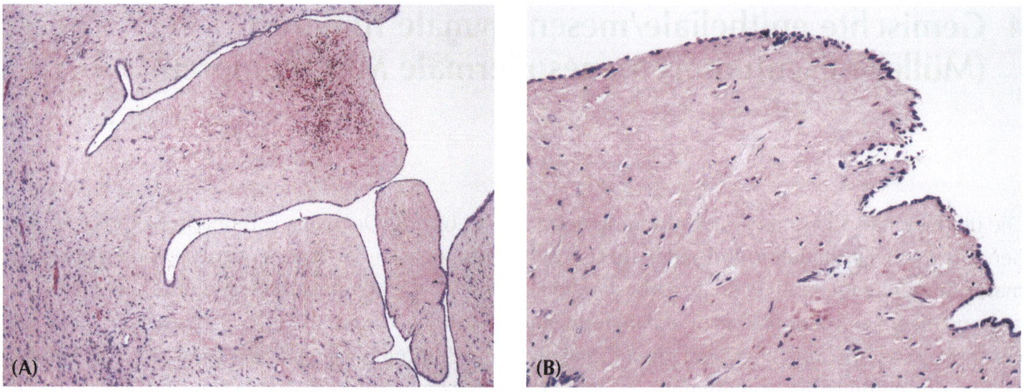

Abb. 4.1 Adenofibrom.
Das seltene gutartige Adenofibrom besitzt bei schwacher Vergrößerung ein "Laubblatt-ähnliches" Wuchsmuster (**A**), ähnlich wie der Phylloides-Tumor der Mamma, der ebenfalls ein Mischtumor ist. Es gibt strikte Diagnosekriterien mit einer scharfen Abgrenzung zum Adenosarkom, die keine zellulären Atypien der Stromazellen, und keine wesentliche mitotische Aktivität erlauben. Somit können nur wenige Tumoren mit meist starker Verfaserung des Stromas und geringer Zellularität als Adenofibrome klassifiziert werden (**B**). Der hier dargestellte Tumor entsprach einem Adenofibromanteil als Vorläuferläsion des in ▶ Abb. 4.3 dargestellten Adenosarkoms.

stisch und kann dem des Endometriums, der Zervix und der Tube ähneln. Es kann auch unregelmäßige Proliferationen aufweisen (12). Auch Plattenepithel ist, wenn auch sehr selten, möglich. Das fibrotische Stroma ist variabel zelldicht und gewöhnlich vom fibroblastischen Typ. **Mitosen sind selten und betragen maximal 2/10 HPF**. Bis auf vereinzelte milde Formen lassen sich Atypien nicht nachweisen (7). Prinzipiell soll für die Diagnose Adenofibrom die Zahl von 2 Mitosen/10 HPF nicht überschritten werden (19).

Bei **Tumoren mit einer Rate ab 2 Mitosen/10 HPF,** milden Atypien, einer moderaten Hyperzellularität und fokalen periglandulären Manschetten aus zellreichem Stroma ist die **Abgrenzung gegenüber einem Adenosarkom** außerordentlich schwierig. Solche Tumoren erfüllen zwar feingeweblich noch nicht die Kriterien für ein Adenosarkom, stellen aber eine **Übergangsform** dar, zumal auch immunhistochemisch, z. B. betreffs der proliferativen Aktivität (Ki67-Antigen-Nachweis) und der p53-Expression, Übereinstimmungen bestehen (8, 17). Leider existieren in diesen Grenzfällen keine eindeutigen histopathologischen Kriterien, die ein Adenofibrom zuverlässig von einem Adenosarkom unterscheiden (8). Wahrscheinlich sind Tumoren, die gegenwärtig aufgrund der niedrigen Mitosezahl und wegen des Mangels an nukleären Atypien als Adenofibrom klassifiziert werden, in Wahrheit gut differenzierte Adenosarkome (8).

Das Adenofibrom ist an seiner Basis i. d. R. gut vom Myometrium abgegrenzt. In Einzelfällen wurde auch eine Invasion bis fast unter die Serosa mit in die Venen reichenden Tumorzapfen beobachtet (6).

Einige Tumoren weisen **benigne heterologe Elemente** in Form von quergestreifter Muskulatur auf (15). Es sind auch Fälle **Lipoadenofibromen** mit reichlich Fettgewebe beschrieben (2). Klinisch und prognostisch sind die seltenen heterologen Elemente ohne Bedeutung. Sie sind ein Ausdruck dafür, dass das Müllersche-Stroma in der Lage ist, sich zu anderen mesenchymalen Zellen zu transformieren.

Symptome und klinische Befunde

Das typische Symptom sind **Zusatzblutungen** oder **Blutungen in der Postmenopause**. Bei der Spekulumeinstellung sieht man nicht selten einen sich aus dem Zervikalkanal herauswölbenden Tumor. Palpatorisch ist der **Uterus häufig unregelmäßig vergrößert**. Wachstum und Zervixdehnung sind die Ursache von **Unterbauchschmerzen.** Das Uteruswachstum in der Postmenopause ist ein wesentlicher Einweisungsgrund. **Sonographisch** sieht man entsprechend den makro-/mikroskopischen Charakteristika intrauterine Tumormassen mit multiplen kleinen Zysten (11). Im **MRT** zeichnet sich das Adenofibrom durch heterogene Tumormassen aus, die mitunter multiple zystische Elemente aufweisen (10, 13). Wenn vorhanden, können unter Umständen im T2-gewichteten MRT myometrane Infiltrationen erkennbar sein (9).

Da alle Symptome und Befunde auch für die uterinen Sarkome typisch sind, erfolgt eine Diagnostik nicht selten unter dieser Verdachtsdiagnose.

In der Anamnese finden sich häufig vorausgegangene Polypen, bei denen möglicherweise das Adenofibrom nicht erkannt worden ist.

Diagnostik

Die Diagnostik des Adenofibroms ist mit der beim Adenosarkom (▶ Kap. 4.2.1) bzw. bei den endometrialen Stromasarkomen (▶ Kap. 2.2) identisch. Die Diagnose Adenofibrom kann am Abradatmaterial nicht mit hinreichender Sicherheit gestellt werden (5, 8).

Differentialdiagnose

Die wichtigste klinische Differentialdiagnose des Adenofibroms sind **uterine Polypen**. Das Adenofibrom kann wie ein gewöhnlicher oder nekrotisierter gestielter Polyp oder auch wie ein nekrotisches Myoma in statu nascendi aussehen. Im Gegensatz zum Adenofibrom sind letztere, wenn nicht gerade nekrotisch, glatt, erscheinen nicht so zerklüftet und sind meist mehr oder weniger eindeutig gestielt. Besonders in der Geschlechtsreife muss auch an ein **atypisches polypoides Adenomyom** gedacht werden. Es entsteht typischerweise im unteren Uterinsegment und kann wie das Adenofibrom und die uterinen Sarkome aus dem Zervikalkanal heraus prolabieren. Es zeichnet sich feingeweblich durch ein zellreiches myofibromatöses Stroma aus, und die endometrialen Drüsen weisen verschiedene Grade zytologischer Atypien und eine mitotische Aktivität auf. Auch die glattmuskulären bzw. myofibroblatischen Anteile können gelegentlich milde bis moderate Atypien enthalten. Das Bild kann auch an ein hochdifferenziertes endometrioides Endometriumkarzinom aber auch an ein Adenosarkom (▶ Kap. 4.2.1) erinnern.

Bei aus der Zervix breitbasig herausragenden Tumormassen kommen differentialdiagnostisch der **Stromaknoten** sowie die **reinen uterinen Sarkome** und **malignen Mischtumoren** infrage. Am aufgeschnittenen Uterus ist die makroskopische Differenzierung zu einem **Adenosarkom, einem endometrialen Sarkom, einem Karzinosarkom und zu einem Endometriumkarzinom** praktisch kaum möglich. Je nach Menge des fibrösen Anteils ist das Adenofibrom in seiner Konsistenz jedoch deutlich fester als die genannten Malignome. Wenn vorhanden, ist die zystische Struktur außer zu den Adenosarkomen ein weiteres wichtiges klinisches Unterscheidungsmerkmal. Das gleiche gilt für die Differentialdiagnose im MRT.

Auch feingeweblich ist die häufigste Differentialdiagnose der **Endometriumpolyp**, der meist jedoch drüsenreicher als das Adenofibrom ist. Ihm folgen das **Adenosarkom** und das **Karzinofibrom**. Die Unterscheidung zum Adenosarkom kann fließend (▶ mikroskopischer Befund) und damit sehr schwierig sein (8). Ein Mitoseindex ab 2 Mitosen/10 HPF, zelluläre und nukleäre Atypien sowie diffuse periglandulären Manschetten aus zellreichem Stroma sprechen allerdings gegen ein Adenofibrom. Immer wieder müssen Adenofibrome bei genauerer Beurteilung nachträglich als Adenosarkom eingestuft werden (8).

Klinischer Verlauf und Prognose

Prinzipiell handelt es sich beim Adenofibrom um einen **gutartigen Tumor**. Die Bedeutung des Tumors liegt vorrangig in seiner **Fähigkeit zur malignen Transformation**. Nach Literaturberichten ist eine maligne Transformation in ein Adenosarkom, Karzinosarkom und Endometriumkarzinom (Karzinofibrom) möglich (▶ Abb. 4.4). Beschrieben wurde auch die Entstehung eines serösen Karzinoms und eines endometrialen intraepithelialen Karzinoms innerhalb eines Adenofibroms (18). Neben der potentiellen malignen Transformation neigt das Adenofibrom zu **lokalen Rezidiven**. In einer größeren Übersicht wurde über eine Rezidivrate von 12 % innerhalb von 3–96 Monaten nach der Primäroperation berichtet (4). Die Rezidivgefahr besteht praktisch nur bei einer uteruserhaltenden Resektion von Adenofibromen. Das Risiko ist am höchsten, wenn es bei einer Abrasio belassen wird. Wiederholte konservative Operationen können auch wiederholte Rezidive nach sich ziehen (14). Tatsächlich sind der Mehrzahl der Rezidive nur eine Abrasio und keine sorgfältige hysteroskopische R0-Resektion an der Tumorbasis vorausgegangen (1). Todesfälle infolge von Lokalrezidiven sind bislang nicht bekannt, da diese ausnahmslos mit einer Hysterektomie behandelt worden sind.

Allerdings wurden bei Adenofibromen mit < 2 Mitosen/10 HPF, leichter Hyperzellularität, milden nukleären Atypien und fokalen periglandulären Manschetten aus zellreichem Stroma auch maligne Verläufe mit Fernmetastasen gesehen (8). Zusammenfassend können epithelial-mesenchymale Mischtumoren mit nur milden nukleären Atypien und vernachlässigbarer mitotischer Aktivität, die noch als Adenofibrom klassifiziert werden, mit einem aggressiven Verhalten verbunden sein. Möglicherweise stellt das Adenofibrom aufgrund dieser Eigenschaften eine besonders günstige Form eines Adenosarkoms ohne „sarcomatous overgrowth“ (▶ Kap. 4.2.1) oder eine Art Borderline-Tumor dar (4). Allerdings wird das Adenofibrom als benigner Tumor klassifiziert, weshalb die sehr strikten Kriterien in der diagnostischen Abgrenzung zum Adenosarkom vom Pathologen genau einzuhalten sind, um ein Unterdiagnostizieren zu vermeiden.

4.1.2 Therapie des Adenofibroms

4.1.2.1 Therapie der Primärerkrankung

Primäre medikamentöse und konservative nicht-operative Therapie

Primäre medikamentöse und konservative nicht-operative Therapien des Adenofibroms sind nicht bekannt und nicht indiziert. Wegen der potentiellen malignen Transformation in ein Adenosarkom, Karzinosarkom und Karzinofibrom sowie der lokalen Rezidivgefahr muss ein diagnostiziertes Adenofibrom operativ behandelt werden.

Primäre Operation

In der Postmenopause und bei erfülltem Kinderwunsch ist wegen der potentiellen malignen Transformation und der beschriebenen Rezidivneigung des Adenofibroms die **Hysterektomie** die Therapie der Wahl. Prinzipiell ist bei bestehendem Kinderwunsch die Tumorentfernung aus dem Uterus im Sinne einer **„Polypektomie“** möglich. Wegen der lokalen Rezidivgefahr muss die Tumorbasis im Sinne einer R0-Resektion unter hysteroskopischer Sicht abgetragen werden (12). Über die Notwendigkeit einer Adnexektomie gibt es keine Daten.

Adjuvante Chemotherapie

Nicht indiziert und nicht wirksam.

Adjuvante Hormontherapie

Es liegen keine Daten vor. Eine Indikation ist derzeit nicht gegeben.

Postoperative Bestrahlung

Nicht indiziert und nicht wirksam.

Primäre Bestrahlung

Nicht indiziert und nicht wirksam.

4.1.2.2 Therapie von primär fortgeschrittenen auf das Becken und die Bauchhöhle begrenzten Tumoren

Neoadjuvante Chemotherapie

Nicht indiziert und nicht wirksam.

Neoadjuvante Hormontherapie

Nicht indiziert

Primäre Operation

Bei größeren Adenofibromen, die das gesamte Kavum ausfüllen, ist die **Hysterektomie** die Therapie der Wahl, zumal sich innerhalb von ausgedehnten Befunden ein maligne transformierter Tumor (Adenosarkom, Karzinosarkom, Karzinofibrom) verbergen kann. Bei einer extrauterinen Ausbreitung muss die Geschwulst im Gesunden entfernt werden, um weiteres Wachstum und/oder eine maligne Transformation zu verhindern.

Eine operative Entfernung ist auch deshalb zwingend erforderlich, da Hormon-, Chemo- und/oder Radiotherapien für den prinzipiell gutartigen Tumors nicht zur Verfügung stehen bzw. wirkungslos sind.

Postoperative Strahlen-, Hormon- und Chemotherapie

Nicht indiziert und nicht wirksam.

4.1.2.3 Nachsorge

Für das gutartige Adenofibrom ist lediglich eine **klinische Kontrolle** erforderlich. Sie sollte bei erhaltenem Uterus wegen des potentiellen lokalen Rezidivrisikos bzw. der Gefahr eines primär übersehenen Sarkoms in den ersten 2 Jahren im Abstand von 3 Monaten in Kombination mit einer **vaginalen Sonographie** erfolgen. Die weiteren Untersuchungsintervalle entsprechen gleichfalls denen von malignen gynäkologischen Tumoren.

Bei einem sicher diagnostizierten Adenofibrom bzw. **bei sicherem Ausschluss eines Adenosarkoms oder eines endometrialen Stromasarkoms** sprechen zurzeit keine harten Daten gegen einen **Hormonersatz**. Ein Hormoneinfluss auf die Entstehung eines Adenofibrom kann gegenwärtig allerdings auch nicht mit Sicherheit ausgeschlossen werden. Eine Hormongabe sollte daher zumindest zurückhaltend erfolgen. Wegen der wahrscheinlichen Beteiligung an der Genese des Adenofibroms ist eine **Tamoxifentherapie** als **kontraindiziert** anzusehen. Ist eine Tamoxifenbehandlung wegen eines simultanen oder metachronen Mammakarzinoms angezeigt, können Aromatasehemmer bzw. bei jungen Frauen GnRH-Analoga in der üblichen Dosierung eingesetzt werden.

4.1.2.4 Rezidive und Metastasen

Fernmetastasen von Adenofibromen sind in Einzelfällen bekannt geworden. Möglicherweise lag diesen aber ein nicht erkanntes Adenosarkom zugrunde. Die Behandlung sollte daher in Analogie zum Adenosarkom erfolgen (▶ Kap. 4.2.2.5). In 12 % der Fälle sind **Rezidive am primären Entstehungsort** beschrieben. Rezidive nach einem Rezidiv treten fast ausschließlich nach uteruserhaltender Entfernung von Adenofibromen auf (14).

Primäre Operation
Zur operativen Entfernung eines Rezidivs gibt es beim Adenofibrom keine Alternative. Es gelten die gleichen Prinzipien wie bei der Primärerkrankung. Prinzipiell sollte die **Hysterektomie** jedoch vorgezogen werden.

Postoperative Strahlen-, Hormon- und Chemotherapie
Nicht indiziert und nicht wirksam.

Primäre Chemotherapie
Nicht wirksam und nicht indiziert.

Primäre Hormontherapie
Es liegen keine Daten vor. Eine Indikation ist derzeit nicht gegeben.

Primäre Bestrahlung
Nicht wirksam und nicht indiziert.

Supportive Therapie
Nicht erforderlich.

4.1.3 Literatur

1. Agarwal, P. K., Husain, N., Chandrawati: Adenofibroma of uterus and endocervix. Histopathology 18 (1991) 79–80
2. Akbulut, M., Zekioglu, O., Terek, M. C., Ozdemir, N.: Lipoadenofibroma of the endometrium: a rare variant of benign mullerian mixed tumor. Arch. Gynecol. Obstet. 278 (2008) 283–286
3. Bettaieb, I., Mekni, A., Bellil., K., Haouet, S., Bellil, S., Kchir, N., Chelly, H., Zitouna, M.: Endometrial adenofibroma: a rare entity. Arch. Gynecol. Obstet. 275 (2007) 191–93
4. Chen, X. D., Shi, H. Y., Zhang, X. F.: Clinicopathologic analysis of 102 cases of mixed epithelial and mesenchymal tumors of the uterus. Zonghua Fu Chan Ke Za Zhi 42 (2007) 219–221
5. Clement, P., Scully, R.: Mullerian adenosarcoma of the uterus: a clinico-pathologic analysis of 100 cases with areview of the literature. Hum. Pathol. 21 (1990) 363–381
6. Clement, P. B., Scully R. E.: Müllerian adenofibroma of the uterus with invasion of myometrium and pelvic veins. Int. J. Gynecol. Pathol. 9 (1990) 363–371
7. Clement, P. B., Young, R. H.: Atlas of gynaecologic surgical pathology. Elsevier Saunders 2008
8. Gallardo, A., Prat, J.: Mullerian adenosarcoma: a clinicopathologic and immunohistochemical study of 55 cases challenging the existence of adenofibroma. Am. J. Sur. Pathol. 33 (2009) 278–288
9. Haque, T. L., Togashi, K., Koyama, T., Fujii, S., Konishi, J.: An unusual presentation of endometrial polyp. Eur. Radiol. 12 (2002) 2906–2909
10. Hayasaka, K., Morita, K., Saitoh, T., Tanaka, Y.: Uterine adenofibroma and endometrial stromal sarcoma associated with tamoxifen therapy: MR findings. Comput. Med. Imaging Graph. 30 (2006) 315–318

11. Huang, K. T., Chen, C A., Cheng, W. F., Wu, C. C., Jou, H. J., Hsieh, C. Y., Lin G. J., Hsieh F. J.: Sonographic characteristics of adenofibroma of the endometrium following tamoxifen therapy for breast cancer: two case reports. Ultrasound Obstet. Gynecol. 7 (1996) 363–366
12. Löning, T.: Funktionelle Morphologie und Pathologie des Myometriums. In: Löning, T., Riethdorf, L. (Hrsg.): Pathologie der weiblichen Genitalorgane III – Pathologie des Uterus der Vagina und Vulva. Springer, Berlin – Heidelberg – New York 2001, 652–704
13. Oshima, H., Miyagawa, H., Sato, Y., Satake, M., Shiraki, N., Nishikawa, H., Arakawa, A., Ogino, H., Hara, M.: Adenofibroma of the endometrium after tamoxifen therapy for breast cancer: MR findings. Abdom. Imaging 27 (2002) 592–594
14. Seltzer, V. L., Levine, A., Spiegel, G., Rosenfeld, D., Coffey, E.L.: Adenofibroma of the uterus: multiple recurrences following wide local excision. Gynecol. Oncol. 37 (1990) 427–431
15. Sinkre, P., Miller, D. S., Milchgrub, S., Hameed, A.: Adenomyofibroma of the endometrium with skeletal muscle differentiation. Int. J. Gynecol. Pathol. 19 (2000) 280–283
16. Sölder, E., Huter, O., Müller-Holzner, E., Brezinka, C.: Adenofibrom und Adenosarkom des Uterus bei jungen Frauen. Geburtshilfe Frauenheilkd. 55 (1995) 118–120
17. Soslow, R. A., Ali, A., Oliva, E.: Mullerian adenosarcomas: an immunophenotypic analysis of 35 cases. Am. J. Surg. Pathol. 32 (2008) 1013–1021
18. Venkatraman, L., Elliott, H., Steele, E. K., McClelland, H. R., McCluggage, W. G.: Serous carcinoma arising in an adenofibroma of the endometrium. Int J. Gynecol. Pathol. 22 (2003) 194–197
19. Zaloudek, C. J., Norris, H. J.: Adenofibroma and adenosarcoma of the uterus: a clinicopathologic study of 35 cases. Cancer 15 (1981) 354–366

4.2 Adenosarkom

Das Adenosarkom ist ein **typischer Mischtumor**, der aus einer **benignen epithelialen und malignen mesenchymalen Komponente** besteht. In den USA wird es auch als „Mullerian adenosarcoma" bezeichnet. Die entsprechende gutartige Form wäre das Adenofibrom (▶ Kap. 4.1). Aufgrund der Seltenheit des Adenosarkoms gibt es keine „evidence based" Therapiestandards. Untersuchungen, die sich ausschließlich auf das Adenosarkom beziehen, sind ausnahmslos retrospektive Fallstudien mit meist relativ kleinen Fallzahlen.

4.2.1 Klinik und Diagnostik des Adenosarkoms

Epidemiologie, Ätiologie und Pathogenese

Die Adenosarkome sind die **seltensten Sarkome des Uterus.** In einem größeren Untersuchungsmaterial stellten sie nur 5,5 % aller uterinen Sarkome (1). Genauere Angaben zur Prävalenz fehlen. Die meisten Patientinnen mit einem Adenosarkom sind zwischen 50 und 70, median 58 Jahre alt. Die Tumoren werden aber auch schon bei Kindern und jungen Frauen beobachtet (9, 16, 21, 27, 59). Die Adenosarkome entstehen primär etwa in 71–77 % innerhalb des uterinen Korpus, in 10–22 % in der Zervix, in 8–15 % im Ovar und in 6–12 % in anderen Strukturen des kleinen Beckens einschließlich der Scheide und des Darmes (21, 60, 66, 67). Intrauterin gehen die Tumoren in der Mehrheit vom Endometrium, seltener vom Myometrium aus. Bei jüngeren Frauen scheinen die extrauterinen Formen häufiger zu sein. Wie beim Karzinosarkom und den anderen uterinen Sarkomen findet sich in der Anamnese gelegentlich eine **pelvine Bestrahlung** (9). Seit über einer Dekade häufen sich jedoch die Berichte über Adenosarkome bei prä- und postmenopausalen Frauen unter bzw. nach einer **Tamoxifenexposition** zwischen 5 Monaten und 8 Jahren (5, 10, 18, 26). Die Tamoxifenanwendung hat zu einer leichten Inzidenzzunahme des an sich seltenen Tumors geführt.

Zahlreiche klinische und pathologisch-anatomische Befunde sprechen dafür, dass sich extrauterine Adenosarkome im kleinen Becken vorrangig aus einer **extraovariellen Endometriose** entwickeln (8, 33, 38, 62). Das gilt gleichermaßen für Adenosarkome mit und ohne „sarcomatous overgrowth" (▶ s. u.) (41). Aus dieser Genese heraus wird auch die mögliche Bedeutung eines estrogenen Umfelds diskutiert (9). Auch die Entstehung aus einer **Adenomyose des Corpus uteri** ist denkbar (22). Möglicherweise stellt die pathogenetische Beziehung zur Endometriose aber auch nur die Ausnahme dar (35). Die Entwicklung eines Adenosarkoms aus einem **Adenofibrom** (▶ Kap. 4.1.) ist seit langem bekannt (▶ Abb. 4.1, ▶ Abb. 4.4) (9, 21, 27). Häufig sind anamnestisch

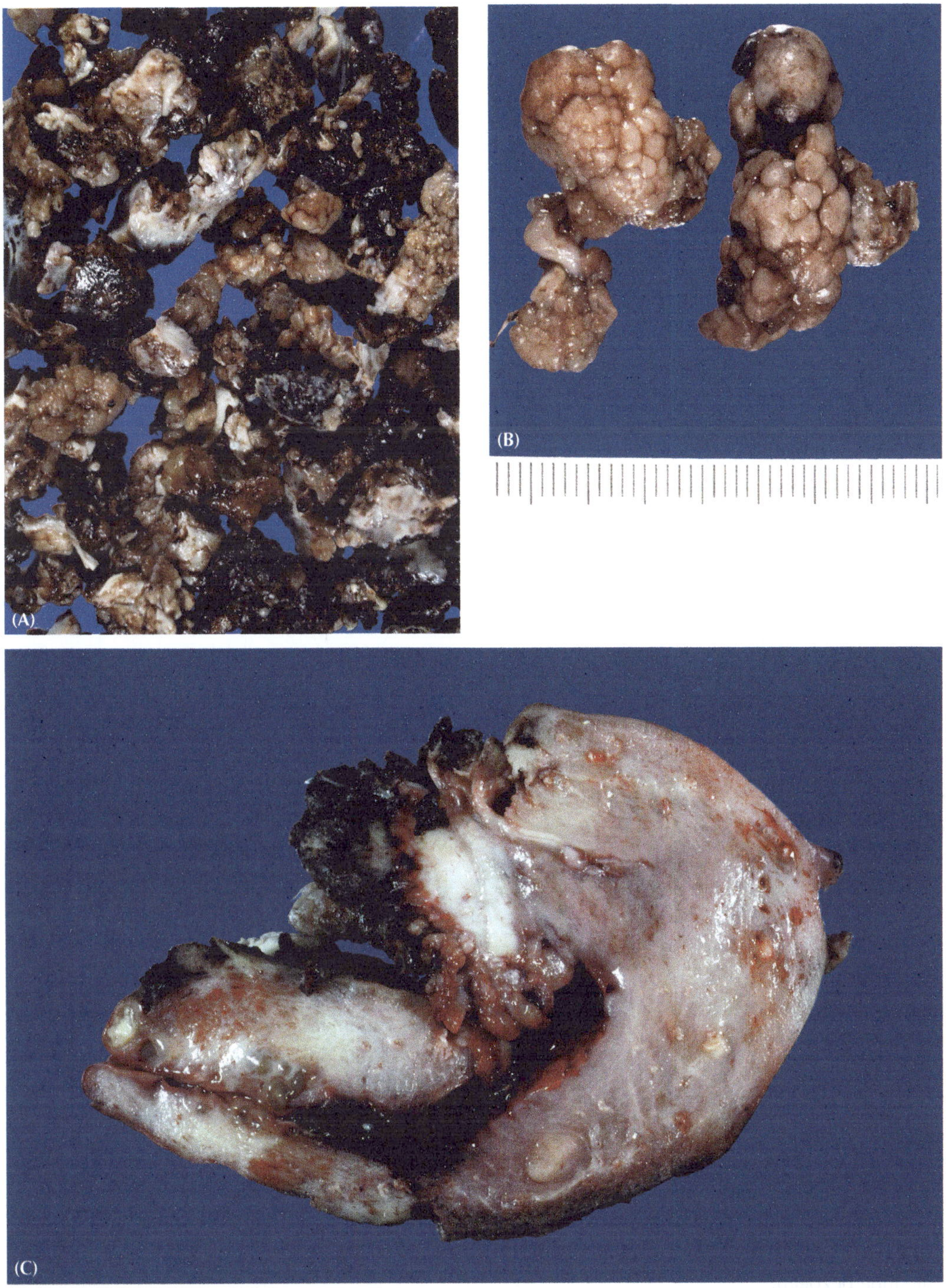

Abb. 4.2 Adenosarkom – makroskopischer Befund. (**A**) Adenosarkom ohne sarcomatous overgrowth, Abradat. Das traubenförmige Aussehen wird bei stärkerer Vergrößerung (**B**) deutlicher. Durch die Abrasio kam es zu einer Uterusperforation, die eine häufige Komplikation darstellt. (**C**) zeigt das Hysterektomiepräparat mit dem polypoidem Resttumor im Cavum uteri.

zervikale oder korporale Polypen vorangegangen. Wahrscheinlich hat es sich in diesen Fällen um primär nicht erkannte Adenosarkome oder Adenofibrome gehandelt.

Im Uterus kann ein Endometriumkarzinom neben einem Adenosarkom vorkommen.

Stadieneinteilung

Ab 2009 ist eine **neue FIGO-Stadieneinteilung** für die Adenosarkome verbindlich (19) Sie löst die alte Einteilung ab, die auf die für das Endometriumkarzinom geltende Stadieneinteilung zurückgegriffen hat und ist mit der aktuellen Stadieneinteilung der Stromasarkome identisch (▶ Kap. 2.2, ▶ Tab. 2.1).

Die neue Stadieneinteilung ist besser auf die Adenosarkome zugeschnitten, lässt aber dennoch einige Fragen offen. Unberücksichtigt ist weiterhin die Tatsache, dass sich Adenosarkome selten auch aus einer Adenomyose innerhalb des Myometriums entwickeln können (44), und damit nicht zwangsweise von der Schleimhaut ausgehen müssen, wie es die Einteilung in die Stadien IA/B/C impliziert.

Ein erhebliches Problem besteht darin bisherige aus Studien gewonnene stadienbezogene Therapieempfehlungen auf die aktuellen Stadien zu übertragen. Während z. B. das Stadium II der alten Einteilung noch ein auf den Uterus begrenztes, wenn auch auf die Zervix übergegriffenes, Sarkom beinhaltete, repräsentiert das aktuelle Stadium II eine extrauterine, wenn auch auf das Becken beschränkte Erkrankung. Eine dramatische Veränderung hat auch das Stadium III erhalten. Adenosarkome, die jetzt noch ins Stadium III gehören, wurden nach der alten Einteilung in das Stadium IV eingruppiert. Therapieempfehlungen, die sich bislang auf das Stadium II bzw. III bezogen, können daher definitiv nicht für die aktuellen FIGO II und III Stadien übernommen werden. Da noch keine Studien und Literaturquellen existieren, die sich auf das neue System stützen, wird sich bei der Besprechung der Adenosarkome bei numerischer Nennung eines Stadiums prinzipiell auf die alte Einteilung bezogen.

Makroskopischer Befund

Die Adenosarkome sind meist **polypoide oder papilläre, häufig das Kavum ausfüllende Malignome**, die nicht selten gestielt sind. Mitunter handelt es sich auch um große von der Zervix ausgehende polypöse Tumoren (36). Adenosarkome bis zu einem Durchmesser von 20 cm sind beschrieben (21). Absolut typisch sind **traubenartige Tumormassen („botryoides" Aussehen)** (▶ Abb. 4.2A–C). Die unterschiedlich großen epithelialen Zysten können auf der Schnittfläche zu einem schwammähnlichen Aussehen führen. Der Inhalt der Zysten kann muzinös, serös, gelatinös oder hämorrhagisch sein. Die enge Verwandtschaft zum Adenofibrom ist auch makroskopisch augenscheinlich. Der gelblich bis bräunlich, rosa oder weiß bis graue Tumor ist auch makroskopisch meist gut vom Myometrium abgegrenzt. Die Konsistenz außerhalb der Zysten kann fest oder fleischig wie beim Adenofibrom oder auch weich und gelatinös sein. Deutliche Nekrosen und Hämorrhagien sind in etwa einem Viertel der Fälle sichtbar. Schnelles Wachstum lässt den Tumor nicht selten aus dem Zervikalkanal heraus in die Scheide prolabieren.

Mikroskopischer Befund

Das Adenosarkom besteht aus einer **benignen epithelialen (endometriale Drüsen) und einer mesenchymalen sarkomatösen Komponente**. Der Tumor liegt damit feingeweblich zwischen dem Adenofibrom und dem Karzinosarkom.

Etwa 75–80 % der Adenosarkome sind **homologe Tumoren** (9, 21). Ein homologes Adenosarkom liegt vor, wenn die **Sarkomkomponente uteriner Herkunft** (endometriales Stroma, Myometrium oder Bindegewebe) ist. Dabei handelt es sich meist um ein endometriales Stromasarkom, ein undifferenziertes endometriales Sarkom oder ein Leiomyosarkom. In bis zu 9 % finden sich zusätzlich Strukturen eines Fibrosarkoms. Handelt es sich beim **Sarkomanteil** dagegen um **uterusfremdes Gewebe**, liegt ein **heterologes Adenosarkom** vor. Die mesenchymale Komponente besteht in diesen Fällen meist aus einem Rhabdomyo- oder Chondrosarkom und selten aus einem Osteo-, Lipo- oder andersartigem Sarkom. Fokale und komplette heterologe Sarkomkomponenten lassen sich bei etwa 45 % der Adenosarkome nachweisen. Möglicherweise treten heterologe Elemente vermehrt bei Tumoren mit einem „sarcomatous overgrowth" auf (27). Heterologe Adenosarkome enthalten meist auch homologe Komponenten enthalten.

Von erheblicher klinischer und prognostischer Bedeutung ist die **Unterteilung der Adenosarkome in Tumoren mit oder ohne „sarcomatous overgrowth"**.

Von einem „sarcomatous overgrowth" (Adenosarkom mit sarkomatöser Expansion (35)) wird gesprochen, wenn der epithelfreie sarkomatöse Anteil mehr als 25 % (20 % (35)) des Tumorvolumens beträgt. Der Anteil an allen Adenosarkomen liegt nach unterschiedlichen Angaben zwischen 8 und 60, mehrheitlich aber unter 20 % (9, 21, 27, 35, 55, 60).

Tumoren, deren epithelfreier Sarkomanteil unter 25 (20) % liegt, werden als Adenosarkome ohne „sarcomatous overgrowth" bezeichnet. Dieses Sarkom gilt als das klassische bzw. typische Adenosarkom. Leider fehlt in zahlreichen Studien und Publikationen die exakte Zuordnung zu der jeweiligen Entität. Während die einen Autoren unter einem Adenosarkom prinzipiell das Adenosarkom ohne „sarcomatous overgrowth" verstehen, sind bei anderen unter diesem Begriff beide Entitäten zusammengefasst.

Beim **klassischen Adenosarkom** ist in der feingeweblichen Übersicht ein **phylloides (blattartiges) bzw. papilläres Wachstum** auffällig, was dem histologischen Aufbau des bekannteren Mammatumors (Phylloides-Tumor) sehr ähnlich ist (▶ Abb. 4.3A–D). Dieses Bild entsteht durch unterschiedlich große mit Epithel bedeckte Spalten und Zystchen sowie durch papilläre Protusionen von zellreichem Stroma in diese Zysten. Die immunhistochemisch mit Zytokeratinen darstellbare stets flache Epithelschicht (▶ Abb. 4.3B), bzw. die mit einem gegen CD 10 gerichteten Antikörper gut erkennbaren endometrialen Stromazellen (▶ Abb. 4.3D), zeigen deutlich, dass der Wachstumsdruck, der zu den plumpen Protrusionen führt, eindeutig vom Stroma ausgeht. Das Epithel kann zusätzlich in Form von gutartigen Drüseninseln über den ganzen Tumor verteilt sein, ohne infiltrativ zu imponieren (▶ Abb. 4.3E). Das halskrausenartige Wachstum der Stromazellen um die benignen Drüsen, wiederum in der Darstellung von CD10 in diesem homologen Tumor am besten zu sehen (▶ Abb. 4.3F, Serienschnitt zu ▶ 4.3E), hat zu dem Begriff des **"cuffing"** geführt und ist diagnostisch sehr wichtig.

Die nahe Verwandtschaft zum Adenofibrom bleibt auch feingeweblich offensichtlich (vgl. ▶ Abb. 4.1). Der in ▶ Abb. 4.4 abgebildete Fall stellt ein Beispiel für ein Adenosarkom dar, welches sich aus einem Adenofibrom entwickelt hat (▶ Abb. 4.4A, B). Wesentliche Unterscheidungsmerkmale gegenüber einem Adenofibrom sind 2 oder mehr Mitosen/10 HPF (▶ Abb. 4.4C), eine markante stromale Hyperzellularität mit periglandulärer bzw. subepithelialer Stromazellverdichtung (Manschette, Cuff) und signifikante stromale Atypien. Im Mittel werden an diesen Stellen etwa 9 Mitosen/10 HPF gezählt. Es gibt aber auch Angaben von bis zu 40 Mitosen/10 HPF. Die mittlere Mitoserate über den gesamten Tumor hinweg liegt dennoch bei nur 2,2 Mitosen/10 HPF (60). Die nukleären Atypien sind meist mild oder moderat. Die meisten Adenosarkome ohne „sarcomatous overgrowth" sind auf das Endometrium beschränkt und Invasionen in das Myometrium sind mit etwa 20 % (16–42 %) eher selten und meist nur wenige Millimeter tief (9, 21) (▶ Abb. 4.4D).

Das **Epithel** ist meist atroph bzw. inaktiv oder ähnelt der normalen Proliferationsphase. Es kann wie beim Adenofibrom verschiedene Müllersche-Zelltypen (endometrioide, tubare, zervikale), aber auch metaplastische Plattenepithel- und Klarzellen sowie glanduläre Hyperplasien enthalten. Mitunter auftretende komplexe atypische Hyperplasien sind meist fokal begrenzt. Werden maligne Epithelzellen evident, liegt ein Karzinosarkom vor. Histologisch kann die Unterscheidung zu letzterem schwierig sein.

Eine **Lymphgefäßinvasion** lässt sich nur in 7 % der Fälle nachweisen (27). In Analogie zum endometrialen Stromasarkom werden in hohem Masse **Steroidrezeptoren** exprimiert. Gefunden wurden jeweils in der epithelialen bzw. stromalen Komponente 85 bzw. 80 % Estrogen- und 65 bzw. 60 % Progesteronrezeptoren. In 90 % der Fälle waren sogar beide Rezeptoren vorhanden (2). Auf den Gesamttumor bezogen lagen die Werte in einer wei-

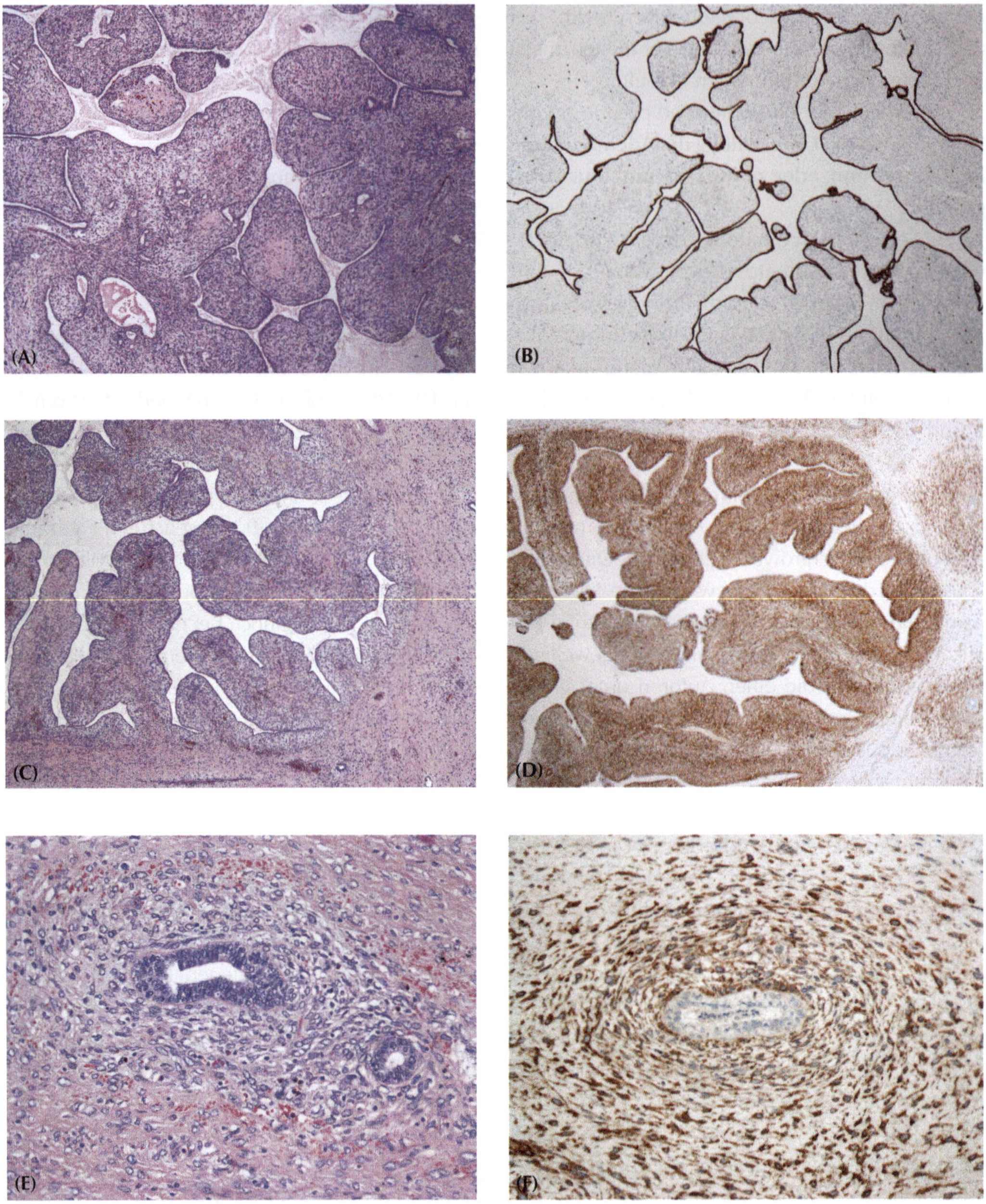
(A)
(B)
(C)
(D)
(E)
(F)

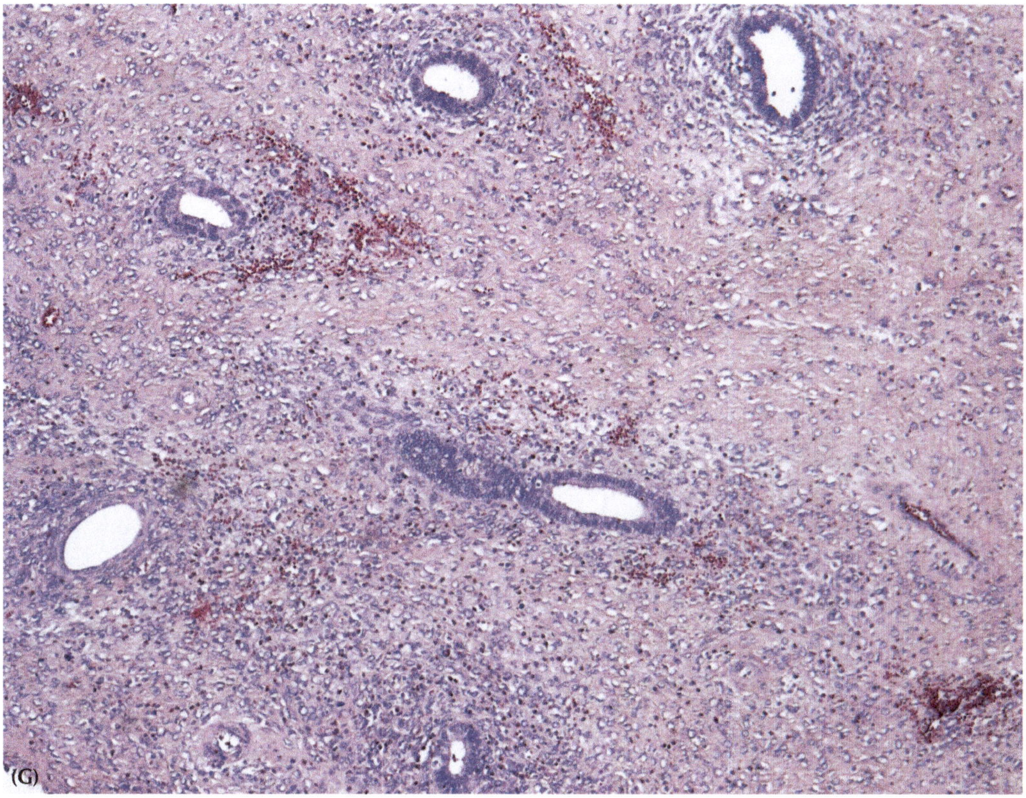

Abb. 4.3 Adenosarkom – mikroskopischer Befund. (**A,** H&E und **B,** Panzytokeratin-AE1/3; Serienschnitte) Adenosarkom mit feingeweblich typischem phylloidem Wuchsmuster. Die plumpen Protrusionen werden vom flachen Zytokeratin-positiven Epithel lediglich bedeckt, gebildet werden sie von der Stromakomponente nach Art eines endometrialen Stromasarkoms. Diagnostisch bedeutsam ist die Hyperzellularität des subepithelialen CD 10-positiven Stromas (**C**, H&E und **D**, CD 10; Serienschnitte). Diese findet sich auch in locker im Tumor verstreuten benignen Drüsen (**E**) wieder, was wiederum durch die Darstellung von CD10 akzentuiert werden kann (**F**) und zur typischen Bezeichnung des manschetten- oder halskrausenartigen Wuchsmusters (engl. cuffing) geführt hat. Bei schwacher Vergrößerung (**G**) sind die oberflächenfernen Tumoranteile oft schwierig von einer banalen Endometriose zu unterscheiden. Der Schlüssel zur Diagnose liegt in der Makroskopie, dem histologischen Befund an der Oberfläche und den Atypien in der Stromamanschette.

teren Untersuchung bei 77 bzw. 81 % für die Estrogen- bzw. Progesteronrezeptoren und bei 37 % der Fälle für Androgenrezeptoren (60). Wie beim endometrialen Stromasarkom wird CD10 in 81–90 % der Tumoren exprimiert (▶ Abb. 4.3D, F), auch eine myogene Differenzierung lässt sich mitunter nachweisen (glattmuskuläres Aktin, Desmin) (2, 60). Der Ki67-Index ist mit 5 % typischerweise niedrig (21, 60). Insgesamt weist das Adenosarkom ohne „sarcomatous overgrowth" morphologisch und immunophänotypisch zahlreiche Gemeinsamkeiten mit dem endometrialen Stromasarkom auf. Im Gegensatz zum endometriales Stromasarkom ist c-Kit jedoch nur in maximal 5 % exprimiert (60).

Das **Adenosarkom mit „sarcomatous overgrowth"** (▶ Abb. 4.5) unterscheidet sich in vielen Punkten vom vorgenannten „typischen bzw. klassischen" Adenosarkom. Während in der epithelialen Komponente keine wesentlichen Unterschiede zu erkennen sind, besteht der mesenchymale Anteil meist aus einem undifferenzierten endometrialen Sarkom mit mehrheitlich schweren nukleären Atypien. Die **Mitosen** sind mit bis zu 115 Mitosen/10 HPF und einer mittleren Mitoserate von

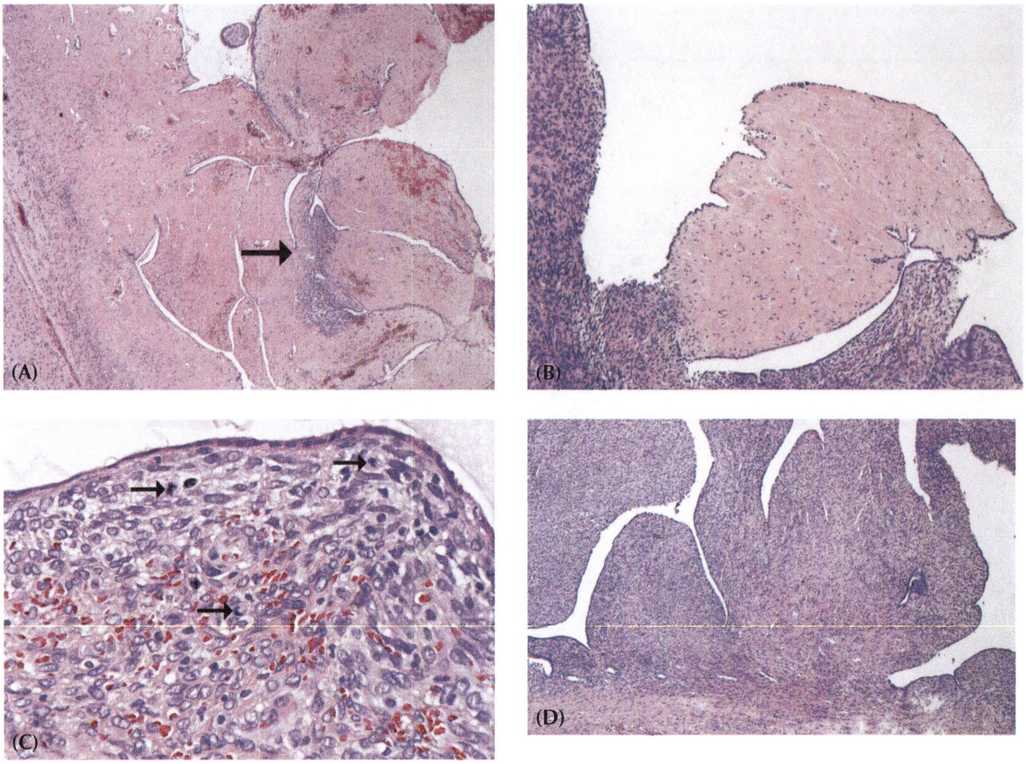

Abb. 4.4 Adenosarkom – Entstehung aus einem Adenofibrom.
(**A**) Beginnende Infiltration des Adenofibromanteils (derselbe wie in ▶ Abb. 4.1) durch das Sarkom (Pfeil). In (**B**) sind nur noch geringe Reste des Adenofibroms erkennbar. Entscheidend zur Abgrenzung gegenüber einem Adenofibrom ist vor allem die Mitosezahl (**C**; 3 Mitosen (Pfeile) in einem Gesichtsfeld). Auch bei diesem Tumor fehlt typischerweise eine wesentliche Invasion in das Myometrium (**D**, untere Bildkante).

13,5 Mitosen/10 HPF **etwa 10-mal häufiger als bei Tumoren ohne „sarcomatous overgrowth“** (9, 21, 60). Das gilt gleichermaßen für die mit 53–60 % merklich **häufigeren Myometriuminvasionen** (9, 21). Die Invasion reicht oft an die Serosa heran. Ein **Lymphgefäßeinbruch** ist in bis zu 24 % der Fälle nachweisbar, und es finden sich bei dieser Entität deutlich **mehr Hämorrhagien, Nekrosen und vermehrt heterologe Komponenten** (27) In Analogie zum undifferenzierten endometrialen Sarkom aber im Gegensatz zum endometrialen Stromasarkom (low-grade) ist die Expression von **Estrogen- und Progesteronrezeptoren eher gering** oder gar nicht vorhanden. Im epithelialen Anteil lassen sich maximal 50 % Estrogen- bzw. 25 % Progesteronrezeptoren und in der stromalen Komponente keine Estrogen- und nur 0–12 % Progesteronrezeptoren nachweisen (3, 21). Auf den Gesamttumor bezogen lagen die Werte in einer weiteren Untersuchung bei 77 bzw. 14 % für die Estrogen- bzw. Progesteronrezeptoren und bei 71 % für Androgenrezeptoren. Nur das maligne Mesenchym betreffend waren die Estrogen- bzw. Progesteronrezeptoren mit 4 bzw. 28 % eindeutig seltener exprimiert (60). CD10 ist in der Sarkomkomponente höchstens in 28 % der Fälle nachweisbar (2, 21, 60). Die Expression von Ki67 ist signifikant und die von p53 sowie EGFR deutlich höher als beim „klassischen“ Adenosarkom (21, 60). Insgesamt weist das Adenosarkom mit „sarcomatous overgrowth“ morphologisch und immunophänotypisch zahlreiche Gemeinsamkeiten mit dem undifferenzierten endometrialen Sarkom auf (60). C-Kit ist nur in maximal 5 % exprimiert.

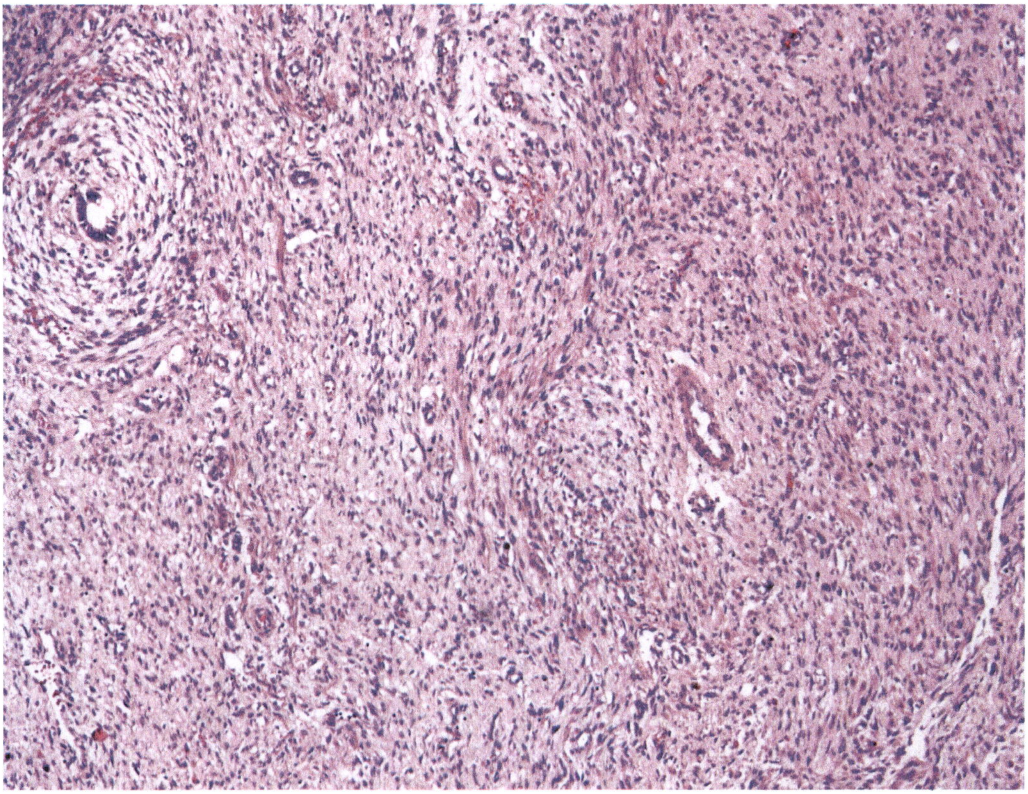

Abb. 4.5 Adenosarkom – sarcomatous overgrowth. Dieses Adenosarkom zeigte einen weitgehenden Verlust des biphasischen Aufbaus als Resultat des Überwachsens des epithelialen Anteils durch das Sarkom zu über 50 % und musste daher als Adenosarkom mit sarcomatous overgrowth klassifiziert werden, auch wenn ungewöhnlicherweise in diesem Falle der Stromaanteil nicht in ein undifferenziertes Sarkom umschlug (kleiner Epithelrest mit „Cuffing" oben links in).

Symptome und Befunde

Das Hauptsymptom ist die abnorme **vaginale Blutung**. Palpatorisch findet sich in bis zu 40 % ein **vergrößerter Uterus**. Ein häufiger Befund ist in Analogie zum Adenofibrom und den anderen uterinen Sarkomen ein aus Zervix herausragender breitbasiger meist polypoider Tumor, der die gesamte Scheide ausfüllen kann. Bei den extrauterinen Adenosarkomen ist ein pelviner Tumor zu tasten. Da diese Sarkome i. d. R. vom Septum rekto-vaginale ausgehen, liegen sie häufig retrozervikal, hinter oder neben dem Uterus. Extrauterin entwickelte Adenosarkome können in die Scheide durchbrechen und diese ausfüllen. **Unterbauchschmerzen** sind ein häufiges Symptom. Sie sind meist auf den durch das schnelle Wachstum aufgedehnten Uterus oder durch die Erweiterung der Zervix bedingt. In der Anamnese wird immer wieder über rezidivierende Polypen berichtet. Dabei handelt es sich meist wohl um primär übersehene Adenofibrome oder Adenosarkome (11). Adenosarkome des Ovars sind durch Befunde und Symptome charakterisiert, wie sie für maligne Ovarialtumoren typisch sind. Blutungsstörungen gehören nicht dazu.

Diagnostik

Bei Zusatzblutungen/Blutungen in der Postmenopause sind prinzipiell eine Hysteroskopie und/oder eine fraktionierte Abrasio indiziert. Bei aus der Zervix herausragenden Tumormassen sollte man sich auf eine entsprechende Biopsie beschränken. Eine Hysteroskopie und/oder Abrasio birgt in diesem Fall die Gefahr einer Uterusperforation (▸ Abb. 4.2C). Die Gefahr ist deutlich geringer, wenn sonographisch die Uteruswand in ausreichender Breite intakt ist.

Sonographisch ist das Bild vielgestaltig und kaum vom Adenofibrom zu unterscheiden. Im MRT zeichnen sich beide Tumoren in ähnlicher Weise durch heterogene Tumormassen, unter Umständen zusammen mit multiplen zystischen Anteilen aus.

Wegen der bei der Primärdiagnose vor allem bei einem „sarcomatous overgrowth" mitunter schon vorhandenen Fernmetastasen muss nach Erhalt der histologischen Diagnose ein bildgebendes Staging von Becken, Abdomen und Thorax mittels CT oder MRT erfolgen. Für die Anwendung eines PET gibt es gegenwärtig keine Berechtigung (49). Es existieren zurzeit keine klinisch brauchbaren Tumormarker.

Differentialdiagnose

Die Unterscheidung zum Endometriumkarzinom, Karzinosarkom, der polypösen Form des endometrialen Stromaknotens und den Stromasarkomen sowie zu großen nekrotischen endometrialen Polypen ist bei einem Zufallsbefund am eröffneten Uterus makroskopisch kaum möglich. Bei aus der Zervix herausragenden Tumormassen muss an das Adenofibrom, aber auch an die anderen uterinen Sarkome gedacht werden. **Echte Polypen** besitzen meist einen sich verjüngenden Stil und erscheinen i. d. R. meist glatt. Beim Adenosarkom besteht dagegen meist eine breite Verbindung zum Korpus. Bei sich polypös in der Zervix entwickelnden Tumoren muss in der Kindheit und Pubertät auch an ein **Rhabdomyosarkom** gedacht werden, das zahlreiche mikro- und makroskopische Gemeinsamkeiten mit dem Adenosarkom aufweist (60). Prinzipiell ist jeder **schnell wachsende Uterus** (Definition ▸ Kap. 3.6.1) **in der Postmenopause** hochsuspekt auf ein uterines Sarkom.

Die schwierigste histologische Differentialdiagnose ist wegen des fließenden feingeweblichen Übergangs das **Adenofibrom** (9, 21). Entsprechend werden Adenofibrome bei einer erneuten Begutachtung nicht selten als Adenosarkome eingestuft (21).

Kompliziert kann auch die Differentialdiagnose zum **endometrialen Polypen mit atypischen Stromazellen** oder **Polypen mit periglandulären Stromazellverdichtungen** ohne mitotische Aktivität sein.

In ähnlicher Weise kann auch ein atypisches polypoides Adenomyom (▸ Kap. 4.1.1) fälschlich als Adenosarkom eingestuft werden, insbesondere wenn das zellreiche glattmuskuläre bzw. myofibroblastische Stroma mit Atypien als sarkomatöse Komponente verkannt wird. Dem atypischen polypoiden Adenomyom fehlen jedoch die periglanduläre Stromakondensation und die intraglandulären stromalen Papillen; es sind aber auch Rezidive dieses Tumors bekannt.

Es wird auch über Fehleinschätzungen von intra- und extrauterinen Adenosarkomen als Endometriose berichtet (25, 37). Tatsächlich kann ein Adenosarkom eine Endometriose imitieren (▸ Abb. 4.3 G) und so, insbesondere bei Nachweis einer Endometriose im selben Präparat, nicht erkannt werden. Das gleiche gilt für endometriale Stromasarkome, die besonders in ihrer Randzone häufig „eingefangene" Drüsen aus dem umgebenden normalen Endometrium enthalten können (9). In jüngster Zeit wurden auch intra- und extrauterine endometriale Stromasarkome mit fokal oder über den ganzen Tumor verteilten endometrialen Drüsen beschrieben (endometriales Stromasarkom mit extensiver endometrioider glandulärer Differenzierung). Ihnen fehlen im Gegensatz zu den Adenosarkomen jedoch die stromalen Protusionen in die Drüsen und die periglandulären Stromazellverdichtungen sind weniger ausgeprägt oder nicht präsent. Insgesamt können morphologisch die Grenzen zwischen den Stroma- und Adenosarkomen sehr verschwommen und die Unterscheidung beider Entitäten sehr schwierig bis unmöglich sein (37). Wegen der weitgehenden immunophänotypischen Identität mit dem endometrialen Stromasarkom lassen sich die Adenosarkome auch immunhistologisch kaum von diesem Tumor differenzieren (60).

Im Abrasionsmaterial können beim Adenosarkom zudem die Areale mit den epithelialen Inseln fehlen oder übersehen werden, so dass auch auf dieser Ebene eine Fehldiagnose als endometriales Stromasarkom möglich ist. Die endgültige Diagnose wird daher vielfach erst am Operationspräparat offenkundig. Weil das Adenosarkom bisweilen myogene Marker exprimiert, kann es feingeweblich auch mit einem **zellulären Leiomyom** verwechselt werden. In diesem Falle ist der Nachweis von CD10 hilfreich, das im zellulären Leiomyom i. d. R. nicht darstellbar ist. Aufgrund der erheblichen differentialdiagnostischen Schwierigkeiten ist die histologische Primärdiagnose von Adenosarkomen in mehr als einem Drittel der Fälle falsch (9, 57). Prinzipiell gilt daher, dass das Abrasionsmaterial nicht für eine definitive Diagnose der unterschiedlichen Sarkomentitäten geeignet ist.

Die **Metastasen der Adenosarkome** sind in bis zu 70 % rein sarkomatös (9). Ein primär homologes Adenosarkom kann in den Metastasen auch als heterologer Tumor evident werden (63). Nur anhand von Metastasen lässt sich der Primärtumor daher nicht sicher verifizieren. Das gilt ganz besonders für alle malignen Mischtumoren (▸ Kap. 4.3.1).

Findet sich im Uterus und im Ovar ein Adenosarkom, kann es sich um eigenständige synchrone Tumoren, aber auch um wechselseitige Metastasen handeln.

Klinischer Verlauf und Prognose

In den wenigen Studien zum Adenosarkom wird häufig keine Auftrennung zwischen den in ihrem klinischen Verhalten und ihrer Prognose deutlich unterschiedlichen Adenosarkomen mit und ohne „sarcomatous overgrowth" vorgenommen. Die publizierten Überlebensdaten zum Adenosarkom sind daher mehrheitlich eine „Mischkalkulation", die eine Auswertung erschwert.

Dennoch gibt es auch Reihe von Gemeinsamkeiten zwischen den beiden Entitäten. Prinzipiell ist auch für die Adenosarkome das **Stadium der bedeutendste Prognosefaktor** (1). Die Höhe der Mitoserate korreliert wie bei den stromalen Sarkomen bei beiden Formen nicht mit der Rezidivrate (27). Bekannt sind z. B. metastasierte Adenosarkome mit < 2 Mitosen/10 HPF, aber auch rezidivfreie Tumoren mit 40 Mitosen/10 HPF (9, 21). Prinzipiell gelten eine **tiefe Invasion in das Myometrium** und eine **Lymphgefäßinvasion** als prädiktive Faktoren für Rezidive und Metastasen (21, 27). Eine Invasion in das mittlere und äußere Myometriumdrittel erhöht gegenüber einer beginnenden Invasion die Rezidivrate um das 5,3fache. Es gibt auch die Auffassung, dass eine myometrane Invasion keinen prognostisch signifikanten Einfluss auf die Rezidivrate hat (67). Eine Lymphgefäßinvasion soll in 60 % der Fälle zu einem Rezidiv führen (27).

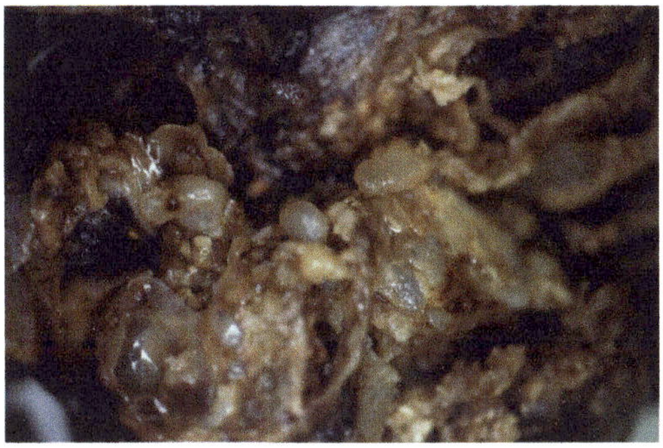

Abb. 4.6 Adenosarkom – Rezidiv.
Die Abbildung zeigt ein Spätrezidiv im kleinen Becken, 24 Jahre nach Erstbehandlung, mit weiterhin typischem makroskopischem Aspekt.

Das typische (klassische) Adenosarkom (**Adenosarkom ohne „sarcomatous overgrowth"**) ist in Analogie zum endometrialen Stromasarkom mit einer **relativ günstigen Prognose** verbunden und wird von einigen Autoren sogar als Tumor mit niedrigem malignem Potential bezeichnet (21, 27, 48, 54). Das Wachstum erfolgt verhältnismäßig langsam und die Rezidive treten vorrangig als Spätrezidive in der Scheide, im kleinen Becken (▸ Abb. 4.6) und im Abdomen auf. Fernmetastasen sind mit etwa 2 % eher selten. Als eine wesentliche Ursache dieses indolenten Verhaltens wird die vergleichsweise geringe Frequenz und Eindringtiefe von myometranen Invasionen angenommen. Geringgradige Myometriuminvasionen schließen Fernmetastasen allerdings nicht aus (21).

Ein **„sarcomatous overgrowth" ist mit einem statistisch signifikant schlechteren Gesamtüberleben verbunden** und gilt schon per se, nach einer Arbeitsgruppe sogar als einziger unabhängiger Prognosefaktor (21, 67). Diese Tumoren befinden sich schon bei der Erstdiagnose zu etwa 40 % in einem höheren Stadium (30). Generell muss man beim „sarcomatous overgrowth" mit einem **raschen Wachstum** sowie mit **früher Rezidivierung** und **Fernmetastasierung** rechnen. Das Rezidivrisiko liegt etwa 3,2fach höher als beim klassischen Adenosarkom (27). Besonders **ungünstig ist die Kombination aus einem „sarcomatous overgrowth" und einer tiefen myometrialen Invasion**. Sind beide Faktoren vorhanden, beträgt die Rezidivrate 70 %. Ist nur ein bzw. keiner der beiden Faktoren nachweisbar, liegt sie nur bei 46 bzw. 12,7 %. Metastasen, die ein „sarcomatous overgrowth" aufweisen, können auch von einem Adenosarkom ohne „sarcomatous overgrowth" stammen (63).

In der Gesamtschau werden das „sarcomatous overgrowth" und/oder mehrheitlich die myometrane Invasion als die zuverlässigsten feingeweblichen Prädiktoren für die Rezidivierung von Adenosarkomen angesehen (21, 60). Nach einer aktuellen Publikation sollen multivariat jedoch allein die Tumorzellnekrosen und univariat die Zellatypien bei Adenosarkomen die stärksten Prognosefaktoren sein (1). Danach beträgt das 5-Jahresüberleben mit bzw. ohne Nekrosen 92 bzw. 43 %. Das Malignitätspotential des Adenosarkoms mit „sarcomatous overgrowth" entspricht etwa dem der Karzino- und Leiomyosarkome (11, 30).

Die Rezidivrate aller Adenosarkome wird zwischen 24–40, bei Tumoren mit „sarcomatous overgrowth" zwischen 44–70 und bei fehlendem „sarcomatous overgrowth" bei 14 % angegeben (9, 27). Die Zeit bis zum Auftreten der Rezidive liegt bei 3,4–5 Jahren; 38–40 % treten jedoch erst nach 5 Jahren auf. Dramatische Verläufe mit Rezidiven innerhalb von 2 Wochen sind bekannt (17). Isolierte Scheiden und Beckenrezidive betreffen etwa 33 bzw. 28 % aller Fälle. Etwa 38 % der Rezidive verteilen sich auf das Abdomen plus Becken mit und ohne Fernmetastasen. Isolierte Fernmetastasen werden dagegen nur in 5–9 % aller Fälle beobachtet. Eine hämatogene Metastasierung gilt eher als Ausnahme und kommt praktisch nur beim „sarcomatous overgrowth" vor (9, 68). Fernmetastasen sind damit deutlich seltener als bei den Karzino- und Leiomyosarkomen. Die Angaben zur Rezidivhäufigkeit beziehen sich mehrheitlich auf die primär auf den Uterus beschränkten Tumoren (Stadium I und II, FIGO vor 2009).

Es gibt keine sicheren Hinweise, dass innerhalb (!) der beiden Entitäten homologe bzw. heterologe Sarkomkomponenten eine unterschiedliche Prognose besitzen.

Zusammengefasst bestimmt die mesenchymale sarkomatöse Komponente die immunhistochemischen, klinischen und prognostischen Eigenschaften des Adenosarkoms. Dementsprechend verhält sich das Adenosarkom ohne „sarcomatous overgrowth" im Wesentlichen wie das endometriale Stromasarkom und der Tumor mit „sarcomatous overgrowth" wie das undifferenzierte endometriale Sarkom.

4.2.2 Therapie des Adenosarkoms

Aufgrund der Seltenheit der Adenosarkome gibt es keine speziell auf diesen Tumor bezogenen therapeutischen Studien und dementsprechend auch keine Therapieempfehlungen, die auch nur annähernd den Kriterien einer „evidenced based medicine" gerecht werden. Aufgetrennt auf die Adenosarkome mit und ohne „sarcomatous overgrowth" ist die Situation noch unbefriedigender.

Die therapeutische Entscheidungsfindung wird jedoch durch die klinischen, feingeweblichen, biochemischen und prognostischen Gemeinsamkeiten zwischen den stromalen Sarkomen und Adenosarkomen (60) erleichtert. Dabei steht das Adenosarkom ohne „sarcomatous overgrowth" dem endometrialen Stromasarkom, das Adenosarkom mit „sarcomatous overgrowth" dem undifferenzierten endometrialen Sarkom besonders nahe, zumal in den Adenosarkomen die mesenchymale Komponente die Prognose bestimmt. Diese Gemeinsamkeiten finden in der neuen für Adenosarkome und stromale Sarkome gleichermaßen geltenden aktuellen FIGO-Stadieneinteilung von 2009 ihre Berücksichtigung (19).

4.2.2.1 Therapie von auf den Uterus begrenzten Tumoren

Die Therapie von auf den Uterus begrenzten Tumoren bezieht sich auf die Stadien I und II der bis 2008 geltenden FIGO-Stadieneinteilung für das Endometriumkarzinom. Nach der aktuellen Einteilung für das Adenosarkom würden diese Tumoren einem Stadium I entsprechen. Ein in den nachfolgenden Kapiteln numerisch benanntes Stadium bezieht sich ausnahmslos auf die alte FIGO-Einteilung.

Primäre medikamentöse und konservative nichtoperative Therapie

Bei auf den Uterus begrenzten Tumoren ist die Operation die Therapie der Wahl, es gibt zurzeit keine Indikationen für eine primäre medikamentöse oder eine lokale konservative Therapie bei allgemein operablen Patientinnen.

Primäre Operation

Die abdominale **Hysterektomie** mit beidseitiger Salpingoophorektomie gilt auch bei den Adenosarkomen als allgemein akzeptierter Standard. Dennoch sind weder auf das klassische noch auf das Adenosarkom mit „sarcomatous overgrowth", oder auf beide Entitäten bezogene Empfehlungen zum operativen Vorgehen verfügbar. Das Procedere muss sich daher an den anderen uterinen Sarkomen, speziell an den nahe verwandten stromalen Sarkomen orientieren. Ein entsprechendes Vorgehen wird durch die Literatur gestützt (60, 67).

Eine vaginale Hysterektomie ist bei bekannter Diagnose wegen der Verletzungsgefahr des Uterus und der fehlenden Möglichkeit zur Exploration der Bauchhöhle nicht indiziert. Bei einer laparoskopisch assistierten vaginalen Hysterektomie darf der Uterus nicht verletzt werden. Durch ein **Morcellement** von uterinen Sarkomen bei einer vaginalen oder endoskopischen Hysterektomie muss mit einer Prognoseverschlechterung gerechnet werden (14). In einer aktuellen Studie konnte nachgewiesen werden, dass eine Verletzung bzw. ein Morcellement von Leiomyosarkomen zu einer signifikant erhöhten Rezidiv- und zu einer verringerten Überlebensrate führt (46). In einer Analyse retroperitonealer Sarkome erwiesen sich makroskopische Tumorreste und Tumorrupturen als signifikante unabhängige prädikative Faktoren für ein schlechteres Überleben (7). Die genannten Befunde können auch als prädikativer Surrogatmarker für die potentiellen Folgen eines Morcellements von uterinen Sarkomen gewertet werden. Es wird dringend geraten, nach einem Morcellement den Uterus komplett zu entfernen, soweit dies nicht schon primär erfolgt ist. In 15 % wurde bei entsprechenden Reoperationen ein höheres Tumorstadium vorgefunden (14). Zurzeit bestehen keine Möglichkeiten den potentiellen Schaden einer iatrogen induzierten Tumorzelldissemination auszuschalten.

Es gibt bei uterinen Sarkomen mit positiven Hormonrezeptoren nicht unbegründete Hinweise, dass das Belassen der Adnexe bei prämenopausalen Frauen die Prognose verschlechtert bzw. das Rezidivrisiko steigert (4, 6, 32). Jüngere Berichte sprechen allerdings für ein identisches progressionsfreies und Gesamtüberleben mit und ohne **Entfernung der Adnexe**, sind aber nicht frei von BIAS zugunsten eines Ovarerhaltes (▶ Kap. 2.2.1.2.1). Nach den neusten relativ umfangreichen SEER-Daten ist das Belassen der Ovarien bei prämenopausalen Frauen ohne negativen Einfluss auf das Gesamtüberleben (56) Auch diese retrospektiv erhobenen Daten weisen jedoch systemimmanent zahlreiche BIAS auf. Zurzeit besteht trotz der SEER-Analyse überwiegend Konsens, dass die Adnexentfernung bei rezeptorpositiven Tumoren eher indiziert ist (4, 6, 20, 32). Ebenfalls unter dem Aspekt, dass Adenosarkome häufig primär die Ovarien betreffen bzw. dorthin metastasieren (▶ Kap. 4.2.1), ist eine Ovarektomie nicht unbegründet. In der Gesamtschau aller Daten besteht zumindest aber die Option, die Adnexe zu erhalten, bzw. auf eine nachträgliche Exstirpation zu verzichten. Nach den aktuellen NCCN-Empfehlungen kann die Entscheidung zur Oophorektomie individualisiert in Abhängigkeit vom reproduktiven Alter bzw. den Fertilitätswünschen (fertility consultation as appropriate) gefällt werden (42). Patientinnen mit einem rezeptorpositiven Adenosarkom sollten jedoch in jedem Falle auf ein potentiell erhöhtes Rezidivrisiko bei einem Ovarerhalt hingewiesen und aktenkundig in die Entscheidung einbezogen werden.

Bei den Adenosarkomen mit „sarcomatous overgrowth" ist aufgrund der meist negativen Steroidrezeptoren bei prämenopausalen Frauen eine Adnexentfernung nicht zwingend erforderlich, wegen der potentiellen Ovarbeteiligung aber sinnvoll.

Angaben zur Rate positiver Lymphknoten sind bei Adenosarkomen mit und ohne „sarcomatous overgrowth" kaum verfügbar. Bei 29 auf den Uterus begrenzten Tumoren wurden nur einmal positive Lymphknoten (3,4 %) unabhängig vom „sarcomatous overgrowth" gefunden (67). In einer weiteren Untersuchung wurden bei 14 Adenosarkomen ohne „sarcomatous overgrowth" nach pelvinem und paraaortalem Sampling keine befallenen Lymphknoten gefunden. Bei 17 Tumoren mit „sarcomatous overgrowth" wurden in 2 Fällen positive Lymphknoten (11 %) gesehen. Nach Meinung der Autoren ist die Frage nach der Notwendigkeit einer **Lymphonodektomie** gegenwärtig schwer bzw. nicht zu beantworten (27). Es gibt dennoch Empfehlungen, bei Patientinnen, denen es zumutbar ist, zumindest eine selektive pelvine und paraaortale Lymphonodektomie durchzuführen (40). Daten einer kleineren Untersuchungsreihe legen nahe, dass durch eine Lymphonodektomie möglicherweise die Zahl pelviner Rezidive vermindert werden kann (52, 64). Tatsächlich befinden sich jedoch isolierte pelvine Rezidive gegenüber einer intraabdominalen Ausbreitung und/oder einer Fernmetastasierung bzw. einer Kombination aller Ausbreitungsformen eher in der Minderheit (▶ Kap. 4.2.1). Dementsprechend konnte sowohl in der Vergangenheit als auch anhand der aktuellen SEER-Daten keinerlei Benefit einer Lymphonodektomie betreffs des Überlebens nachgewiesen werden (56). Selbst bei positiven Lymphknoten war kein Effekt erkennbar. Auf systemimmanente BIAS der retrospektiven SEER-Erhebungen sei jedoch hingewiesen. Auch in den wenigen meist retrospektiven Analysen konnte bislang kein Nutzen einer Lymphonodektomie auf das Überleben gefunden werden (29). Hinsichtlich der Lymphonodektomie beziehen sich die aktuellen NCCN-Guidelines, unter Ausschluss der Karzinosarkome, auf alle uterinen Sarkome (42). Nach den Category-2A-Empfehlungen des NCCN kann der Entschluss zur pelvinen und paraaortalen Lymphonodektomie individualisiert auf der „Grundlage des klinischen Szenarios und der intraoperativen Befunde" getroffen werden, nach der die Lymphonodektomie unterlassen werden soll, wenn eine extrauterine Ausbreitung vorliegt oder keine Lymphadenopathie vorhanden ist. Zusätzlich kann die Entscheidung zu diesem Eingriff individualisiert in Abhängigkeit vom reproduktiven Alter bzw. den Fertilitätswünschen gefällt werden (42). Die Aussage entspricht damit einer Empfehlung zur individualisierten selektiven Lymphonodektomie vergrößerter Lymphknoten. Es sei noch einmal darauf hingewiesen, dass dieser Empfehlung keinerlei fassbare Daten zugrunde liegen.

Zusammenfassend entbehrt ein Lymphknotensampling oder ein systematisches Lymphknotenstaging gegenwärtig einer hinreichenden wissenschaftlichen Basis und kann daher nicht als Standard definiert werden (20, 56). Es ist zudem unklar, ob positiven Lymphknoten bei auf den Uterus begrenzten Tumoren eine prognostische Aussagekraft zukommt. Gegenwärtig ist als Kompromiss bestenfalls ein Sampling vergrößerter Lymphknoten vertretbar. Insgesamt ist jedoch das Unterlassen eine Lymphonodektomie nicht als Fehler anzusehen.

Entschließt man sich dennoch zur Lymphonodektomie, muss bedacht werden, dass sich aus den dann erhobenen Befunden, auch bei positiven Lymphknoten, gegenwärtig keine prognostischen und therapeutischen Konsequenzen ergeben. Darüber und über die potentiellen Komplikationen einer Lymphonodektomie muss die Patientin zweifelsfrei und aktenkundig aufgeklärt werden.

Bei jungen Frauen ist bei noch bestehendem dringenden Kinderwunsch und intrauterin gut lokalisiertem Tumor ohne „sarcomatous overgrowth" eine **lokale Exzision** möglich (36, 61). Die Entfernung muss sicher im Gesunden erfolgen. Das Problem ist die damit regelhaft verbundene Erhaltung der Adnexe. In diesen Fällen muss eine sorgfältige Aufklärung erfolgen, da das Belassen der Ovarien möglicherweise Rezidive begünstigt. In Einzelberichten hat der Erhalt der Adnexe in der Nachbeobachtungszeit (noch) nicht zu Rezidiven geführt (36). Langzeitdaten stehen allerdings aus. Eine umfassende Aufklärung über das generell erhöhte Rezidivrisiko bei organerhaltenden Sarkomoperationen sowie exakte sonographische und MRT-Nachkontrollen sind in diesen Fällen extrem wichtig.

Merke: Die abdominale Hysterektomie mit Entfernung der Adnexe gilt als Standard. Optional ist in der Prämenopause ein Belassen der Adnexe möglich. Möglicherweise ist bei rezeptorpositiven Tumoren jedoch das Rezidivrisiko bei Belassen der Ovarien erhöht. Eine selektive oder systematische pelvine und paraaortale Lymphonodektomie kann gegenwärtig nicht als Standard definiert werden. Es besteht jedoch weitgehend Konsens, dass bei Patientinnen, denen es zumutbar ist, eine selektive pelvine und paraaortale Lymphonodektomie durchgeführt werden kann. Die Ergebnisse einer Lymphonodektomie haben keinen Einfluss auf das Gesamtüberleben und begründen keine Indikation für eine postoperative adjuvante Maßnahme. Das Unterlassen einer Lymphonodektomie ist nicht als fehlerhaft einzustufen. Bei klar abgegrenztem Tumor ist bei dringendem Kinderwunsch eine Tumorexstirpation möglich, sie muss sicher im Gesunden erfolgen.

Adjuvante Chemotherapie

Der Nutzen einer adjuvanten Chemotherapie konnte bei den Adenosarkomen bislang nicht nachgewiesen werden. In den wenigen retrospektiven Untersuchungen mit Anwendung einer adjuvanten Chemotherapie war kein Überlebensvorteil erkennbar (30, 67). In einer randomisierten Studie, die alle uterinen Sarkome mit Ausnahme der Adenosarkome eingeschlossen hatte, und in einer Metaanalyse von Weichteilsarkomen war durch eine adjuvante Chemotherapie kein Überlebensgewinn erkennbar (45, 65). In den aktuellen NCCN-Empfehlungen finden die Adenosarkome keine Berücksichtigung (42). Unter der Voraussetzung weitgehender identischer Verhaltensweisen zwischen den stromalen Sarkomen und den Adenosarkomen müssen gegenwärtig auch hinsichtlich der adjuvanten Chemotherapie die gleichen Kriterien wie für die uterinen Stromasarkome (▶ Kap. 2.2.1.2.1) akzeptiert werden. Im Sinne einer Category-2A-Empfehlung wird vom NCCN für endometriale Stromasarkome nur zur Beobachtung geraten (42). Es gibt derzeit keine Argumente, diese Empfehlung nicht auch für das Adenosarkom ohne „sarcomatous overgrowth" zu übernehmen. Für das undifferenzierte endometriale Sarkom ist gleichfalls nach einer Category-2A-Empfehlung die Beobachtung eine Option. Im Sinne einer Category-2B-Empfehlung kann jedoch auch eine adjuvante Chemotherapie in Betracht gezogen werden. Diese Empfehlung beruht schon beim undifferenzierten endometrialen Sarkom auf sehr kleinen Fallzahlen retrospektiver Analysen (▶ Kap. 2.2.2.2.1). Zum Adenosarkom mit „sarcomatous overgrowth" liegen keine Daten vor, die eine adjuvante Chemotherapie auch nur in die Nähe einer „evidenced based medicine" rücken bzw. ein entsprechendes Vorgehen unterstützen.

Zusammenfassend besteht im Wesentlichen Konsens, dass eine adjuvante Chemotherapie derzeit bei beiden Formen des Adenosarkoms nicht indiziert ist und gegenwärtig nicht als Standard angesehen werden kann (postsurgery chemotherapy cannot be considered standard of care for patients with a localized gynaecological sarcoma who are at high-risk for relapse) (58).

Wenn man sich auf der Basis der NCCN-2B-Empfehlungen trotz fehlender Daten dennoch zu einer adjuvanten Chemotherapie (▶ Kap. 4.2.2.5) entschließt, muss die Patientin über den nicht nachgewiesenen Nutzen zweifelsfrei aufgeklärt werden.

Merke: Es gibt keine validen Daten, dass bei adäquat operierten Patientinnen eine adjuvante Chemotherapie das Überleben verlängert. Es existieren zudem keine ausreichend erprobten und wirksamen Chemotherapieschemata. Es gibt zurzeit keine Indikation für eine adjuvante Chemotherapie.

Adjuvante Hormontherapie

Die hohe Expression von Steroidrezeptoren qualifiziert das **Adenosarkom ohne „sarcomatous overgrowth"** in Analogie zum endometrialen Stromasarkom prinzipiell für eine adjuvante Hormontherapie mit **Gestagenen, GnRH-Analoga oder Aromatasehemmern.** Entsprechende randomisierte, nicht randomisierte prospektive und selbst retrospektive Studien sind hinsichtlich der Adenosarkome nicht bekannt. Bezug nehmend auf die Daten von endometrialen Stromasarkomen (▶ Kap. 2.2.1.2.1) ist ein Nutzen einer adjuvanten Hormontherapie von auf den Uterus begrenzten Tumoren nicht zweifelsfrei erkennbar. Es bleibt auch offen, ob eine begrenzte adjuvante Hormontherapie die typischen Spätrezidive bzw. Metastasen tatsächlich verhindern kann.

Bei einer adjuvanten Hormontherapie, z. B. mit Gestagenen, müssten die Nebenwirkungen, wie Beeinflussung des Blutzuckers, starke Gewichtszunahme, Depressionen und Thromboembolien, berücksichtigt werden. Wegen des nicht belegten Nutzens und der Nebenwirkungen ist eine Gestagenbehandlung gegenwärtig nicht indiziert. In den aktuellen auf das endometriale Stromasarkom bezogenen NCCN-2A-Empfehlungen wird daher statt einer adjuvanten Hormontherapie optional auch zu einer Beobachtung geraten (42) Wegen der Einschränkungen zur Anwendung von Gestagenen bieten sich zwar Aromatasehemmer („off label use") als Alternative an, eine wissenschaftlich begründete Indikation ist jedoch gegenwärtig nicht gegeben. Wenn man sich dennoch für eine adjuvante Therapie mit Aromatasehemmern entscheidet, wäre in Analogie zum endometrialen Stromasarkom eine Behandlungsdauer von 5 Jahren am ehesten sinnvoll (51). Die Patientin muss bei der adjuvanten Hormontherapie zweifelsfrei und nachvollziehbar über den nicht erwiesenen Nutzen aufgeklärt werden.

Hypothetisch kann man davon ausgehen, dass bei prämenopausalen Patientinnen mit rezeptorpositiven Tumoren eine Ovarektomie bereits eine adjuvante ablative Hormontherapie darstellt. Nach den neuesten SEER-Daten (56) hat eine Ovarektomie bei endometrialen Stromasarkomen keinen Einfluss auf das Gesamtüberleben. Zum rezeptorpositiven Adenosarkom sowohl ohne als auch mit „sarcomatous overgrowth" sind keine Daten zur Ovarektomie verfügbar. Für eine Ovarektomie als adjuvant ablative Hormontherapie gibt es daher nach dem aktuellen Wissenstand für beide Entitäten keine ausreichende Begründung. Die Indikation zur simultanen Ovarektomie kann wegen der insgesamt unklaren Verhältnisse bei rezeptorpositiven Tumoren aber etwas großzügiger gestellt werden. Prinzipiell kann man sich in dieser Hinsicht an den Stromasarkomen orientieren. Bei einer Ovarektomie müssen die potentiellen Nebenwirkungen berücksichtigt werden.

In Einzelfällen wird über eine adjuvante Hormontherapie nach einer uterus- und ovarerhaltenden Operation beim endometrialen Stromasarkom berichtet. Wenn man davon ausgeht, dass belassene Ovarien möglicherweise mit einer höheren Rezidivrate verbunden sein können, erscheint diese Maßnahme bei einer uteruserhaltenden Operation auch beim Adenosarkom ohne „sarcomatous overgrowth" sinnvoll, ohne dass wirklich Beweise für ein Benefit vorliegen. In diesen Fällen wären am ehesten GnRH-Analoga über eine Dauer von 5 Jahren anzuwenden. Die Therapie erfolgt off label use (▶ Kap. 4.2.2.5).

In der Gesamtschau bleibt eine adjuvante ablative Hormontherapie dennoch fragwürdig. Eine klare Aussage kann zurzeit nicht getroffen werden.

Erhält eine Patientin mit hormonrezeptorpositivem Tumor zum Zeitpunkt der Erstdiagnose der Erkrankung einen Hormonersatz mit Estrogenen oder eine Tamoxifentherapie, sollten diese jedoch abgesetzt werden.

Merke: Es gibt keine validen Daten, dass nach einer Hysterektomie bei auf den Uterus begrenzten rezeptorpositiven Tumoren eine adjuvante Hormontherapie oder eine Ovarektomie als adjuvant ablative Hormontherapie das Überleben verlängert. Möglicherweise ist bei den rezeptorpositiven Tumoren das Rezidivrisiko bei Belassen der Ovarien erhöht, so dass die Indikation zur Ovarektomie eher großzügig gestellt werden kann. Andere adjuvante hormonelle Maßnahmen sind nicht indiziert. Bei konservativ operierten prämenopausalen Frauen mit einem rezeptorpositivem Adenosarkom ohne „sarcomatous overgrowth" ist eine 5jährige Therapie mit GnRH-Analoga möglicherweise von Nutzen.

Postoperative Bestrahlung

Ein Effekt einer postoperativen Bestrahlung von auf den Uterus begrenzten Adenosarkomen mit und ohne „sarcomatous overgrowth" auf das progressionsfreie und Gesamtüberleben konnte bislang in den wenigen retrospektiven Untersuchungen nicht nachgewiesen werden (67). Eine randomisierte Phase III-Studie (EORTC 55874) mit allen uterinen Sarkomen, jedoch ohne Adenosarkome (FIGO vor 2009), ergab kein verbessertes progressionsfreies bzw. Gesamtüberleben für den Strahlen- gegenüber dem Beobachtungsarm (50). Wegen der fehlenden Adenosarkome in der EORTC-Studie können für diese Tumoren keine definitiven Schlussfolgerung gezogen werden.Jedoch lassen sich die an den Stromasarkomen erhobenen Daten (▶ Kap. 2.2.1.2.1) der EORTC-Studie, der SEER Analysen und kleinerer retrospektiver Untersuchungen auf die Adenosarkome übertragen. Nach den entsprechenden Ergebnissen war kein Nutzen einer postoperativen Bestrahlung zu erkennen (28, 56). Größere retrospektive Analysen entweder unter Einbeziehung aller uterinen Sarkome aller Stadien (34) oder nur von endometrialen Stromasarkomen beider Entitäten (32) sprechen jedoch für eine nicht signifikante Reduktion von Lokalrezidiven ohne Einfluss auf das Überleben. Die besten Ergebnisse sollen in dieser Hinsicht erreicht werden, wenn die perkutane Bestrahlung mit einer Brachytherapie kombiniert wird (34). Es ist denkbar, dass die Lokalrezidivrate auch durch eine alleinige Kontakttherapie gesenkt werden kann. Entsprechende Daten sind nicht bekannt.

Zusammengefasst gibt es zurzeit keine validen Erhebungen, die eine postoperative perkutane Bestrahlung bei Adenosarkomen unterstützen. In den aktuellen NCCN-2A-Empfehlungen wird dementsprechend auch nur zu einer Beobachtung geraten (42). Für das Adenosarkom mit „sarcomatous overgrowth" kann in Analogie zum undifferenzierten endometrialen Sarkom nach einer Category-2B-Empfehlung des NCCN optional eine perkutane Bestrahlung mit oder ohne einer Brachytherapie in Betracht gezogen werden. Dieser Empfehlung liegen allerdings keine annähernd plausiblen Daten zugrunde und die Ergebnisse der EORTC-Studie (50) wurden in den NCCN-Guidelines nicht berücksichtigt.

Generell ist eine postoperative Strahlentherapie bei einem auf den Uterus begrenzten Adenosarkom mit und ohne „sarcomatous overgrowth" als nicht indiziert anzusehen und sollte der Rezidivtherapie vorbehalten bleiben.

Merke: Es gibt keine Hinweise, dass bei auf den Uterus begrenzten Adenosarkomen mit und ohne „sarcomatous overgrowth" eine postoperative perkutane Bestrahlung das Überleben verlängert. Insgesamt ist eine perkutane postoperative Bestrahlung nicht indiziert. Betreffs einer Senkung der Lokalrezidivrate sind keine Daten verfügbar. Möglicherweise könnte in dieser Hinsicht eine Brachytherapie von Nutzen sein und kann in Erwägung gezogen werden.

Primäre Bestrahlung

Bezüglich einer alleinigen primären Bestrahlung lokal operabler Adenosarkome mit und ohne „sarcomatous overgrowth" sind keine Daten verfügbar. Gegenwärtig gibt es außer bei einer allgemeinen Inoperabilität keine Indikation zur primären Strahlentherapie. Lehnt eine Patientin eine Operation ab, sollte wie bei einer allgemeinen Inoperabilität vorgegangen werden. Die Patientin muss jedoch dringlich auf den nicht bewiesenen Nutzen einer Strahlentherapie operabler Tumoren aktenkundig hingewiesen werden, wenn sie auf dieser Maßnahme besteht.

Merke: Für eine primäre Strahlentherapie operabler Adenosarkome mit und ohne „sarcomatous overgrowth" gibt es bei allgemein operablen Patientinnen keine Indikation.

4.2.2.2 Therapie primär fortgeschrittener auf das Becken und die Bauchhöhle begrenzter Tumoren

Die Therapie von primär lokal fortgeschrittenen Adenosarkomen bezieht sich im Wesentlichen auf die verschiedenen Stadien III der bis 2008 geltenden FIGO-Einteilung bzw. auf die Stadien II und teilweise III der aktuellen Einteilung. Ein nachfolgend numerisch benanntes Stadium bezieht sich ausnahmslos auf die alte FIGO-Einteilung.

Neoadjuvante Chemotherapie

Es gibt einen Bericht mit 2 Fällen einer Remission von Adenosarkomen nach einer primären Chemotherapie mit **Carboplatin**. Die Behandlung war im ersten Fall bei einem Adenosarkom ohne „sarcomatous overgrowth" zusammen mit GnRH-Analoga und im zweiten Fall mit „sarcomatous overgrowth" zusammen mit einer Strahlentherapie erfolgt (67). Die beschriebenen Remissionen sind möglicherweise auch auf die Applikation der GnRH-Analoga bzw. der Bestrahlung zurückzuführen. Die Wirksamkeit des Carboplatins ist daher als höchst fraglich einzustufen. Die Behandlungen wurden allerdings wegen allgemeiner Inoperabilität und nicht mit der Zielstellung des Erreichens einer Operabilität durchgeführt.

Wegen der erforderlichen schnellen Remission kommt im neoadjuvanten Ansatz praktisch nur die Polychemotherapie infrage. Als wirksame Substanzen sind bei den stromalen Sarkomen im Wesentlichen nur Ifosfamid plus Doxorubicin bzw. Epirubicin bekannt (▶ Kap. 2.2.1.2.5). Bei extrauterin ausgebreitetem endometrialen Stromasarkom wurde in einem Einzelfall dementsprechend auch über eine erfolgreiche neoadjuvante Chemotherapie mit nachfolgender Operation mit **Ifosfamid und Doxorubicin** berichtet (24). Denkbar ist in Einzelfällen auch der Einsatz der gut verträglichen **Kombination aus liposomalem Doxorubicin plus Carboplatin** (▶ Kap. 2.2.1.2.5) (13). Daten zum neoadjuvanten Einsatz mit Operationsoption sind jedoch nicht bekannt. Wegen der sehr unsicheren Datenlage muss eine neoadjuvante Chemotherapie zum Erreichen einer Operabilität gegenwärtig noch als Therapieversuch angesehen werden.

Ob mit einem multimodalem Therapieansatz bestehend aus einer Monochemotherapie mit Carboplatin möglicherweise auch mit Ifosfamid (keine Daten) und einer Hormon- oder Strahlentherapie bessere Ergebnisse als mit einer Polychemotherapie erzielt werden können, muss zurzeit offen bleiben. Die Kombination mit einer Hormontherapie bei rezeptorpositiven Tumoren oder mit einer simultanen Bestrahlung bei auf das Becken beschränktem Tumor mit „sarcomatous overgrowth" ist daher gleichfalls als Therapieversuch anzusehen.

In allen Fällen einer neoadjuvanten Chemotherapie mus die Patientin zweifelfrei über die äußerst begrenzten klinischen Efahrungen informiert werden.

> **Merke:** Bei inoperablen Adenosarkomen kann eine neoadjuvante Polychemotherapie mit Operationsoption in Erwägung gezogen werden. Bei einem „sarcomatous overgrowth" ist bei auf das Becken begrenzten Tumoren die Kombination einer Monochemotherapie mit Carboplatin mit einer Bestrahlung und bei rezeptorpositiven Tumoren mit einer Hormontherapie als Therapieversuch denkbar.

Therapievorschlag

Ifosfamid 2 g/m² i. v.(Tag 1–3) +Doxorubicin 50 mg/m² (Tag 1), q 3–4 Wochen

---

Neoadjuvante Hormontherapie

Bei Adenosarkomen mit einer starken Expression von Estrogen- und Progesteronrezeptoren ist prinzipiell eine neoadjuvante Hormontherapie fortgeschrittener Tumoren zum Erreichen einer Operabilität denkbar. Verwertbare Daten zu einem solchen Vorgehen sind nicht bekannt. Möglich wäre ein Einsatz von **Gestagenen oder Aromatasehemmern** und bei Nachweis entsprechender Rezeptoren auch von **GnRH-Analoga**. Ob die Hormonapplikation einer neoadjuvanten Chemotherapie überlegen ist, kann derzeit nicht gesagt werden. Bei positiven Hormonrezeptoren oder Kontraindikation zur Chemotherapie kann jedoch primär ein Therapieversuch mit Hormonen in Betracht gezogen werden. In der Literatur ist eine gute Remission mit einer **Kombination aus Carboplatin und**

GnRH-Analoga bei einer 79jährigen Patientin beschrieben. Da beim endometrialen Stromasarkom eine Expression von GnRH-Rezeptoren bekannt ist (▶ Kap. 2.2.1.1.), kann bei der guten hormonellen Ansprechbarkeit dieser Tumoren, davon ausgegangen werden, dass der Effekt auch auf die **GnRH-Analoga** zurückzuführen war. Die Zielstellung bestand jedoch nicht in der Erreichbarkeit einer Operation des lokal fortgeschrittenen Befundes (67). Mit einem verzögerten Ansprechen muss unter einer alleinigen Hormontherapie gerechnet werden. Ob dieser Nachteil durch eine Kombination mit einer Chemotherapie oder bei Begrenzung auf das Becken mit einer Bestrahlung ausgleichbar ist, ist fragwürdig. Insgesamt ist eine neoadjuvante Hormonbehandlung nach aktuellem Erkenntnisstand als unsicher einzustufen. Sie darf nur bei positiven Rezeptoren eingesetzt und muss gegenwärtig als Therapieversuch eingeschätzt werden. Besteht eine Patientin auf dieser Maßnahme muss sie zweifelsfrei über den nicht bekannten Nutzen und über die äußerst begrenzten klinischen Efahrungen aufgeklärt werden. Die Therapieschemata entsprechen denen der hormonellen Therapie von Rezidiven und Metastasen.

Merke: Eine neoadjuvante Hormontherapie fortgeschrittener Adenosarkome mit positiven Hormonrezeptoren stellt lediglich einen Therapieversuch mit unsicherem Ausgang dar. Sie ist in Ausnahmefällen am ehesten bei einer Kontraindikation zur Chemotherapie denkbar. Ob die Kombination mit einer Chemotherapie oder bei Begrenzung des Tumors auf das Becken mit einer Bestrahlung von Nutzen ist, ist noch unklar (▶ Kap. 4.2.2.5).

Primäre Operation

Bei im Becken und in der Bauchhöhle ausgebreiteten Adenosarkomen soll eine optimale **Tumorreduktion** vorgenommen werden. Sie ist nach retrospektiven Untersuchungen, die sich allerdings auf alle uterinen Sarkome beziehen, mit einem verbesserten Überleben verbunden (20). Spezielle Daten für die Adenosarkome sind nicht bekannt. Extrapoliert von den endometrialen Stromasarkomen, kann mit einem Überlebensgewinn gerechnet werden (64). In diesen Fällen gelten die makroskopische Tumorfreiheit und freie Resektionsränder als die wichtigsten Prognosefaktoren (43). Möglicherweise trifft dies für Tumoren mit „sarcomatous overgrowth" in Analogie zum undifferenzierten endometrialen Sarkom nicht zu (64). Nach den aktuellen NCCN-2A-Empfehlungen kann die chirurgische Resektion aller Herde auf der Basis der Symptome, der Ausdehnung und der Resektabilität der Befunde individualisiert vorgenommen werden. Bei extrauteriner Ausbreitung wird eine Lymphonodektomie nicht für sinnvoll gehalten (42). Zum möglichen Nutzen einer selektiven Lymphonodektomie auch bei einer R0-Resektion liegen keine Daten vor.

Merke: Ein optimales Debulking aller sicht- und tastbaren Befunde ist möglicherweise mit einem verbesserten Überleben verbunden und sollte bei Patientinnen im guten Allgemeinzustand in Betracht gezogen werden. Der Nutzen einer systematischen oder selektiven Lymphonodektomie ist in diesen Fällen nicht erwiesen.

Postoperative Hormon-, Radio- und Chemotherapie

Der Nutzen einer postoperativen Hormon-, Strahlen- und Chemotherapie ist nach R0- und R1/2-Resektion für die Adenosarkome wegen fehlender Daten nicht erwiesen. Dementsprechend existieren für diese Fragestellung speziell für Adenosarkome keinerlei Therapieempfehlungen.

Wie bereits ausgeführt, kann sich die Behandlung **hormonrezeptorpositiver (!) Adenosarkome** mit bzw. ohne „sarcomatous overgrowth" jedoch im Wesentlichen an der Therapie der endometrialen Stromasarkome orientieren (60, 67). Betreffs einer **postoperativen Hormontherapie** liegen die Remissionsraten bei R1-resezierten bzw. bei rezidivierten endometrialen Stromasarkomen mit 82 % sehr hoch und eine mehr als 10jährige Ansprechdauer ist mehrfach beschrieben (12). Auch beim suboptimal operierten Adenosarkom ist eine

Wahl. Sie kann bei nur im Becken ausgebreiteten Tumoren bzw. lokalisierten intraabdominalen Tumoren mit einer gezielten Strahlentherapie kombiniert werden. Bei hohem Remissionsdruck und/oder starker Symptomatik ist jedoch eher eine Chemotherapie indiziert (Dosierungen ▶ Kap. 4.2.2.5). Die einzelnen Maßnahmen decken sich im wesentlich mit denen bei der Behandlung von endometrialen Stromasarkomen bei allgemeiner Inoperabilität.

Merke: Eine optimale Behandlungsmethode ist nicht bekannt. Bei auf den Uterus und das Bekken begrenzten Tumoren kann eine perkutane pelvine Bestrahlung mit oder ohne Brachytherapie erfolgen. Die Kombination mit einer Chemotherapie ist möglich. Für alle anderen Fälle ist eine Chemotherapie indiziert, die bei lokalisierten Tumoren in der Bauchhöhle mit einer gezielten Bestrahlung kombiniert werden kann. Die Chemotherapie sollte bei milder Symptomatik und/oder geringen Remissionsdruck mit einer Monotherapie, anderenfalls mit einer Polychemotherapie beginnen. Bei positiven Hormonrezeptoren kann zunächst mit einer Hormontherapie begonnen werden.

4.2.2.4 Nachsorge

In Analogie zum Endometriumkarzinom und den anderen uterinen Sarkomen soll die Nachsorge **klinisch und symptomorientiert** mittels gynäkologischer und allgemeiner Untersuchung erfolgen. Die Kontrollen sollen für 2 Jahre alle 3 Monate, für die nächsten 3 Jahre alle 6 und danach alle 12 Monate durchgeführt werden. Ein Überlebensgewinn durch aufwändige laborchemische und apparative Untersuchungen bzw. eine Frühesttherapie konnte bislang nicht belegt werden. Intensivere diagnostische Schritte sind daher erst bei einem erhobenen Befund oder Symptomatik sinnvoll. In einigen Publikationen wird in den oben genannten Abständen in den ersten 4 Jahren eine bildgebende Diagnostik von Thorax, Abdomen und Becken empfohlen. Die aus einem positiven aber symptomlosen Befund abzuleitenden Konsequenzen sind völlig unklar und nach der derzeitigen Datenlage ohne Effekt auf das Überleben.

Von einer Hormonersatztherapie nach operierten Adenosarkomen wird dringend abgeraten. Hintergrund ist die Expression von Steroidhormonen auch in Fällen von „sarcomatous overgrowth". Wegen der ätiologischen Bedeutung des Tamoxifens ist eine entsprechende Therapie kontraindiziert. Ist eine Hormontherapie wegen eines simultanen oder metachronen Mammakarzinoms angezeigt, können **Raloxifen** oder **Aromatasehemmer** bzw. bei jungen Frauen **GnRH-Analoga** in der üblichen Dosierung eingesetzt werden.

4.2.2.5 Rezidive und Metastasen

In etwa 70 % der Fälle sind die Rezidive und Metastasen von Adenosarkomen rein sarkomatös und meist schlechter differenziert als im Primärtumor. Metastasen von Adenosarkom ohne „sarcomatous overgrowth" können selbst nach vielen Jahren ein „sarcomatous overgrowth" aufweisen (63). Rezidive treten beim Adenosarkom ohne „sarcomatous overgrowth" häufig erst nach mehr als 10 Jahren vorrangig in der Scheide, im kleinen Becken, sowie in der Bauchhöhle auf. Auch für die Rezidive dieser Entität ist ein relativ langsames Wachstum charakteristisch. Rezidivierende Tumoren mit „sarcomatous overgrowth" haben eine deutlich schlechtere Prognose. Mitunter wird das Adenosarkom erst anhand von Rezidiven und/oder Metastasen erkannt. Häufig ist in diesen Fällen eine Hysterektomie aus anderen Gründen vorausgegangen, bei der meist das Sarkom übersehen worden ist. Weitere Einzelheiten sind beim klinischen Verlauf und Prognose beschrieben (▶ Kap. 4.2.1). Für alle im Folgenden beschriebenen Maßnahmen besteht Konsens, dass es sich um geeignete Therapiemaßnahmen handelt, die lediglich auf klinischer Erfahrung bzw. auf „lower-level evidence" beruhen.

Primäre Operation

Lokalisierte Rezidive im kleinen Becken und der Bauchhöhle sollen in Analogie zu den anderen uterinen Sarkomen, wenn technisch möglich, operativ behandelt werden. Wesentliche Voraussetzung für die Operationsindikation ist die mit hoher Sicherheit mögliche R0-Resektion. Auch bei **Einzelmetastasen in Lunge und Leber** ist eine Resektion zu erwägen. Bei mehr als einer aber weniger als 5 Metastasen in Lunge oder Leber ist ein **minimal invasives Vorgehen** möglich. Infrage kommen eine **LITT**, eine **SIRT** oder eine **Chemoembolisation**. Größere Erfahrungen bzw. Studien mit Adenosarkomen liegen nicht vor. Prinzipiell gelten die gleichen Vorraussetzungen wie sie für die Metastasen- und Rezidivchirurgie der stromalen Sarkome besprochen worden sind (► entsprechende Kap.). Alle Eingriffe gelten als palliative Maßnahme. Zum Überlebensgewinn liegen keine validen Daten vor. Ob die Operation einer systemischen Therapie überlegen ist, kann derzeit nicht festgelegt werden.

Merke: Wenn technisch möglich sollen lokalisierte Rezidive im Becken und in der Bauchhöhle operiert werden. Unter der Voraussetzung einer R0-Resektion und einer anderweitigen Tumorfreiheit sollten auch solitäre Lungen- und Lebermetastasen reseziert werden. Bei mehr als einer aber weniger als 5 Metastasen in Lunge oder Leber ist ein minimal invasives Vorgehen möglich. Zurzeit gibt es keine Beweise dafür, dass die genannten Maßnahmen einer systemischen Therapie mit und ohne Bestrahlung überlegen sind.

Postoperative Hormon-, Chemo- und Strahlentherapie

Der Nutzen einer postoperativen Hormon-, Strahlen- und Chemotherapie ist nach R0- und R1/2-Resektion von Rezidiven und Metastasen speziell für Adenosarkome wegen fehlender Daten nicht erwiesen. Wie bereits erwähnt, kann sich die Behandlung der Adenosarkome mit bzw. ohne „sarcomatous overgrowth" im Wesentlichen an der Therapie der endometrialen Stromasarkome bzw. der undifferenzierten endometrialen Sarkome orientieren. Das trifft ganz besonders auf eine Hormontherapie von rezeptorpositiven Adenosarkomen zu (60, 67). Das gilt umso mehr, als dass für die Adenosarkome keinerlei Empfehlungen vorliegen.

Eine postoperative Hormon-, Chemo- und/oder Radiotherapie kann die Ergebnisse bei einer R0-Resektion von Lungen- und Lebermetastasen in Analogie zu den stromalen Sarkomen offensichtlich nicht weiter verbessern. Die systemische Therapie sollte für eine erneute Progredienz bzw. weitere Rezidive in der Reserve verbleiben. Möglicherweise lässt sich bei R1/2-Resektionen die remissionsfreie Zeit durch eine anschließende Chemotherapie kurzfristig verlängern. Außer Einzelberichten zu den stromalen Sarkomen sind keine weiteren Daten bekannt.

Nach den aktuellen NCCN-Empfehlungen kann für R0 und R1/2-Resektionen bei rezeptorpositiven Tumoren jeglicher Lokalisation jedoch eine **postoperative Hormontherapie** in Betracht gezogen werden (42). Sie ist bis zum erneuten Progress fortzuführen. Bei negativen Hormonrezeptoren ist stattdessen bei R1/2-Resektionen eine **Chemotherapie** denkbar.

Nach den aktuellen NCCN-Empfehlungen Category-2A ist bei rezeptornegativen pelvinen Rezidiven bzw. Scheidenmetastasen eine gezielte **postoperative externe Bestrahlung und/oder Brachytherapie** am ehesten angezeigt (42). Ist der Tumor extrapelvin ausgebreitet, kann auch eine Chemo- und/oder gezielte palliative Strahlentherapie in Betracht gezogen werden. Die Nebenwirkungen müssen besonders wegen der fraglichen bzw. kurzen Wirksamkeit beider postoperativer Maßnahmen unbedingt berücksichtigt werden.

Alle postoperativen Maßnahmen gelten als hoch palliativ und zum Überlebensgewinn liegen keine validen Daten vor. Insbesondere ist bei postoperativer Symptomfreiheit der Nutzen postoperativer Maßnahmen völlig unbewiesen. Ein zunächst abwartendes Verhalten ist somit auch nach denn NCCN-Empfehlungen (42) nicht als fehlerhaft einzustufen, zumal das progressionsfreie Intervall unter einer Chemotherapie ohnehin nur sehr kurz ist und Alternativen später kaum zur Verfügung stehen.

Aus der Gesamtschau aller vorhandenen Daten ist am ehesten nach einer R1/2-Resektion rezeptorpositiver Rezidive und Metastasen von einer postoperativen Hormonbehandlung ein Nutzen zu erwarten. Der Beweis, dass eine Resektion mit oder ohne einer systemischen bzw. Strahlentherapie gegenüber einer alleinigen medikamentösen Behandlung tatsächlich von Vorteil ist, steht noch aus (31). Entschließt man sich zu einer der genannten postoperativen Maßnahmen muss die Patientin zweifelsfrei und aktenkundig über den nicht erwiesenen Nutzen aufgeklärt werden. Die Therapieschemata entsprechen denen bei der primären Hormon- und Chemotherapie von Rezidiven und Metastasen (▶ s. u.).

Merke: Der Nutzen einer postoperativen systemischen oder Strahlentherapie ist bei einer R0-Resektion nicht erwiesen. Am ehesten ist bei rezeptorpositiven Tumoren nach einer R1/2-Resektion jeglicher Lokalisation eine postoperative Hormontherapie indiziert. Bei operierten vaginalen und pelvinen Rezidiven kann eine gezielte postoperative externe Bestrahlung und/ oder eine Brachytherapie bzw. bei lokalisierter extrapelviner Erkrankung plus einer zusätzlichen Chemotherapie durchgeführt werden. Bei R1/2-resezierten Lungen- und Lebermetastasen kann eine postoperative Chemotherapie in Erwägung gezogen werden, ohne dass wirklich valide Daten betreffs eines Nutzens vorliegen. Bei fehlender Symptomatik ist für alle genannten Fälle ein abwartendes Verhalten eine mögliche Option.

Primäre Chemotherapie

Die wenigen vorliegenden Daten zum Adenosarkom sind enttäuschend und basierten ausschließlich auf retrospektiven Untersuchungen. Bei diffusen Metastasen bzw. wenn die operativen, eventuell radiologischen und bei rezeptorpositiven Tumoren die hormonellen Maßnahmen ausgeschöpft oder nicht anwendbar sind, ist eine Chemotherapie indiziert. Ist das Adenosarkom rezeptornegativ, gibt es zur Chemotherapie keine Alternative. Das ist am häufigsten beim Adenosarkom mit „sarcomatous overgrowth" der Fall. Wegen der ätiologischen und morphologischen Ähnlichkeit der Adenosarkome zum endometrialen Stromasarkom werden am besten analoge Zytostatika eingesetzt. Als wirksame Substanzen stehen Ifosfamid und Doxorubicin/Epirubicin im Vordergrund. Am ehesten kommt eine **Monochemotherapie mit Ifosfamid** infrage (▶ Kap. 2.2.1.2.5 und ▶ 2.2.2.2.5). In zwei Fällen hat sich auch **Carboplatin** beim Adenosarkom zusammen mit einer Hormon- bzw. Strahlentherapie als wirksam erwiesen (67). Die Effektivität von Carboplatin muss unter Berücksichtigung des Kombinationspartners in den beiden Einzelfällen als fragwürdig eingestuft werden. Carboplatin ist daher bestenfalls bei einer Kontraindikation zum Ifosfamid indiziert. Nur bei hohem Remissionsdruck oder erheblicher Symptomatik ist wegen der zu erwartenden höheren Ansprechrate eine **Polychemotherapie** angezeigt. Mittel der Wahl scheint gegenwärtig, auch in Ermangelung von Alternativen, in Analogie zu den endometrialen Sarkomen eine Kombination aus **Ifosfamid plus Doxorubicin** zu sein. Die Toxizität der Polychemotherapien ist jedoch hoch. Eine Dosisverteilung von Ifosfamid auf mehrere Tage bzw. der adäquate Ersatz von Doxorubicin durch **Epirubicin** ist möglich. Denkbar ist in Einzelfällen auch der Einsatz der gut verträglichen **Kombination aus liposomalem Doxorubicin plus Carboplatin** (▶ Kap. 2.2.1.2.5) (13). Das progressionsfreie Intervall unter oder nach einer Chemotherapie beträgt i. d. R. nur wenige Monate. Es liegt für alle Sarkome median zwischen 2–8 und bei maximal 14 Monaten. Der Einsatz einer Polychemotherapie sollte wegen der erheblichen toxizitätsbedingten Einschränkung der Lebensqualität und des nur sehr kurzen progressionsfreien Intervalls sehr kritisch und nur bei hohem Remissionsdruck erfolgen, eine Dreierkombination, z. B. aus Ifosfamid, Epirubicin und Cisplatin, sollte die Ausnahme bleiben.

Merke: Nach Ausschöpfung der operativen, strahlentherapeutischen und bei rezeptorpositiven Tumoren auch der hormonellen Maßnahmen bzw. bei Kontraindikationen zur Operation oder bei diffuser Metastasierung ist eine Chemotherapie indiziert. Die palliative Chemotherapie sollte möglichst erst bei einer bestehenden Symptomatik als Monotherapie und nur bei hohem Remissionsdruck und/oder starken Beschwerden und/oder bedrohlicher Lokalisation oder bei Progression nach einer Monotherapie als Polychemotherapie erfolgen.

Therapievorschlag

Monochemotherapie	Ifosfamid 1,5 g/m² i. v. (Tag 1–4), q 3–4 Wochen oder 2g/m² i. v. (Tag 1–3), q 3–4 Wochen
	Carboplatin AUC 6 i. v. (Tag 1), q 3 Wochen
Polychemotherapie	Ifosfamid 1,5 g/m² tgl. i. v. (Tag 1–4) + Doxorubicin 50 mg/m² i. v. (Tag 1), q 3 Wochen
	Ifosfamid 2 g/m² i. v. (Tag 1–3)+ Doxorubicin 25 mg/m² i. v. (Tag 1–3), q 3–4 Wochen
	Ifosfamid 2 g/m² i. v. (Tag 1–3) + Epirubicin 40 mg/m² i. v. (Tag 1) + Cisplatin 60 mg/m² i. v. (Tag.1), q 3–4 Wochen
	PegLiposomal Doxorubicin 40 mg/m² 1 h i. v. + Carboplatin AUC 6 i. v. (Tag 1), q 4 Wochen

Primäre Hormontherapie

Bei diffusen Metastasen, inoperablen Patienten bzw. nicht operablen Befunden muss systemisch behandelt werden. Auf der Basis der fast regelhaften **Expression von Estrogen- und Progesteronrezeptoren** und zum Teil auch von GnRH-Rezeptoren sind Rezidive und Metastasen von Adenosarkomen ohne „sarcomatous overgrowth“ prinzipiell für eine Hormontherapie geeignet. Das gilt analog für die Tumoren mit „sarcomatous overgrowth“, wenn die Rezeptoren positiv sind und keine bedrohliche Symptomatik bzw. Lokalisation vorhanden ist (60). Obgleich aufgrund der extrem niedrigen Fallzahlen keine validen Daten vorliegen, wird ein Vorgehen in Analogie zu den stromalen Sarkomen für sinnvoll gehalten und nachdrücklich unterstützt (60, 67).

Vor der Hormonanwendung sollte ein **aktueller Rezeptorstatus** vorliegen, da sich die Expression, wie bei anderen hormonabhängigen Tumoren, im negativen Sinne verändern kann. Fehlende Rezeptoren sind eine Kontraindikation zur Hormonbehandlung. Die meisten Erfahrungen liegen mit den Gestagenen **Megestrolacetat** und **Medroxprogesteronacetat** vor. Bei einer Remissionsrate von bis zu 80 % ist eine Responsedauer bis zu 252 Monaten (median 42 Monate) bei den stromalen Sarkomen beschrieben (12) (Einzelheiten ▸ Kap. 2.2.1.2.5). Die Behandlung erfolgt bis zur Progression. Das Absetzen nach einer Remission ist mit einem raschen Wiederauftreten des Tumors verbunden. Es gibt auch mehrere Berichte über den erfolgreichen primären Einsatz von **Aromatasehemmern** mit einem 2-Jahre-krankheitsfreien Überleben bis zu 60 %. Da die Remission über Jahre anhalten kann und die Gestagenapplikation mit einer hohen Nebenwirkungsrate verbunden ist, ist die primäre Gabe von Aromatasehemmern als Therapie der Wahl anzusehen (51). Bei Nichtansprechen auf Gestagene oder erneuter Progression können Aromatasehemmer noch einmal wirksam sein (47). Über den Nutzen des potentiell wirksamen **Fulvestrant** liegen keine auswertbaren Daten vor. Eine Anwendung ist bei erneutem Progress nach den anderen hormonellen Maßnahmen als Therapieversuch denkbar.

Bei prämenopausalen Frauen mit noch funktionierenden Ovarien ist zunächst eine **Ovarektomie** das Mittel der Wahl. Alternativ ist statt einer Ovarektomie oder bei positiven GnRH-Rezeptoren auch eine Therapie mit **GnRH-Analoga** (off label use) in Betracht zu ziehen. Analog soll eine möglicherweise laufende Hormonersatztherapie beendet werden. Nachfolgende Remissionen oder zumindest ein Wachstumsstillstand sind beschrieben (47). Optional ist auch eine unmittelbar dem Absetzen nachfolgende Therapie mit Gestagenen oder Aromatasehemmern möglich. Das gleiche gilt, wenn die Frauen zum Zeitpunkt der Rezidivdiagnose **Tamoxifen** erhalten.

Mitunter ist eine Hormontherapie von Beginn an wirkungslos. Die Ursache ist in diesen Fällen auf die häufig sehr heterogen verteilten und unterschiedlich stark exprimierten Estrogen- und Progesteronrezeptoren zurückzuführen. Möglicherweise spielt auch eine Interaktion mit dem oft vorhandenen Androgenrezeptor eine Rolle (39). Erst nach Ausschöpfung oder bei fehlender Wirksamkeit der Hormonbehandlung ist eine Chemotherapie angezeigt.

Merke: Eine Hormontherapie ist bei diffusen Metastasen, nach Ausschöpfung der operativen Maßnahmen oder bei entsprechenden Kontraindikationen bei rezeptorpositiven Adenosarkomen die Therapie der Wahl. Sind noch Ovarien vorhanden bzw. erhält die Patientin zu diesem Zeitpunkt eine Hormonersatztherapie oder Tamoxifen, soll zunächst die Ovarektomie erfolgen bzw. die entsprechenden Hormone oder Tamoxifen müssen abgesetzt werden. Die palliative Hormonbehandlung muss kontinuierlich bis zum erneuten Progress angewendet werden. Anschließend ist ein Wechsel auf eine andere hormonelle Maßnahme möglich. Über Fulvestrant liegen noch keine Daten vor.

Primäre Bestrahlung

Mit einer alleinigen externen Strahlentherapie liegen bei Adenosarkomen kaum Erfahrungen vor. Sie ist bei lokalisierten Rezidiven und Fernmetastasen, die einer Operation nicht zugänglich sind und die nicht für eine Hormontherapie geeignet sind, bzw. nicht auf diese ansprechen, noch vor einer Chemotherapie indiziert.

Merke: Die primäre Bestrahlung ist am ehesten bei lokalisierten Rezidiven und Fernmetastasen, die einer Operation nicht zugänglich sind und die nicht für eine Hormontherapie geeignet sind, indiziert.

Supportive Therapie

Bei einer disseminierten Erkrankung ist in Analogie zu den anderen uterinen Sarkomen statt einer Chemo- oder Radiotherapie auch eine gute supportive Therapie eine mögliche Option (42).

Merke: Bei einer diffusen Metastasierung ist eine alleinige supportive Behandlung eine akzeptierte Therapieoption.

Neue Entwicklungen, Therapie mit kleinen Molekülen

Obgleich der Immunophänotyp beider Adenosarkomentitäten weitgehend mit den beiden stromalen Sarkomen übereinstimmt, wird im Gegensatz zu den letztgenannten nur in maximal 5 % der Adenosarkome c-Kit (CD117) exprimiert (60). Die Adenosarkome sind damit im Gegensatz zu den stromalen Sarkomen (53) nicht für eine Therapie mit dem c-Kit-Inhibitor und dem Tyrosinkinasehemmer Imatinib geeignet (60). Aufgrund der Seltenheit der Adenosarkome sind diese gegenwärtig kein Ziel innovativer Therapieansätze.

4.2.3 Literatur

1. Abeler, V. M., Røyne, O., Thoresen, S., Danielsen, H. E., Nesland, J. M., Kristensen, G. B.: Uterine sarcomas in Norway. A histopathological and prognostic survey of a total population from 1970 to 2000 including 419 patients. Histopathology 54 (2009) 355–364
2. Amant, F., Steenkiste, E., Schurmans, K., Verbist, L. Abeler, V. M., Tulunay, G., Jonge, E. de, Massuger, L., Moermann, P, Vergote, I.: Immunhistochemical expression of CD10 antigen in uterine adenosar-

Therapievorschlag

Postmenopause	Gestagene	Medroxyprogesteronacetat	150–200 mg/d oral
		Megestrolacetat	80–160 mg/d oral
Prämenopause (alternativ zu den Gestagenen	Ovarektomie		
	GnRH-Analoga	Goserelin	3,6 mg Implantat monatlich
		Leuprorelin	10,72 mg dreimonatlich i. m.

coma. Internat. J. Gynecol. Cancer 14 (2004) 1118–1121

3. Amant, F., Schurmans, K., Steenkiste, E., Verbist, L. Abeler, V. M., Tulunay, G., Jonge, E. de, Massuger, L., Moermann, P, Vergote, I.: et al Immunhistochemical determination of estrogen and progesterone receptor positivity in uterine adenosarcoma. Gynecol. Oncol. 93 (2004) 680–685
4. Amant, F., De Knijf, A., Van Calster, B., Leunen, K., Neven, P., Berteloot, P., Vergote, I., Van Huffel, S., Moerman, P.: Clinical study investigating the role of lymphadenectomy, surgical castration, and adjuvant hormonal treatment in endometrial stromal sarcoma. Br. J. Cancer 97 (2007)1194–1199
5. Arici, D. S., Aker, H., Yildiz, E., Tasyurt, A.: Mullerian adenosarcoma of the uterus associated with tamoxifen therapy. Arch. Gynecol. Obstet. 264 (2000) 105–107
6. Berchuk, A., Rubin, S. C., Hoskins, W. J., Saigo, P. E., Pierce, V. K., Lewis, J. L. jr.: Treatment of endometrial stromal tumors. Gynecol. Oncol. 71 (1990) 60–65
7. Bonvalot, S., Rivoire, M., Castaing, M., Stoeckle, E, Le Cesne, A., Blay, J. Y., Laplanche, A.: Primary retroperitoneal sarcomas: a multivariate analysis of surgical factors associated with local control. J. Clin. Oncol. 27 (2009) 31–37
8. Chang, H. Y., Changchien, C. C., Chen, H. H., Lin, H., Huang, C. C.: Extrauterine müllerian adenosarcoma associated with endometriosis and rectal villotubular adenoma: report of a case and review of the literature. Int. J. Gynecol. Cancer. 15 (2005) 361–365
9. Clement, P., Scully, R.: Mullerian adenosarcoma of the uterus: a clinico-pathologic analysis of 100 cases with areview of the literature. Hum. Pathol. 21 (1990) 363–381
10. Clement, P. B., Oliva E., Young, R. H.: Mullerian adenosarcoma of the uterine corpus associated with tamoxifen therapy: a report of six cases and a review of tamoxifen-associated endometrial lesions. Int. J. Gynecol. Pathol. 15 (1996) 222–229
11. Clement, P.B., Young, R. H.: Atlas of gynaecologic surgical pathology. Saunders Elsevier 2008
12. Dahhan, T., Fons, G., Buist, M. R., ten Kate F. J. W., van der Velden, J.: The efficacy of hormonal treatment for residual or recurrent low grade endometrial stromal sarcoma. A retrospective study. Eur. J. Obstet. Gynecol. Reprod. Biol. 144 (2009) 80–4
13. Du Bois, A., Pfisterer, J., Burchardi, N., Loibl, S., Huober, J., Wimberger, P., Burges, A., Stähle, A., Jackisch, C., Kölbl, H.: Arbeitsgemeinschaft Gynäekologische Onkologie Studiengruppe Ovarialkarzinom; Kommission Uterus. Combination therapy with pegylated liposomal doxorubicin and carboplatin in gynecologic malignancies: a prospective phase II study of the Arbeitsgemeinschaft Gynäekologische Onkologie Studiengruppe Ovarialkarzinom (AGO-OVAR) and Kommission Uterus (AGO-K-Ut). Gynecol. Oncol. 107 (2007) 518–525
14. Einstein, M. H, Barakat, R. R., Chi, D. S, Sonoda,Y., Alektiar, K. M, Hensley, M. L, Abu-Rustum, N. R.: Management of uterine malignancy found incidentally after supracervical hysterectomy or uterine morcellation for presumed benign disease. Int. J. Gynecol. Cancer 10 (2008) 1065–1070
15. El Maalouf, G., Duvillard, P., Rey, A., Morice P., Haie-Meder, Ch., Lhommé, C., Pautier, P.: Clinical features, recurrence patterns and treatment in endometrial stromal sarcomas: a thirty-year single-institution experience. J. Clin. Oncol. 26 (15S) (2008) Abstr. 10574
16. Fait, T., Zivny, J., Freitag, P., Kuzel, D.: Adenosarcoma of the uterine body in a 19-year-old woman--three year survival: case report. Eur. J. Gynaecol. Oncol. 22 (2001) 61–63
17. Farhat, M. H., Hobeika, E. M., Moumneh, G, Nassar A. H.: Uterine mullerian adenosarcoma with sarcomatous overgrowth fatal recurrence within two weeks of diagnosis: a case report. Med. Case Reports 25 (2007) 103
18. Farhat, F., Fakhruddine, N. A.: case of synchronous relapse of breast cancer and uterine müllerian adenosarcoma post tamoxifen in a premenopausal woman. Eur. J. Gynaecol. Oncol. 29 (2008) 95–97
19. FIGO Committee on Gynecologic Oncology: FIGO staging for uterine sarcomas. Int. J. Gynecol. Obstet. 104 (2009) 179
20. Gadducci, A., Cosio, S., Romanini, A., Genazzani, A. R.: The management of patients with uterine sarcoma: a debated clinical challenge. Crit. Rev. Oncol. Hematol. 65 (2008) 129–142
21. Gallardo, A., Prat, J.: Mullerian adenosarcoma: a clinicopathologic and immunohistochemical study of 55 cases challenging the existence of adenofibroma. Am. J. Sur. Pathol. 33 (2009) 278–288
22. Gollard, R., Kosty, M., Bordin, G., Wax, A., Lacey, C.: Two unusual presentations of müllerian adenosarcoma: case reports, literature review, and treatment considerations. Gynecol. Oncol. 59 (1995) 412–422
23. Hines, B. J., Porges, R. F., Mittal, K., Muggia, F. M., Curtin, J. P.: Use of medroxyprogesterone acetate in the treatment of Müllerian adenosarcoma: a case report. Gynecol. Oncol. 85 (2002) 192–195
24. Ihnen, M., Mahner, S., Jänicke, F., Schwarz, J.: Current treatment options in uterine stromal sarcoma: report of a case and review of the literature. Int. J. Gynecol. Cancer 17 (2007) 957–963
25. Inoue, M., Fukuda, H., Tanizawa, O.: Adenosarcomas originating from sites other than uterine endometrium. Int. J. Gynaecol. Obstet. 48 (1995) 299–306

26. Jessop, F. A., Roberts, P. F.: Müllerian adenosarcoma of the uterus in association with tamoxifen therapy Histopathology. 36 (2000) 91–92
27. Kaku, T., Silverberg, S. G., Major, F. J., Miller, A., Fetter, B., Brady, M. F.: Adenosarcoma of the uterus: a Gynecologic Oncology Group clinicopathologic study of 31 cases. Int. J. Gynecol. Pathol. 11 (1992) 75–88
28. Kim, W. Y., Lee, J. W., Choi, C. H., Kang, H., Kim, T.-J., Kim, G. B., Lee, J.-H, Bae, D.-S.: Low grade endometrial stromal sarcoma: a single center´s experience with 22 cases. Int. J. Gynecol. Cancer 18 (2008) 1084–1089
29. Koivisto-Korander, R., Butzow, R., Koivisto, A.-M., Leminen, A.: Clinical outcome and prognostic factors in 100 cases of uterine sarcoma: Experience in Helsinki University Central Hospital 1990 – 2001. Gynecol. Oncol. 111 (2008) 74 – 81
30. Krivak, T. C., Seidman, J. D., McBroom J. W., MacKoul, P. J., Aye, L. M., Rose, G. S.: Uterine adenosarcoma with sarcomatous overgrowth versus uterine carcinosarcoma: comparison of treatment and survival. Gynecol. Oncol. 83 (2001) 89–94
31. Levenback, C., Rubin, S. C., McCormack, P. M., Hoskins, W. J., Atkinson, E. N., Lewis, J. L. : Resection of pulmonary metastases from uterine sarcomas. Gynecol. Oncol. 45 (1992) 202–205
32. Li, N., Wu, L. Y., Zhang, H. T., An, J. S., Li, X. G., Ma, S. K.: Treatment options in stage I endometrial stromal sarcoma: a retrospective analysis of 53 cases. Gynecol. Oncol. 108 (2008) 306–311
33. Liu, L., Davidson, S., Singh, M.: Müllerian adenosarcoma of vagina arising in persistent endometriosis: report of a case and review of the literature. Gynecol. Oncol. 90 (2003) 486–490
34. Livi, L., Paiar, F., Shah, N., Blake, P., Villanucci, A., Amunni, G., Barca, R., Judson, I., Lodge, N., Meldolesi, E., Simontacchi, G., Piperno, G., Galardi, A., Scoccianti, S., Biti, G. P., Harmer, C.: Uterine sarcoma: twenty-seven years of experience. Int. J. Radiat. Oncol. Biol. Phys. 57 (2003) 1366–1373
35. Löning, T.: Funktionelle Morphologie und Pathologie des Myometriums. In: Löning, T., Riethdorf, L. (Hrsg.): Pathologie der weiblichen Genitalorgane III – Pathologie des Uterus der Vagina und Vulva. Springer, Berlin - Heidelberg - New York 2001, 652–704
36. Manoharan, M., Azmi, M. A., Soosay G., Mould, T., Weekes, A. R.: Mullerian adenosarcoma of uterine cervix: report of three cases and review of literature. Gynecol. Oncol. 105 (2007) 256–260
37. McCluggage, W. G., Ganesan, R., Herrington, C. S.: Endometrial stromal sarcomas with extensive endometrioid glandular differentiation: report of a series with emphasis on the potential for misdiagnosis and discussion of the differential diagnosis. Histopathology 54 (2009) 365–373
38. Milam, M. R., Atkinson, J. B., Currie, J.L.: Adenosarcoma arising in inguinal endometriosis. Obstet. Gynecol. 108 (2006) 753–755
39. Moinfar, F., Azodi, M., Tavassoli, F. A.: Uterine sarcomas. Pathology 39 (2007) 55–71
40. Morice, P., Rodrigues, A., Pautier, P., Rey, A., Camatte, S., Atallah, D., Pomel, C., Lhommé, C., Haie-Meder, C., Duvillard, P., Castaigne, D.: Chirurgie des sarcomas utérins: revue de la littérature et recommandations sur la prise en charge chirurgicale. Surgical procedures for uterine sarcoma. Gynecol. Obstet. Fertil. 31 (2003) 147–150
41. Murugasu, A., Miller, J., Proietto, A., Milla,r E.: Extragenital mullerian adenosarcoma with sarcomatous Overgrowth arising in an endometriotic cyst in the pouch of Douglas. Int. J. Gynecol. Cancer. 13 (2003) 371–375
42. National Comprehensive Cancer Network: NCCN Practice Guidelines in Oncology – V.2..2009, Uterine neoplasms. www.nccn.org
43. Nordal, R., Kristensen, G. B., Kaern, J., Stenwig, A., Pettersen, E. O., Tropé, C. G.: The prognostic significance of surgery, tumor size, malignancy grade, menopausal status, and DNA ploidy in endometrial stromal sarcoma. Gynecol. Oncol. 62 (1996) 254–259
44. Oda, Y., Nakanishi, I., Tateiwa , T.: Intramural müllerian adenosarcoma of the uterus with adenomyosis. Arch. Pathol. Lab. Med. 108 (1984) 798–801.
45. Omura, G. A., Blessing, J. A., Major, F., Lifshitz, S., Ehrlich, C. E., Mangan, C., Beecham, J., Park, R., Silverberg, S.: A randomized clinical trial of adjuvant adriamycin in uterine sarcomas: a Gynecologic Oncology Group Study. J. Clin. Oncol. 3 (1985) 1240–1245
46. Perri, T., Korach, J., Sadetzki, S., Oberman, B., Fridman, E., Ben-Baruch, G.: Uterine leiomyosarcoma: does the primary surgical procedure matter? Int. J. Gynecol. Cancer. 19 (2009) 257–260
47. Pink, D., Lindner, T., Mrozek, A., Kretzschmar, A., Thuss-Patience, P. C., Dörken, B., Reichardt, P.: Harm or benefit of hormonal treatment in metastatic low-grade endometrial stromal sarcoma: Single center experience with 10 cases and review of the literature. Gynecol. Oncol. 101 (2006) 464–469
48. Prat, J.: FIGO staging for uterine sarcomas. *Int. J. Gynecol.Obstet.* 104 (2009) 177–178
49. Reed, N. S.: The management of uterine sarcomas. Clin. Oncol. 20 (2008) 470–478
50. Reed, N. S., Mangioni, C., Malmström, H., Scarfone, G., Poveda, A., Pecorelli, S., Tateo, S., Franchi, M., Jobsen, J. J., Coens, C., Teodorovic, I., Vergote, I., Vermorken, J. B.: Phase III randomised study to evaluate the role of adjuvant pelvic radiotherapy in the treatment of uterine sarcomas stages I and II: an European organisation for research and treatment of cancer gynaecological cancer group

study (protocol 55874). Eur. J. Cancer 44 (2008) 808–818
51. Reich, O., Regauer, S.: Hormonal therapy in endometria stromal sarcoma. Curr. Opin. Oncol. 19 (2007) 347–352
52. Riopel, J., Plante, M., Renaud, M.-C., Roy, M., Têtu, B.: Lymph node metastases in low-grade endometrial stromal sarcoma. Gynecol. Oncol. 96 (2005) 402–406
53. Salvatierra, A., Tarrats, A., Gomez, C., Sastre, J.-M., Balaña, C. A.: case of c-kit positive high-grade stromal endometrial sarcoma responding to Imatinib Mesylate. Gynecol. Oncol. 101 (2006) 545–547
54. Scott McMeekin, D.: Sarcoma of the uterus. In: DiSaia, P. J., Creasman, W. T. (eds.). Clinical gynecologic oncology. 7th ed. Mosby Elsevier 2007, 185–199
55. Seidman, J. D., Wasserman, C. S., Aye L. M., MacKoul, P. J., O'Leary, T. J.: Cluster of uterine mullerian adenosarcoma in the Washington, DC metropolitan area with high incidence of sarcomatous overgrowth. Am. J. Surg. Pathol. 23 (1999) 809–814
56. Shah, J. P., Bryant, C. S., Kumar, S., Ali-Fehmi, R., Malone, J. M., Morris, R. T.: Lymphadenectomy and ovarian preservation in low grade endometrial stromal sarcoma. Obstet. Gynecol. 112 (2008)1102–1108
57. Shi, Y., Liu, Z., Peng, Z., Liu, H., Yang, K., Yao, X.: The diagnosis and treatment of Mullerian adenosarcoma of the uterus. Aust. N. Z. J. Obstet. Gynaecol. 48 (2008) 596–600
58. Sleijfer, S., Seynaeve, C., Verweij, J.: Gynaecological sarcomas. Curr. Opin. Oncol. 19 (2007) 492–496
59. Sölder E, Huter O, Müller-Holzner E, Brezinka C.: Adenofibrom und Adenosarkom des Uterus bei jungen Frauen. Geburtshilfe Frauenheilkd. 55 (1995) 118–120
60. Soslow, R. A., Ali, A., Oliva, E.: Mullerian adenosarcomas: an immunophenotypic analysis of 35 cases. Am. J. Surg. Pathol. 32 (2008) 1013–1021
61. Stadsvold, J. L., Molpus, K. L., Baker, J. J., Michael, K., Remmenga, S. W.: Conservative management of a myxoid endometrial stromal sarcoma in a 16-year old nulliparous woman. Gynecol. Oncol. 99 (2005) 243–245
62. Stern, R. C., Dash, R., Bentley, R. C., Snyder, M. J., Haney, A. F., Robboy , S. J.: Malignancy in endometriosis: frequency and comparison of ovarian and extraovarian types. Int. J. Gynecol. Pathol. 20 (2001) 133–399
63. Taçkin, S., Bozaci, E. A., Sönmezer, M., Ekinci, C., Ortaç, F.: Late recurrence of uterine Mullerian adenosarcoma as heterologous sarcoma: Three recurrences in 8 months increasing in number and grade of sarcomatous components. Gynecol. Oncol. 101 (2006) 179–182
64. Thomas, M. B., Keeney, G. L., Podratz, K. C., Dowdy, S. C. Endometrial stromal sarcoma: treatment and patterns of recurrence. Int. J. Gynecol. Cancer. 19 (2009) 253–256
65. Tierney, J. F., Mosseri, V., Steward, L. A., Souhami, R., Parmar, M. K.: Adjuvant chemotherapy of soft-tissue sarcoma: review and meta-analysis of the published results of randomised clinical trials. Br. J. Cancer 72 (1995) 469–475
66. Toyoshima, M., Akahira, J, Moriya, T, Hayakawa, S., Yaegashi, N.: Primary vaginal adenosarcoma with sarcomatous overgrowth. Gynecol. Oncol. 95 (2004) 759–761
67. Verschraegen, C. F., Vasuratna, A., Edwards, C., Freedman, R., Kudelka, A. P., Tornos, C., Kavanagh, J. J.: Clinicopathologic analysis of mullerian adenosarcoma: the M.D. Anderson Cancer Center experience. Oncol. Rep. 5 (1998) 939–944
68. Zaloudek, C. J., Norris, H. J.: Adenofibroma and adenosarcoma of the uterus: a clinicopathologic study of 35 cases. Cancer 15 (1981) 354–366

4.3 Karzinosarkom (maligner Müller-Mischtumor, maligner mesodermaler Mischtumor)

Wie der Name sagt, besteht das Karzinosarkom aus einem **malignen epithelialen und einem malignen mesenchymalen Anteil**. Der vom Endometrium ausgehende Tumor ist nach neueren Erkenntnissen ein hochmalignes metaplastisches Endometriumkarzinom (▶ Kap. 4.3.1). Das Karzinosarkom wird in der Mehrheit der Publikationen sowie der Lehr- und Handbücher aber unter den XXX abgehandelt. In Therapiestudien findet man das Karzinosarkom gleichfalls fast ausschließlich in der Gesellschaft der uterinen Sarkome.

Dennoch gibt es zwischen den so genannten high-risk Endometriumkarzinomen und dem Karzinosarkom unverkennbare epidemiologische, prognostische, klinische und therapeutische Gemeinsamkeiten, die beim Management des Karzinosarkoms nicht unberücksichtigt bleiben dürfen.

4.3.1 Klinik und Diagnostik des Karzinosarkoms

Epidemiologie, Ätiologie und Pathogenese

Das Karzinosarkom tritt meist erst nach dem 60. Lebensjahr auf und verdrängt mit zunehmendem Alter kontinuierlich das in der Inzidenz sonst häufigere Leiomyosarkom. In den letzten Jahren sind die Publikationen über Karzinosarkome unter oder nach einer **Tamoxifeneinnahme** merkbar angestiegen (6, 47). Wie für das nach einer Tamoxifengabe vermehrt beobachtete Endometriumkarzinom spielt wahrscheinlich eine tamoxifenbedingte Veränderung des p53-Proteins eine Rolle. In einigen Fällen ist das Karzinosarkom auch mit den Risikofaktoren für eine endometrioides Adenokarzinom, wie **Hypertonus, Adipositas und Nulliparität**, assoziiert (33). Bei Frauen mittleren Alters fällt in der Anamnese gehäuft eine **vorausgegangene pelvine Bestrahlung** auf (75). Die endokrine und radiogene Ätiologie bzw. Pathogenese sind jedoch nicht sicher belegt (40).

Bezüglich der Pathogenese gibt es verschiedene Theorien. Die **multifokale Tumorbildung** geht davon aus, dass das Karzinosarkom als Kollisionstumor aus jeweils einem eigenständigen Karzinom und Sarkom entsteht (**Kollisionstheorie**). Die wohl häufiger zutreffende **Konversionstheorie** favorisiert dagegen eine **monoklonale unifokale Bildung beider Tumorkomponenten aus einem Endometriumkarzinom** (24). Nach dieser Theorie wird für die Entstehung des Karzinosarkoms eine „metaplastische" Umwandlung bzw. Dedifferenzierung der Karzinomzellen in eine maligne mesenchymale Komponente mit einem sarkomatösen Phänotyp angenommen. Dafür spricht, dass der sarkomatöse Anteil sowohl epitheliale als auch mesenchymale Marker wie Zytokeratine und Vimentin exprimiert und dass, wie beim hochmalignen Endometriumkarzinom, identische p53-Proteine nachweisbar sind (24, 70). Insgesamt ist das Karzinosarkom rein formal daher als hochmalignes dedifferenziertes Endometriumkarzinom anzusehen. Hinzu kommt, dass die Prognose vor allem von den epithelialen Faktoren (Grading, histologischer Typ) abhängt. Zudem sind sowohl die lokoregionären als auch die Fernmetastasen in bis zu 94 % rein karzinomatös oder karzinosarkomatös, aber nur selten rein sarkomatös (65). Es spricht einiges dafür, dass sarkomatöse Metastasen aus echten Kollisionstumoren stammen (▶ mikroskopischer Befund) (65). Möglicherweise ist es die sarkomatöse Komponente, die für die relative Chemoresistenz dieser Tumoren verantwortlich ist (55). Es hat den Anschein, dass die Karzinosarkome mit epithelialer Dominanz hinsichtlich der Ansprechbarkeit auf eine Chemotherapie eher dem Endometriumkarzinom und solche mit einem vorherrschend sarkomatösen Anteil eher den Sarkomen entsprechen.

Neben der sarkomatösen Transformation aus einem hochmalignen Endometriumkarzinom wird auch die Entstehung in bzw. aus einem **Adenosarkom** (▶ Kap. 4.2) durch maligne Umwandlung seiner benignen epithelialen Komponente angenommen. Beschrieben ist auch die Entstehung aus einer **Adenomyose**. Extrauterine intra- und extraperitoneale Karzinosarkome, einschließlich solcher in Kaiserschnittnarben, gehen i. d. R. aus einer **Endometriose** hervor (10, 39). In Analogie zu den extraovariellen peritonealen papillär-serösen Karzinomen ist auch eine primäre Entstehung im Peritoneum des kleinen und großen Beckens möglich (66). Typisch für diese Fälle ist ebenfalls eine papillär-seröse Epithelkomponente bei den Karzinosarkomen. Möglicherweise sind diese Formen eher den ovariellen Karzinosarkomen zuzurechnen. Primäre Karzinosarkome der Zervix sind mit weniger als 50 beschriebenen Fällen sehr selten (1).

Stadieneinteilung

Bis 2008 wurde für die Karzinosarkome die Stadieneinteilung für das Endometriumkarzinom verwendet. Ab 2009 ist eine neue FIGO-Stadieneinteilung für Karzinosarkome verbindlich (▶ Tab. 4.1). Sie bezieht sich gleichfalls auf die Stadieneinteilung für Endometriumkarzinome, die allerdings 2009 aktualisiert wurde.

Im Gegensatz zu den Stromasarkomen und dem Leiomyosarkom sind die Auswirkungen der neuen FIGO-Klassifikation betreffs des Karzinosarkoms relativ gering. Auch im Stadium II bleibt das Karzinosarkom, im Gegensatz zu den rein mesenchymalen Tumoren, weiterhin auf den Uterus beschränkt. Die Unterteilung des Stadium III ist klarer und der prognostisch höchst fragwürdige und irritierende intraperitoneale zytologische Befund ist glücklicherweise herausgenommen und wird eigenständig registriert. Probleme für die Auswertung

Tab. 4.1 Stadieneinteilung der Karzinosarkome, nach FIGO 2009

I	**Corpus uteri und/oder Zervixdrüsenbefall**
IA	Endometrium- und/oder Infiltration innere Myometriumhälfte (< 50 %)
IB	Infiltration äußere Myometriumhälfte (≥ 50 %)
II	**Zervixstromabefall**
III	**Becken lokal und/oder regionär (positiven Ascites immer separat bewerten)**
IIIA	Serosa- und/oder Adnexinfiltration
IIIB	Vaginal- und/oder Parametrienbefall
IIIC	Pelviner und/oder paraaortaler Lymphknotenbefall
$IIIC_1$	Positive pelvine Lymphknoten
$IIIC_2$	Positive paraaortale Lymphknoten und/oder pelviner Lymphknotenbefall
IV	**Organinfiltrationen und/oder Fernmetastasen**
IVA	Infiltration von Blase und/oder Rektumschleimhaut
IVB	Fernmetastasen inkl. intraabdom. Tumor und/oder inguinaler Lymphknotenbefall

von Publikationen und Studien zum Karzinosarkom entstehen durch die neue Einteilung kaum.

Makroskopischer Befund

Makroskopisch erscheint das Karzinosarkom polypoid fleischig und eher weich. Häufig fallen matschig zerfallende, exophytische grau bis graurote Massen mit Einblutungen, Nekrosen und zystischer Degeneration auf. Daneben kann man auch glasig aussehendes oder auch relativ fest erscheinendes Tumormaterial beobachten. Das **Bild kann entsprechend der unterschiedlichen sarkomatösen Komponenten außerordentlich vielgestaltig sein** (▶ Abb. 4.7, 4.8). Bei einem **Kollisionstumor** ist mitunter schon mit dem unbewaffneten Auge die sarkomatöse neben der karzinomatösen Komponente zu erkennen (▶ Abb. 4.7A, B). Das Karzinosarkom wächst sehr schnell polypös in das Uteruskavum vor und füllt dieses oft vollständig aus (▶ Abb. 4.7A). Dabei wird der Uterus meist aufgetrieben bzw. vergrößert (▶ Abb. 4.8A). Ab einer bestimmten Größe prolabiert das Karzinosarkom, wie auch die anderen uterinen Sarkome, typischerweise aus der Zervix heraus in die Scheide (▶ Abb. 4.8 C–F). Der Tumor infiltriert auch makroskopisch gut erkennbar sehr schnell das gesamte Myometrium (▶ Abb. 4.8 B). Es kann vom klinischen Bild leicht einmal mit einem (nekrotischen) Endometrium- oder Zervixpolypen bzw. gestielten Myomen verwechselt werden (▶ Abb. 4.8F). Das Karzinosarkom kann sich als außergewöhnliche Rarität aber auch innerhalb eines Endometrium- oder Zervixpolypen entwickeln. Blutungen aus dem Tumor können, wie bei den anderen uterinen Malignomen, auch zu einer Hämatometra führen.

Mikroskopischer Befund

Bei der **epithelialen Komponente des Karzinosarkoms** kann es sich um endometrioide Karzinome (▶ Abb. 4.9A–C) mit unterschiedlichem Grading und squamöser Differenzierung sowie um muzinöse, adenosquamöse, papillär-seröse, kleinzellige, Klarzell-, Plattenepithel- und undifferenzierte Karzinome handeln. Häufig liegt ein prognostisch ungünstiges papillär-seröses oder Klarzell- bzw. ein G3 endometrioides Karzinom vor. Das parallele Vorkommen mehrerer epithelialer Elemente ist möglich. Für das Karzinosarkom sind viele weitere Abweichungen in der epithelialen Differenzierung bis hin zu embryonalen Drüsenstrukturen nicht ungewöhnlich. Eine rein endometrioide Karzinomkomponente ist in bis zu 35 % vertreten (33). Sie kann daher auch Steroidrezeptoren exprimieren (▶ Abb. 4.9C). Immerhin lassen sich in bis zu 24 % der Karzinosarkome **Estrogen- und Progesteronrezeptoren** darstellen (57). Wie beim endometrioiden Endometriumkarzinom kann auch bei den entsprechenden Karzinosarkomen ein **mutiertes PTEN-Gen** (Phosphatase and Tensin homolog) nachgewiesen werden (4).

Die **mesenchymale Komponente** kann uterine Strukturen, wie ein endometriales Stromasarkom, ein undifferenziertes endometriales Sarkom (▶ Abb. 4.9A), ein Leiomyo- oder ein Fibrosarkom, enthalten. In den genannten Fällen spricht man von einem **homologen Karzinosarkom**. Besteht der sarkomatöse Anteil dagegen aus uterusfremdem Gewebe, wie einem Rhabdomyo-, Chondro- (▶ Abb. 4.8G, ▶ Abb. 4.9D), Osteo- oder Liposarkom, liegt ein **heterologes Karzinosarkom** vor. Innerhalb eines Tumors sind auch mehrere der genannten Komponenten möglich; und homologe Karzinosarkome können vereinzelt heterologe Elemente enthalten. Die mesenchymale Komponente

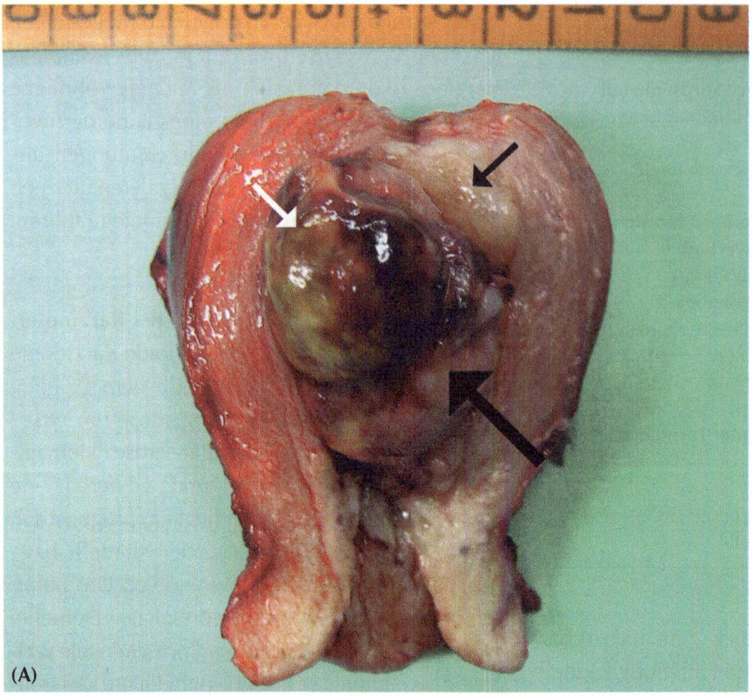

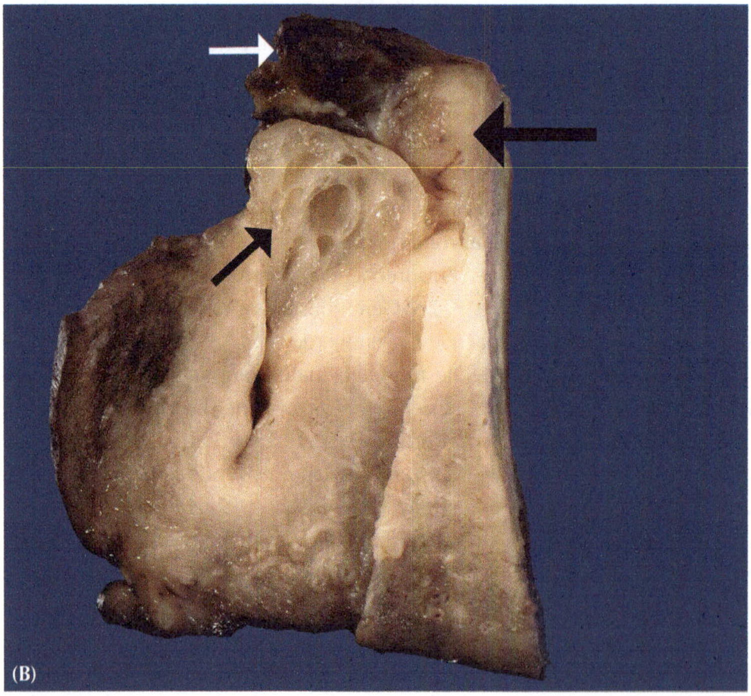

Abb. 4.7 Karzinosarkom – makroskopischer Befund – Kollisionstumor.

A, B zeigen denselben Fall eines Karzinosarkoms mit streng voneinander getrenntem Karzinomanteil (großer schwarzer Pfeil) und Sarkom-Anteil (weißer Pfeil) im Sinne eines Kollisionstumors. Zusätzlich bestand noch ein fibroglandulär-zystischer Polyp der Korpusschleimhaut (kleiner schwarzer Pfeil).

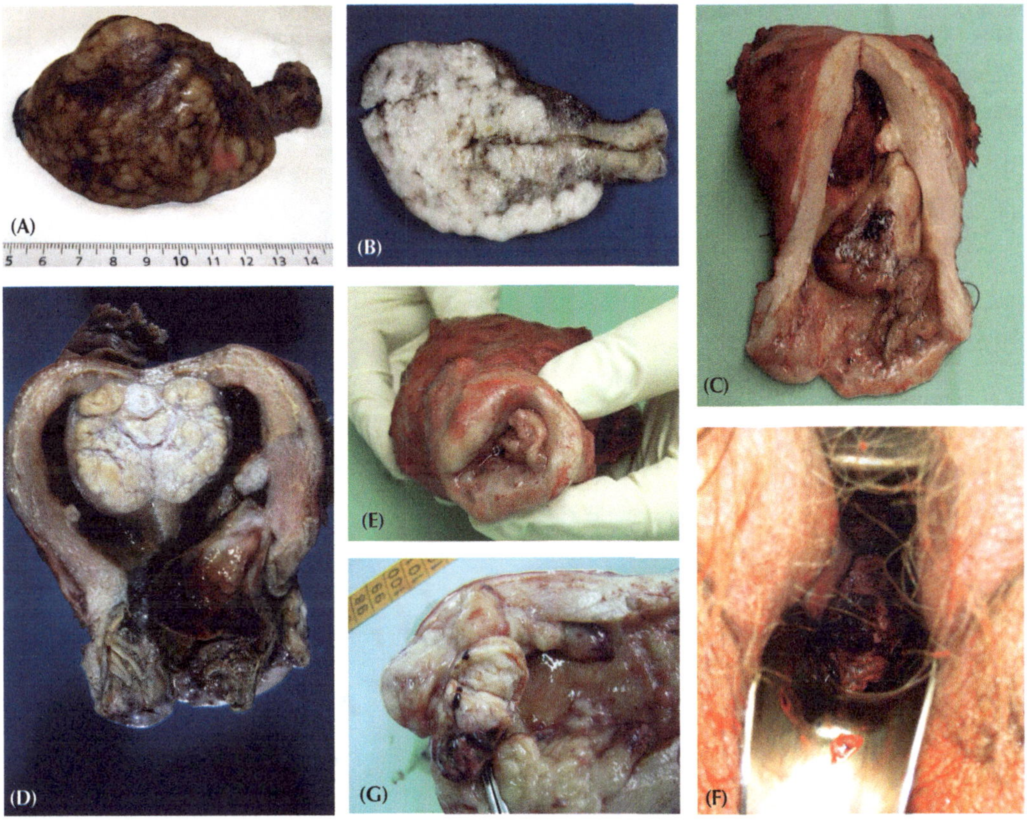

Abb. 4.8 Karzinosarkom – makroskopischer Befund Karzinosarkome können sich makroskopisch sehr unterschiedlich präsentieren. Eher ungewöhnlich ist das Wuchsmuster in (**A, B,** identischer Fall), mit nicht nur deutlicher Auftreibung des Uterus, sondern vollständiger Myometriuminvasion und Serosadurchbruch, ähnlich wie beim fortgeschrittenen Endometriumkarzinom. Meist imponieren die Karzinosarkome eher polypoid, fleischig und von weicher Konsistenz einen Endometriumpolypen oder ein Myoma in statu nascendi imitierend (**C**). Dabei kann es zum Prolaps in die Scheide kommen (**D, E;** in **D** im Fundus zusätzlich ein trotz auffälliger Makroskopie gewöhnliches Leiomyom), was ggf. bereits bei der Spekulumuntersuchung auffällig wird (**F**). Die partiell weiß-graue Farbe und festere Schnittfläche des Tumors in (**G**) ließ sich auf eine heterologe Chondrosarkomkomponente zurückführen.

kann auch unklassifizierbar sein. Insgesamt scheinen die heterologen und die homologen Tumoren etwa gleich häufig vorzukommen. Die Unterscheidung in homologe und heterologe Sarkome hat keine prognostischen Konsequenzen, kann aber helfen, spätere Metastasen dem Primärtumor besser zuzuordnen, insbesondere wenn unterschiedliche Pathologen beteiligt sind. Aus klinischer Sicht ist es ggf. ausreichend nur von einem Karzinosarkom zu sprechen und bestenfalls eine Unterteilung in homologe und heterologe Tumoren ohne eine weitere Spezifizierung vorzunehmen (53, 63). Es kann sowohl die karzinomatöse als auch die sarkomatöse Komponente dominieren (55). Ob ein vorherrschend sarkomatöses Wachstum in Analogie zum Adenosarkom von prognostischer Relevanz ist, ist noch unklar. Möglicherweise bedeutet es aber ein schlechteres Ansprechen auf eine Chemotherapie (55).

Im Abrasionsmaterial können sich ausschließlich karzinomatöse oder sarkomatöse Elemente befinden, bzw. einzelne Gewebeproben des Gesamtmaterials können nur die eine oder andere Komponente enthalten. Solche Befunde sprechen

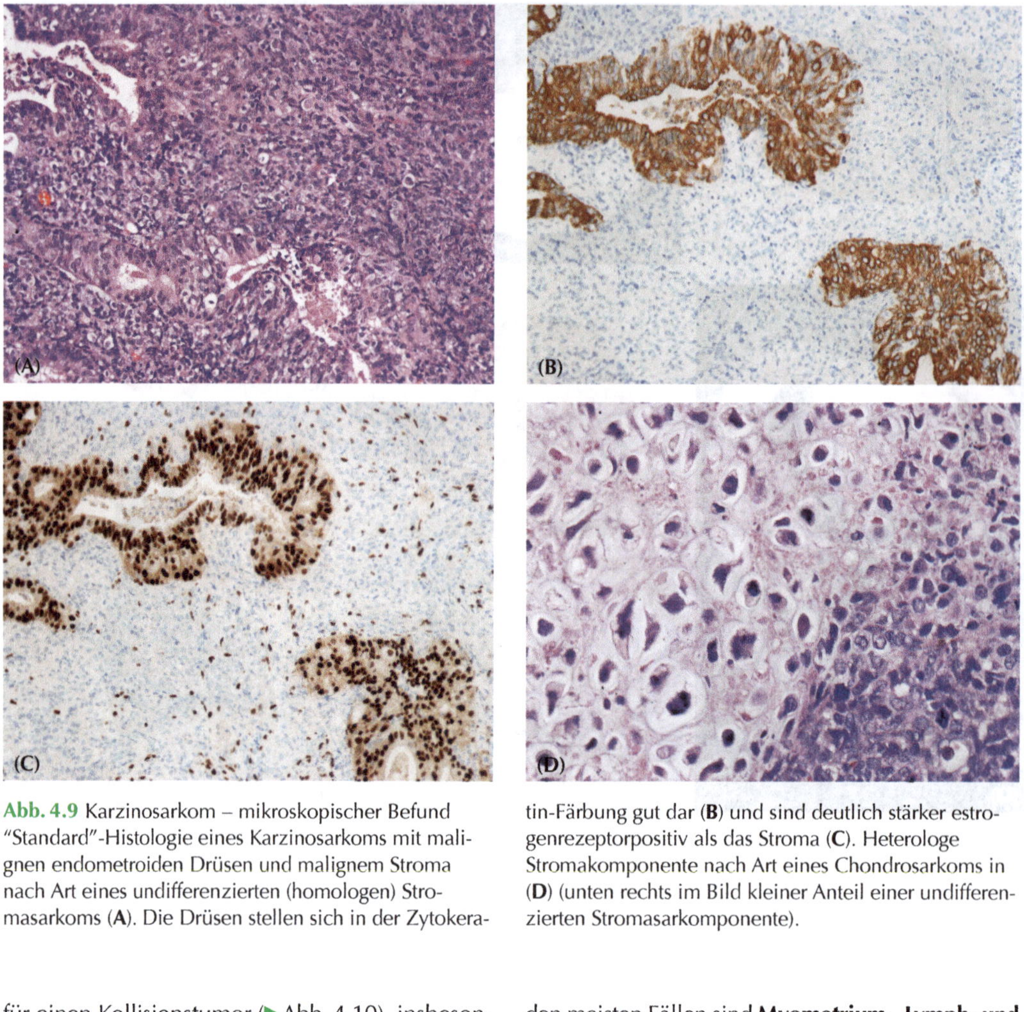

Abb. 4.9 Karzinosarkom – mikroskopischer Befund "Standard"-Histologie eines Karzinosarkoms mit malignen endometroiden Drüsen und malignem Stroma nach Art eines undifferenzierten (homologen) Stromasarkoms (**A**). Die Drüsen stellen sich in der Zytokeratin-Färbung gut dar (**B**) und sind deutlich stärker estrogenrezeptorpositiv als das Stroma (**C**). Heterologe Stromakomponente nach Art eines Chondrosarkoms in (**D**) (unten rechts im Bild kleiner Anteil einer undifferenzierten Stromasarkomponente).

für einen Kollisionstumor (▶ Abb. 4.10), insbesondere dann, wenn sich auch am Hysterektomiepräparat ein mehr oder weniger separierter Karzinom- und Sarkomanteil findet. Die „Vermischung" der beiden Komponenten kann nur eine sehr kleine Fläche einnehmen (65), ist aber häufig nachzuweisen, zuweilen mit dem histologischen Bild einer morphologischen Konversion vom Karzinom zum Sarkom (▶ Abb. 4.11A–D). In den Sarkomen ist gelegentlich noch eine rudimentäre Zytokeratinexpression als mögliches Indiz auf einen epithelialen Ursprung erkennbar (▶ Abb. 4.11E, F).

Charakteristisch sind neben einer **ausgeprägten Pleomorphie** der **hohe Grad von Zellatypien**, ein **Mitoseindex von i. d. R. > 10 Mitosen/10 HPF** sowie das Vorkommen von **atypischen Mitosen**. In den meisten Fällen sind **Myometrium-, Lymph- und Blutgefäßinvasionen** nachweisbar.

Die **Metastasen von Karzinosarkomen** sind in bis zu 94 % **rein karzinomatös** (▶ Abb. 4.12A, B) oder karzinosarkomatös, wobei mit 70 % der karzinomatöse Anteil überwiegt. Lymphknotenmetastasen sind praktisch immer epithelialer Natur (65). Bei den selteneren Kollisionstumoren können beide Komponenten unabhängig voneinander das Myometrium invadieren und dementsprechend auch histologisch unterschiedliche Metastasen generieren (▶ Abb. 4.12 C–I). **Rein sarkomatöse Metastasen** kommen daher als Ausdruck eines Kollisionstumors mit eigenständiger Metastasierung nur gelegentlich vor.

Neben **Zytokeratinen** (im sarkomatösen Anteil meist nur schwach und fokal) exprimiert das Kar-

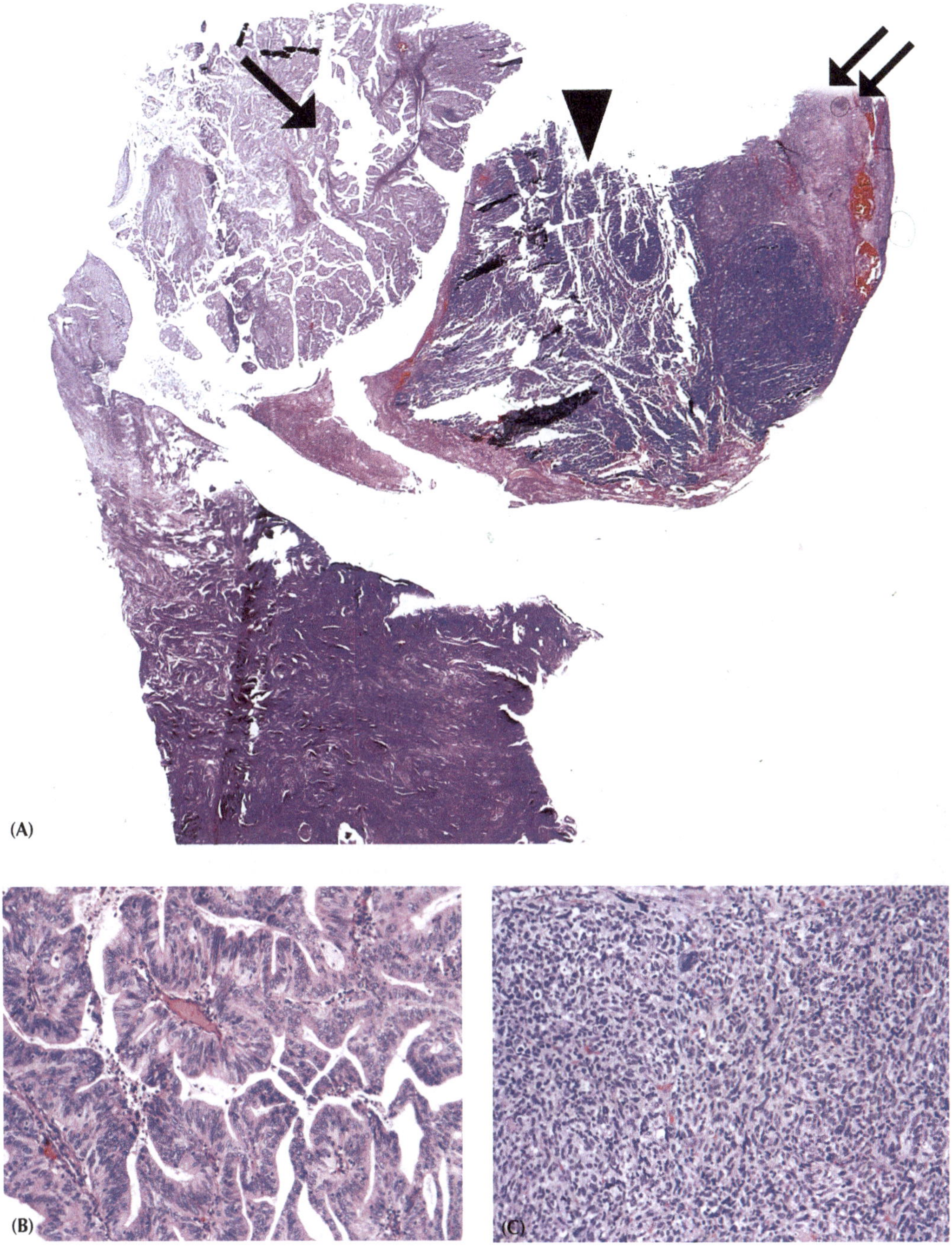
(A)
(B)
(C)

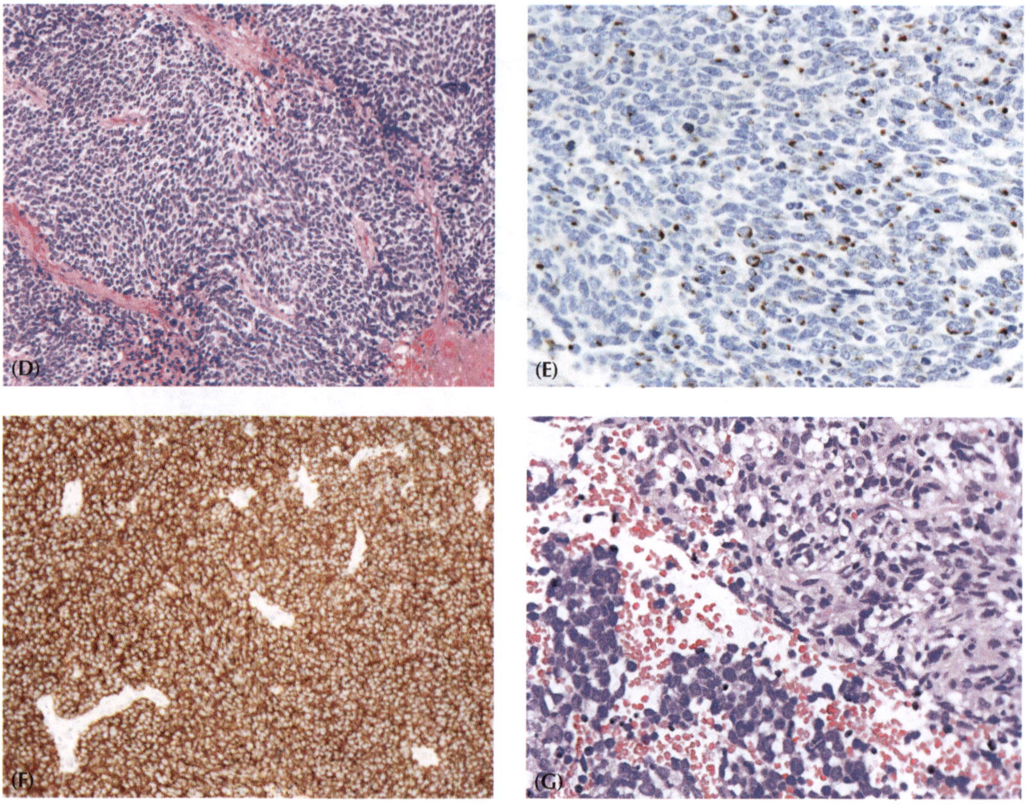

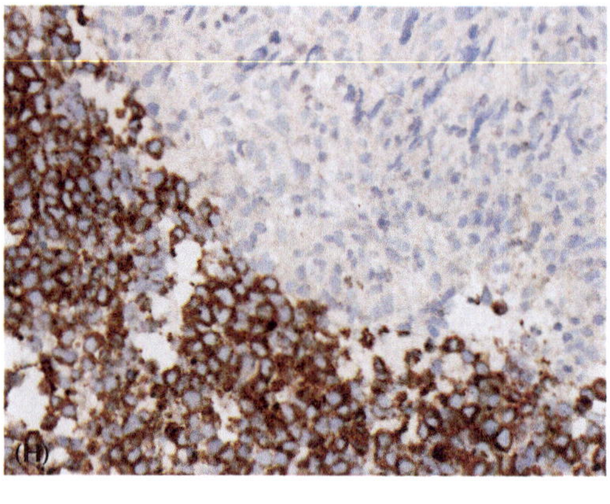

Abb. 4.10 Karzinosarkom – mikroskopischer Befund – Kollisionstumor.

(**A**) zeigt den Präparate-Scan des histologischen Schnittes durch den Kollisionstumor aus ▶ Abb. 4.7, der bei der mikroskopischen Aufarbeitung eine Überraschung barg: Der Tumor bestand histologisch nämlich aus drei Anteilen, unabhängig vom makroskopisch bereits gezeigten Korpuspolypen als vierten nicht-neoplastischen Anteil: Der rechte Teil (Doppelpfeil) entsprach dem durch Abrasio bereits partiell abgetragenen Sarkom (undifferenziertes Stromasarkom), der linke Teil (Pfeil) einem endometroiden Adenokarzinom Grad 1. In der Mitte, von beiden Anteilen klar getrennt (Pfeilkopf), ein weiterer Karzinomanteil nach Art eines im Uterus sehr seltenen kleinzelligen (neuroendokrinen) Karzinoms, der mit dem viel bekannteren Bronchialkarzinom identisch ist. (**B**) stellt bei stärker Vergrößerung den Adenokarzinomanteil, (**C**) den Sarkomanteil und (**D–F**) das kleinzellige Karzinom dar. (**E**) zeigt den epithelialen Ursprung durch die in diesem Tumortyp typische punktförmige Darstellung von Zytokeratinen (Antikörperklon AE1/3), (**F**) die neuroendokrine Differenzierung (Synaptophysin). Trotz der Ähnlichkeit des Sarkoms und des kleinzelligen Karzinoms (vgl. **C und D**) in der H&E-Färbung konnte histologisch eine klare topographische Trennung dieser beiden Komponenten im Sinne eines echten Kollisionstumors gezeigt werden, sowohl in der H&E-Färbung als auch immunhistochemisch, da das Sarkom (jeweils oberer rechter Bildrand in (**G**) und (**H**) kein Synaptophysin exprimiert.

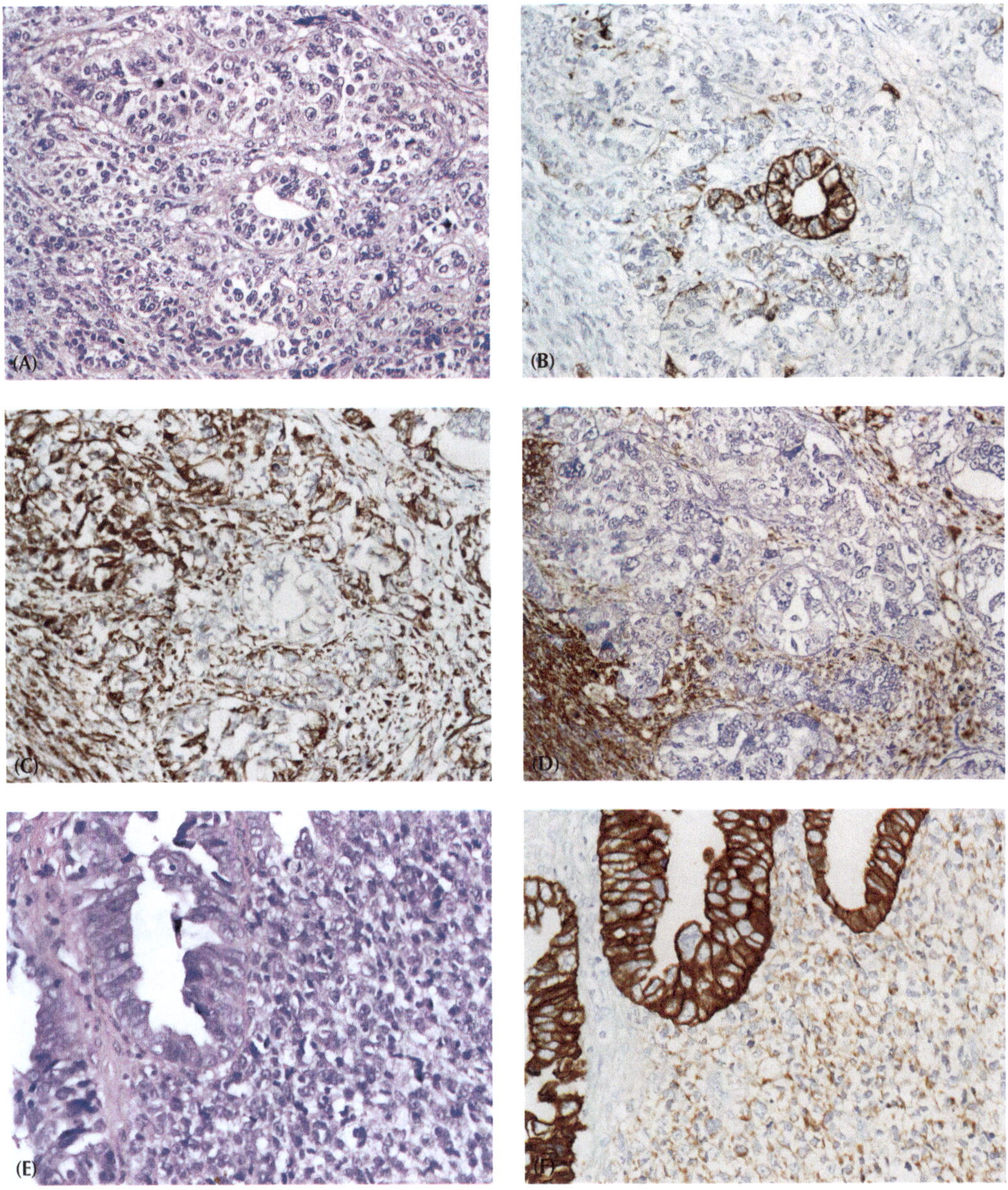

Abb. 4.11 Karzinosarkom – mikroskopischer Befund – Konversion.
Histologisch sieht man beim Karzinosarkom häufig das Bild einer Konversion mit Durchmischung beider Anteile, wobei man zum Teil die Umwandlung von Karzinomdrüsen in Sarkomzellen morphologisch und immunhistochemisch nach verfolgen kann: (**A**) zeigt gut differenzierte und schlecht differenzierte Drüsen, die kontinuierlich in die Sarkomanteile übergehen. Dieses Bild wird durch immunhistochemischen Ergebnisse unterstützt ((**B**) Zytokeratine: Epithel > Stroma; (**C**) Vimentin: Epithel < Stroma, (**D**) CD10: nur Stroma). In den Sarkomanteilen bleibt meist eine rudimentäre, oft aber nur fokale Zytokeratinexpression zurück ((**E**) Karzinom links, Sarkom rechts sowie (**F**) (Serienschnitt zu (**E**)) mit der zugehörigen Zytokeratinexpression (Antikörperklon MNF 116)).

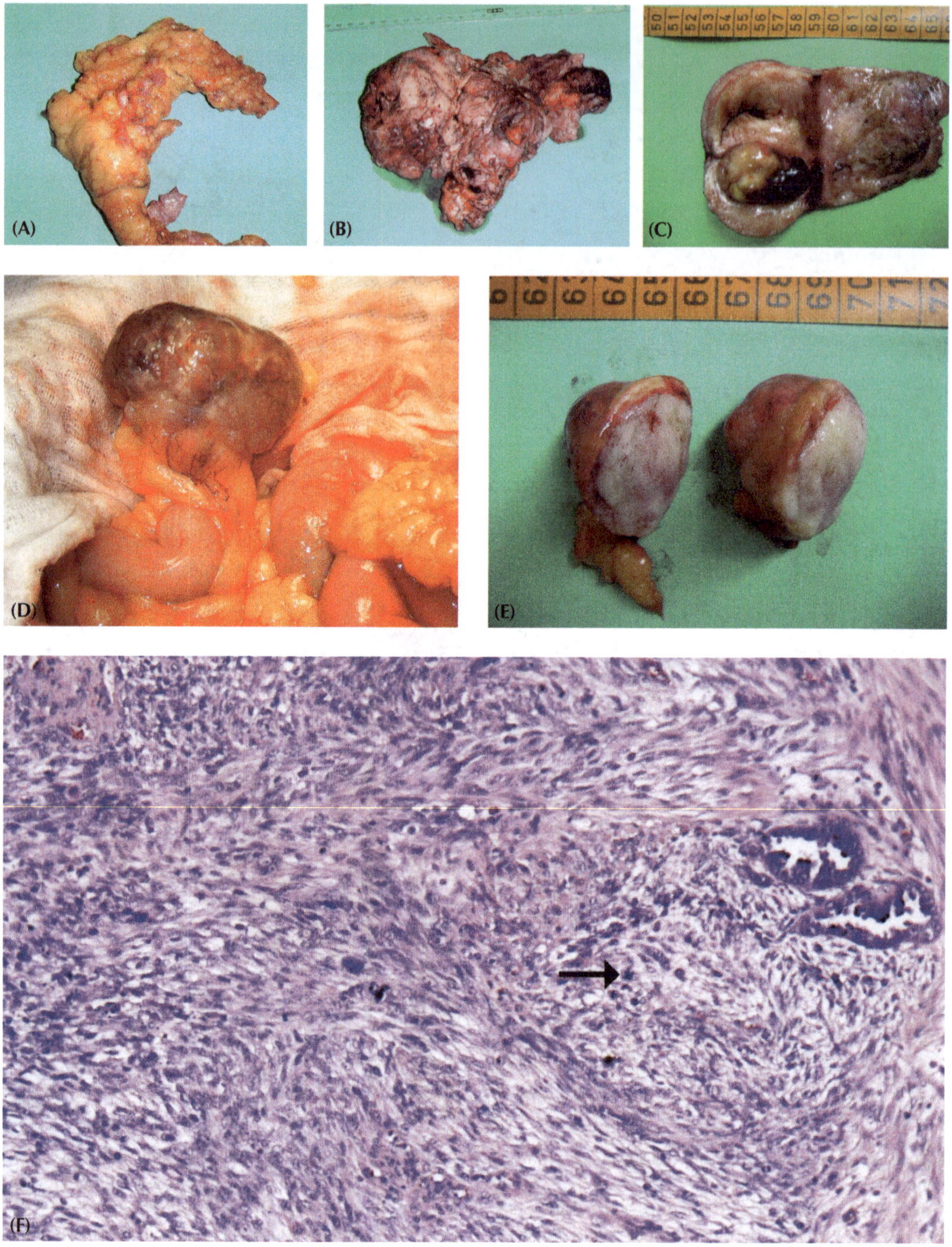
(A)
(B)
(C)
(D)
(E)
(F)

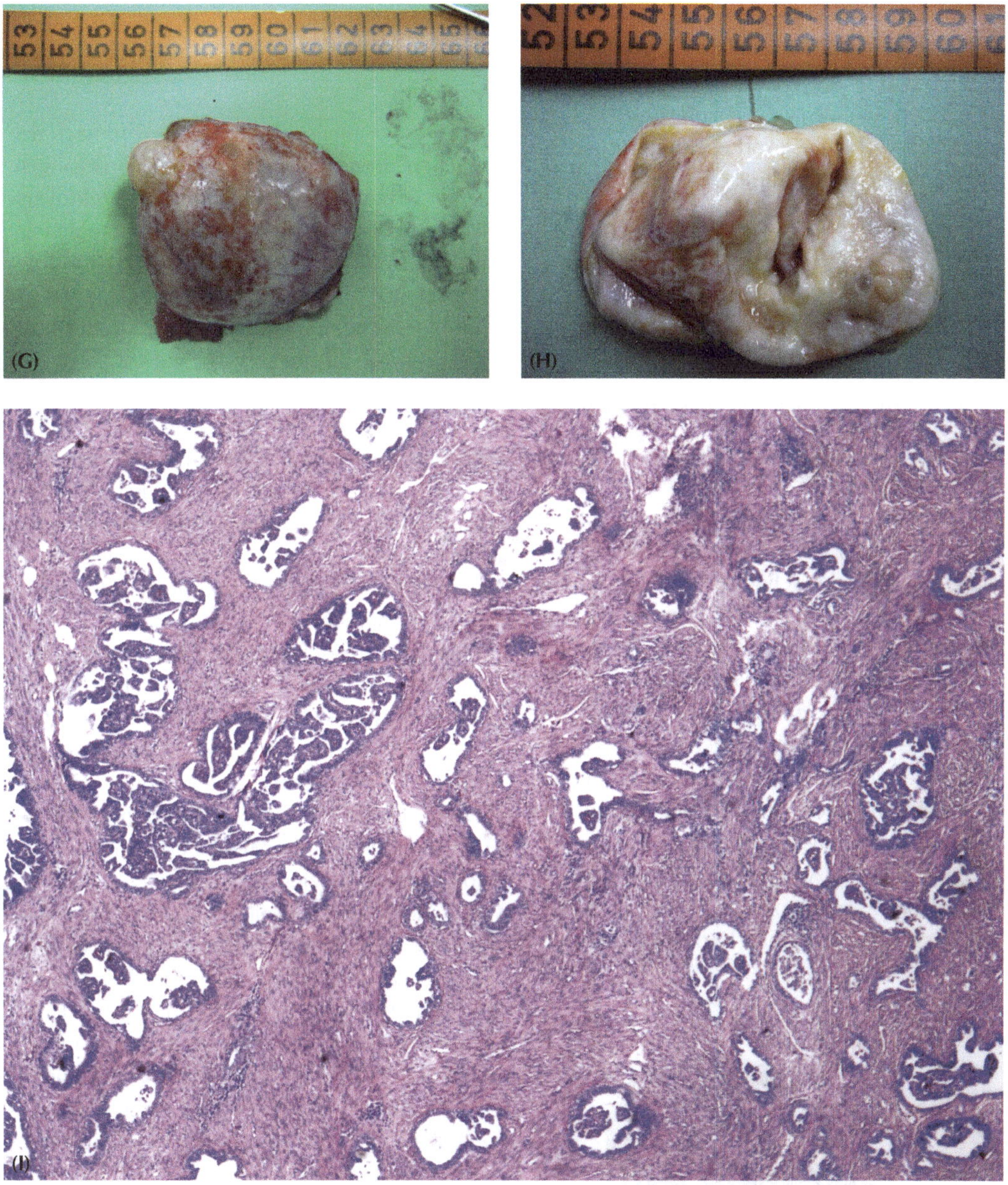

Abb. 4.12 Karzinosarkom – Metastasen.
Bei diesem Konversionstyp eines Karzinosarkoms (Primärtumor ▶ Abb. 4.8C) sind die Netz- (**A**) und Adnexmetastasen (**B**) rein karzinomatös.
Dieser Primärtumor (**C**) entspricht hingegen einem Kollisionstumor aus serös-papillärem Karzinom und einem endometrialem Stromasarkom, die Zervix ist nach Entleerung der Hämatozervix stark erweitert. Die Metastasierung erfolgt "getrennt": Während die mesenterialen Metastasen gemischt und zum Teil dominierend sarkomatös sind (Makroskopie, (**D**) geschlossen und (**E**) eröffnet; (**F**) Histologie, mit Pfeil auf Mitose einer Sarkomzelle), war die Ovarmetastase rein epithelial (Makroskopie, geschlossen (**G**) und eröffnet (**H**); (**I**) Histologie, nur Karzinom).

zinosarkom häufig **Vimentin** und im Sarkomanteil oft auch **CD10**. **VEGF** lässt sich zu 100 % im epithelialen und zu 93 % im mesenchymalen Anteil nachweisen. In einer weiteren Analyse fand sich gegenüber den high-risk Endometriumkarzinomen eine signifikant vermehrte VEGF-A mRNA Expression (18). Die Expression war vor allem im epithelialen Tumoranteil deutlich vermehrt. Dies unterscheidet, trotz identischer histogenetischer Abstammung, das Karzinosarkom damit auch molekularbiologisch deutlich vom Endometriumkarzinom. Die Expression von **EGFR** beträgt in der epithelialen bzw. mesenchymalen Komponente 30 bzw. 67 % (12).

Symptome und klinische Befunde

Das wichtigste Symptom des Karzinosarkoms ist die **Blutung in der Postmenopause**. Der Uterus ist häufig aufgrund des schnellen Wachstums oder durch eine **Hämatometra** mitunter auch **Hämatozervix** (▶ Abb. 4.13) aufgetrieben. Der **vergrößerte relativ weiche Uterus** kann das einzige Symptom sein. Prinzipiell ist jeder in der Postmenopause wachsende Uterus hochsuspekt auf ein Sarkom. Wie bei den anderen uterinen Sarkomen sind **aus der Zervix prolabierende polypoide Tumormassen** auch ein für das Karzinosarkom charakteristischer Befund (▶ Abb. 4.8D–F). In einigen Fällen liegt das z. T. nekrotische Tumorgewebe frei in der Scheide. Sehr große Karzinosarkome und

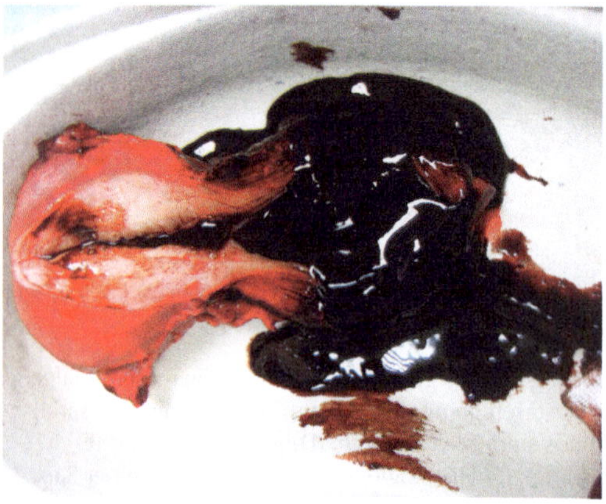

Abb. 4.13 Karzinosarkom – klinischer Befund – Hämatozervix.
Hämatozervix bei Karzinosarkom aus ▶ Abb. 4.12C.

Leiomyosarkome können sogar zur **Uterusinversion** führen (13, 26).

Diagnostik

Bei einer Postmenopausenblutung wird nach den üblichen diagnostischen Kriterien vorgegangen. Auf die **Spekulumuntersuchung**, die **rektovaginale Palpation** und die **vaginale Sonographie** folgt die **Hysteroskopie mit Biopsie bzw. fraktionierter Abrasio**. Bei aus der Zervix herausragenden Tumormassen ist von dem Befund eine ausreichend große Biopsie zu entnehmen. Eine Hysteroskopie und/oder Abrasio birgt in diesem Fall das Risiko einer Uterusperforation. Die Gefahr ist deutlich geringer, wenn sonographisch die Uteruswand in ausreichender Breite intakt ist. Zu kleine Biopsien können dazu führen, dass sich feingeweblich nur die epitheliale oder stromale Komponente darstellt. Sonographisch unterscheiden sich die Bilder kaum vom Endometriumkarzinom.

Wegen der raschen **hämatogenen Metastasierung** bestehen häufig schon bei der Erstdiagnose **Fernmetastasen** (17). Ist das Karzinosarkom histologisch nachgewiesen, ist daher im Gegensatz zum gewöhnlichen Endometriumkarzinom ein **bildgebendes Staging von Becken, Abdomen, Leber und Thorax mittels CT oder MRT** für eine sinnvolle Therapieplanung indiziert.

Für die Anwendung eines PET gibt es gegenwärtig keine Berechtigung (59). Nicht selten wird die Diagnose auch primär an den Fernmetastasen, vorrangig in der Lunge, gestellt. In zahlreichen Fällen ist das **CA 125** erhöht. Die Werte steigen mit zunehmender Tumorausdehnung (31, 32). Hohe CA 125 Werte sind schon bei der Erstdiagnose nicht selten und ein Ausdruck eines meist bereits fortgeschrittenen Leidens (32).

Differentialdiagnose

Klinisch wird bei einem Karzinosarkom zunächst meist ein fortgeschrittenes **Endometriumkarzinom** vermutet. Frühe Befunde können sonographisch und hysteroskopisch mit einem **Polypen des Endometriums oder der Zervix** verwechselt werden. Bei polypösen, aus der Zervix ragenden Tumoren kommen bei der klinischen Spekulumuntersuchung differentialdiagnostisch alle **anderen uterinen Sarkome**, das

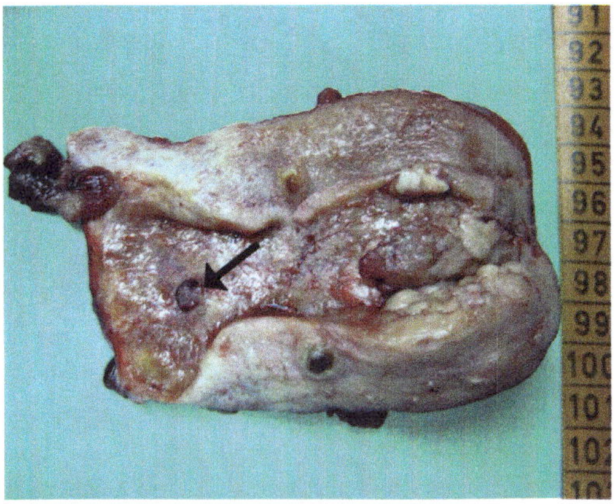

Abb. 4.14 Karzinosarkom – Differentialdiagnose – Zervixpolyp.
Ungewöhnlicher Fall eines endometroiden Adenokarzinoms des Korpus und eines synchronen winzigen später rezidivierenden und letalen Karzinosarkoms (fast rein sarkomatös) als winziger Zervixpolyp (Pfeil). In dem vollständig aufgearbeiteten Endometriumkarzinom war kein Sarkomnachweis zu führen, so dass die initial favorisierte Möglichkeit einer kanalikulären Metastase ausschied und ein synchroner Doppeltumor diagnostiziert wurde.

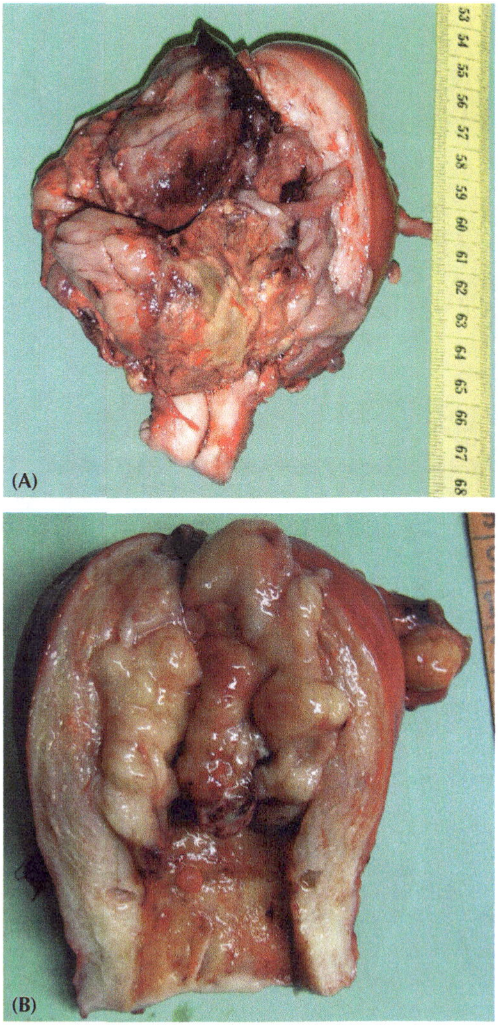

Abb. 4.15 Karzinosarkom – Differentialdiagnose – Endometriumkarzinom.
Bei fortgeschrittenen Fällen ist eine Unterscheidung zwischen einem Endometriumkarzinom (**A**) und einem Karzinosarkom (**B**) makroskopisch kaum möglich.

Adenofibrom und **auch nekrotisierte Polypen oder Myomata in statu nascendi** infrage. Auch am eröffneten Operationspräparat kann das Karzinosarkom noch mit (nekrotischen) Endometrium- oder Zervixpolypen bzw. gestielten Myomen verwechselt werden (▶ Abb. 4.8C, D und ▶ Abb. 4.14).

Am Operationspräparat können fortgeschrittene Endometriumkarzinome kaum von Karzinosarkomen zu unterscheiden sein (▶ Abb. 4.15). Bei großen das ganze Kavum auftreibenden Endometriumkarzinomen ist daher auch immer an ein Karzinosarkom zu denken, zumal gerade bei solchen Fällen die Abrasionsdiagnose falsch sein kann (▶ s. u). Ist der Tumor in die Bauchhöhle ausgebreitet, kommt differentialdiagnostisch auch ein **Ovarialkarzinom** infrage. Bei einem uterinen plus einem ovariellen Karzinosarkom sind in Analogie zum Endometriumkarzinom eine ovarielle Metastase eines uterinen oder eine uterine Metastase eines ovariellen Karzinosarkoms sowie synchrone Tumoren denkbar.

Feingeweblich kann für den Pathologen die Differentialdiagnose sehr schwierig sein. Tumoren mit prädominant sarkomatöser Komponente können auch einmal mit einem **endometrialen Stromasarkom** mit randständigen bzw. diffus über den Tumor verteilten benignen Drüsen (endometriales Stromasarkom mit extensiver glandulärer Differenzierung) verwechselt werden (▶ Kap. 4.2.1). Karzinosarkome, die fokal auch normales Drüsengewebe aufweisen, werden mitunter als Adenosarkome fehlinterpretiert.

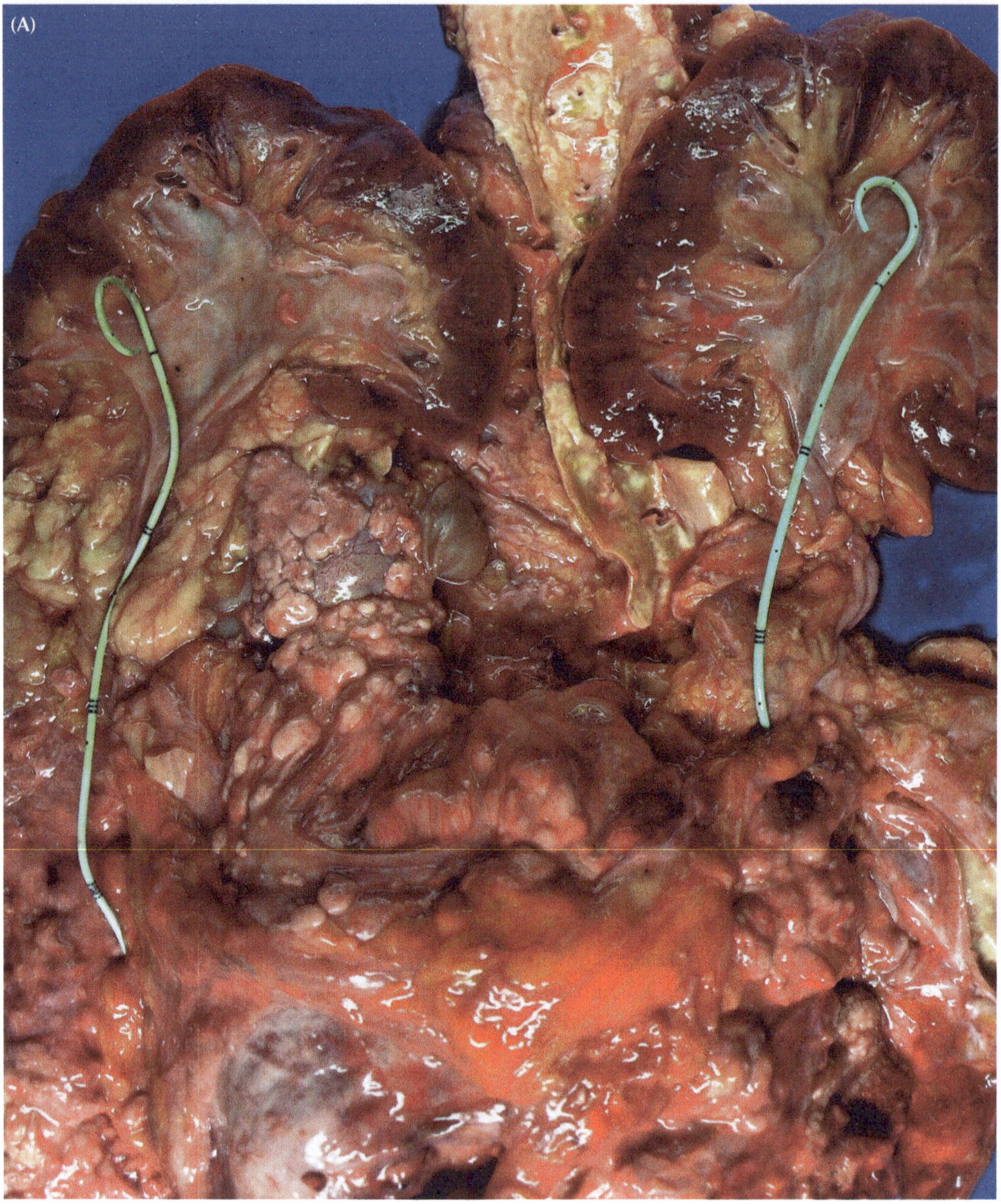
(A)

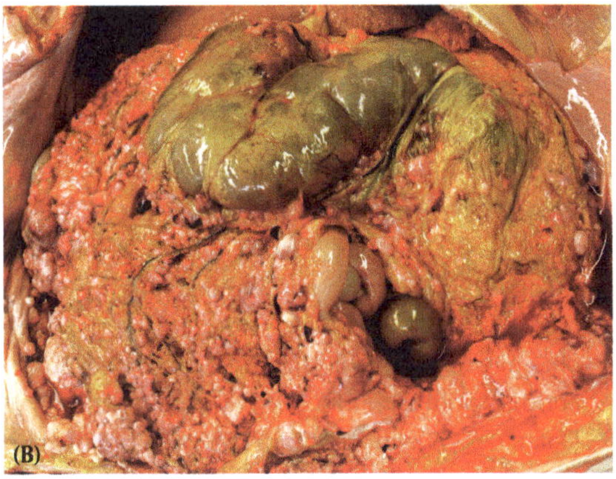

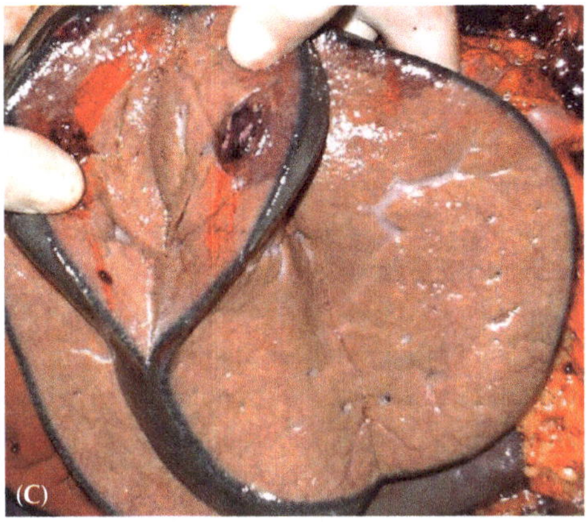

Abb. 4.16 Karzinosarkom – klinischer Verlauf und Tumorausbreitung (I).
Neben der Tumorausbreitung im kleinen Becken und Retroperitoneum (**A**) erfolgt die Fernmetastasierung vor allem abdominell in den Oberbauch im Sinne einer Peritonealkarzinose oder -sarkomatose (**B**) und als Metastasierung in die Leber (**C**) oder Lunge (Sektionsbefunde zu ▶ Abb. 4.14).

Gelegentlich ist auch eine Fehleinschätzung eines **atypischen polypoiden Adenomyoms** (▶ Kap. 4.1.1, 4.2.1) als Karzinosarkom möglich, insbesondere wenn das zellreiche Stroma als eine sarkomatöse Komponente und die zahlreichen Atypien und Mitosen im Epithel als Karzinomanteil verkannt werden.

Wenn die epitheliale Komponente nur fokal ausgebildet ist, kann der Tumor feingeweblich auch als reines homologes oder heterologes Uterussarkom imponieren. Insbesondere bei **Dominanz einer Tumorkomponente oder bei einem Kollisionstumor** kann am Abrasionsmaterial eine **falsche Diagnose als Endometriumkarzinom oder als reines uterines Sarkom** gestellt werden. Liegt nur Gewebe einer Metastase bei bislang unbekanntem Primärtumor vor, ist gleichfalls eine Fehldiagnose vorrangig als Endometriumkarzinom oder seltener als ein reines uterines Sarkom möglich. Das ist in der Tatsache begründet, dass die Metastasen in den meisten Fällen rein karzinomatös und nur selten ausschließlich sarkomatös sind (65).

Klinischer Verlauf und Prognose

Bei den Karzinosarkomen ist das zunehmende bzw. hohe Alter als prognostisch ungünstig anzusehen (48). Wie bei allen anderen uterinen Sarkomen ist jedoch das **Stadium der wichtigste unabhängige Prognosefaktor** (33). Nach anderen Untersuchungen kommt einer R0-Resektion unabhängig vom Stadium die größte Bedeutung zu (2, 33).

Von morphologischer Seite stellt **hinsichtlich der Prognose der karzinomatöse Anteil die treibende Kraft dar**, zumal von ihm auch die höhere proliferative Aktivität ausgeht (62). Dementsprechend sind, wie beim Endometriumkarzinom, eine Myometrium-, Lymph- und Blutgefäßinvasion, ein Zervix- und Adnexbefall, papillär-seröse, klarzellige oder G3 endometrioide Karzinomanteile sowie eine zunehmende Tumorgröße mit einer schlechten Prognose verbunden (41, 63, 65, 81). Als wichtigste Faktoren gelten die extrauterine Ausbreitung und eine papillär-seröse und klarzellige Karzinomkomponente (51, 63). Auch aus dieser Sicht stellt sich das Karzinosarkom als eine besonders maligne Variante eines Endometriumkarzinoms dar (63). Trotz des erheblichen prognostischen Einflusses der epithelialen Komponente haben Tumoren mit einem gut gegenüber einem schlecht differenzierten sarkomatösen Anteil ein signifikant längeres progressionsfreies Überleben. Das gilt sowohl für homologe als auch heterologe Karzinosarkome (41). Die Zahl der Mitosen ist prognostisch nicht von Bedeutung (41, 57).

Ob das Karzinosarkom als Kollisionstumor oder durch Konversion entsteht, hat keine klinischen und prognostischen Konsequenzen. Das Ausmaß der sarkomatösen Komponente oder die Zuordnung zu einem homo- oder heterologen Karzinosarkom sind nach Meinung der meisten Autoren prognostisch ohne Bedeutung (51, 63, 81). Möglicherweise ist eine dominierende sarkomatöse Komponente jedoch mit einem schlechteren Ansprechen auf eine Chemotherapie verbunden (55).

Bei einem **kompletten Staging** findet man **im Stadium I** in 22–37 % bereits eine **Myometriuminvasion** und in 5–12 % einen **Befall der Adnexe**. In 15–45 % der Fälle sind die **pelvinen** und in 8–27 % die **paraaortalen Lymphknoten positiv** (5, 41, 80, 81). Die Lymphknoten sind damit im Gegensatz zu den anderen uterinen Sarkomen deutlich häufiger befallen. Die Rate positiver Lymphknoten ist am höchsten, wenn die epitheliale Komponente ein papillär-seröses oder Klarzellkarzinom darstellt. Sie korreliert außerdem signifikant mit einer Adnex-, Zervix- und Isthmusbeteiligung sowie mit einer Myometriuminvasion von über 50 %, nicht aber mit der Tumorgröße und dem Mitoseindex (41).

Bei der Primärdiagnose hat der Tumor in bis zu 61 % zumindest feingeweblich **schon die Uterusgrenzen überschritten** und in 24–26 % finden sich bereits **Fernmetastasen** (33, 48, 81). Auch die Erstrezidive treten mit bis zu 61 % mehrheitlich außerhalb des kleinen Beckens oder als Fernmetastasen auf (11, 41). In nur 39 % ist dagegen das Becken alleine oder in Kombination mit einer Fernmetastasierung befallen (▶ Abb. 4.16A, B). Auffällig ist der häufige pulmonale und hepatische Befall (▶ Abb. 4.16C).

Erhöhte präoperative CA 125 Werte sprechen für eine bereits erfolgte extrauterine Ausbreitung und/oder für eine papillär-seröse epitheliale Komponente. Postoperativ persistierend hohe Werte sind ein Hinweis auf eine besonders schlechte Prognose (31, 32).

Das Karzinosarkom ist insgesamt ein hochmaligner Tumor, 41 % der Frauen kommen bereits mit einem Stadium III oder IV zur Aufnahme (9). Innerhalb von 10 Monaten nach der Operation treten bereits in 61 % der Fälle Rezidive auf und im Stadium I rezidivieren 40 % der Karzinosarkome innerhalb von 3 Jahren. Das mediane Überleben beträgt im Stadium I und II 26, in den Stadien I–IV nur 18 Monate (74), nach anderen Angaben in den Stadien I–III 40 Monate (50). Das 5-Jahres-Überleben aller Stadien liegt nach unterschiedlichen Angaben zwischen 25 und 30 %. Nach den neuesten SEER-Daten beträgt das 5-Jahres krankheitsspezifische Überleben in den Stadien IA 59 %, IB 54 %, IC 38 %, II 35 %, III 22 % und IV 10 % (FIGO vor 2009) (9). Die Prognose ist bei den Karzinosarkomen statistisch signifikant schlechter als bei dem ohnehin schon ungünstigen G3 endometrioiden Endometriumkarzinom. Die korrespondierenden Daten des G3 endometrioiden Endometriumkarzinoms betragen im Stadium IA 78 %, IB 83 %, IC 68 %, II 60 %, III 45 % und IV 17 % und das Sterberisiko ist beim Karzinom 45 % niedriger als beim Karzinosarkom (FIGO vor 2009) (9). Es gibt auch Daten, die betreffs des Überlebens kein Unterschied zwischen Karzinosarkomen und G3 endometrioiden Adenokarzinomen erkennen lassen (2). Zusammenfassend besteht weitgehender Konsens, dass das Karzinosarkom als besonders hochmaligne Variante des Endometriumkarzinoms sowohl klinisch als auch für Studien als eigenständige Entität angesehen werden soll (5, 9, 22, 74). Dennoch darf die Tatsache, dass es sich um ein besonders aggressives Endometriumkarzinom handelt nicht aus dem Blickwinkel verloren werden.

4.3.2 Therapie des Karzinosarkoms

4.3.2.1 Therapie auf den Uterus begrenzter Tumoren

Primäre medikamentöse und konservative nicht-operative Therapie

Im Stadium I und II des Karzinosarkoms ist die Operation die Therapie der Wahl, es gibt zurzeit keine Indikationen für eine primäre medikamentöse oder eine nicht-operative konservative Therapie.

> **Merke:** Im Stadium I und II ist die Operation die Therapie der Wahl, es gibt zurzeit keine Indikationen für eine primäre medikamentöse oder eine nicht-operative konservative Therapie.

Primäre Operation

Der Standardeingriff beim Karzinosarkom ist die **abdominale Hysterektomie mit Entfernung beider Adnexe**. Ein komplettes Staging mit einer selektiven oder systematischen pelvinen und paraaortalen **Lymphonodektomie** ist zurzeit umstritten (no current consens (41, 74)), wenn auch einige Autoren den Eingriff für indiziert halten (20). Nach Durchsicht der Literatur und in der klinischen Praxis wird eine Lymphonodektomie jedoch häufig durchgeführt. Dennoch gibt es zurzeit keinerlei Beweise, dass eine systematische pelvine und paraaortale Lymphonodektomie zu einer Überlebensverlängerung führt. Das mediane/mittlere krankheitsfreie und Gesamtüberleben war nach einer retrospektiven Erhebung mit einer kleinen Fallzahl nur dann signifikant besser, wenn mehr als 11 Lymphknoten entfernt wurden (71). Eine vergleichende retrospektive Auswertung aller (!) uterinen Sarkome an 17 japanischen Einrichtungen ergab in der univariaten Analyse ein signifikant verlängertes Überleben durch eine Lymphonodektomie (2). Die Daten lassen sich nicht ohne weiteres auf die Karzinosarkome übertragen. Nach der neuesten SEER-Analyse war eine Lymphonodektomie gegenüber dem Verzicht auf diesen Eingriff mit einer statistisch signifikanten Verlängerung des 5-Jahres Gesamt- und medianen Überlebens verbunden (50). Unabhängig von schwerwiegenden BIAS weisen die Daten dieser Analyse zahlreiche Ungereimtheiten auf. Eine Auftrennung in eine pelvine und paraaortale Lymphonodektomie war nicht erfolgt und es wurden im Mittel nur 12 (1–90) Lymphknoten entfernt. Weder die Zahl der entfernten Lymphknoten noch die Tatsache, ob diese positiv oder negativ waren, ließen einen signifikanten Effekt auf das Überleben erkennen. Die Autoren leiten konsequenterweise aus den Daten nicht (!) die Empfehlung ab, eine Lymphonodektomie routinemäßig durchzuführen und betonen die Ergebnisse der Studie mit Vorsicht zu interpretieren (interpretation of these results should be done with caution) (50). In den NCCN–Guidelines wird zu einer pelvinen und paraaortalen Lymphonodektomie im Sinne einer Category-2A-Empfehlung geraten (49). Die Empfehlung basiert jedoch ausschließlich auf mit zahlreichen BIAS behaftetem retrospektivem Datenmaterial und entbehrt einer klaren wissenschaftlichen Grundlage.

Gegen den Nutzen einer generellen systematischen pelvinen und paraaortalen Lymphonodektomie spricht vor allem eine zum Zeitpunkt der Operation bereits häufig bestehende (okkulte) **Fernmetastasierung**. Sind die Lymphknoten positiv, ist sogar in 70 % der Fälle eine Metastasierung in der Bauchhöhle bzw. eine Fernmetastasierung vorhanden (65). Trotz negativer Lymphknoten kommt es auch nach einem kompletten Staging sehr früh zu einer distanten Dissemination. In weiteren retrospektiven Analysen war einerseits nach einer Lymphonodektomie kein Überlebensgewinn erkennbar, während andererseits trotz negativer Lymphknoten frühzeitig Fernmetastasen beobachtet wurden (33, 37). Isolierte Rezidive im Beckenbereich stehen mit 10–12 % etwa 90 % Metastasen im Oberbauch oder Fernmetastasen mit und ohne pelvine Rezidive gegenüber und 61 % der Frauen haben bei der Primärdiagnose bereits eine extrauterine Beteiligung (81). Nach anderen Quellen sind 83 % der Erstrezidive Fernmetastasen mit und ohne pelvine Beteiligung (80) und nur in maximal 25 % sind diese ausschließlich im Becken lokalisiert (41). **Das Überleben wird somit letztlich durch die extrapelvine Ausbreitung bestimmt**. Der bislang nicht nachgewiesene Überlebensbenefit durch eine Lymphonodektomie per se deckt sich im Wesentlichen mit den jüngsten Ergebnissen einer randomisierten Studie zum fehlenden therapeutischen Effekt einer Lymphonodektomie beim intermediate- und high-risk Endometriumkarzinom (8). Es darf nicht unerwähnt bleiben, dass auch diese Studie einige Schwächen aufweist. Das Ergebnis ist dennoch insofern bemerkenswert, weil das Endometriumkarzinom deutlich seltener fernmetastasiert bzw. extrauterin ausgebreitet ist als das Karzinosarkom. Aufgrund dieser Tatsache wäre beim Endometriumkarzinom viel eher ein Nutzen einer Lymphonodektomie zu erwarten als beim Karzinosarkom.

In der Zusammenschau aller Daten muss ein therapeutischer Nutzen einer systematischen pelvinen und paraaortalen Lymphonodektomie beim Karzinosarkom gegenwärtig als unbewiesen angesehen werden. Zusätzlich ergeben sich aus einem positiven/negativen Lymphknotenbefund keine therapeutischen Konsequenzen (s. adjuvante und postoperative Therapien). Zurzeit dient die Lymphonodektomie damit ausschließlich der Prognoseabschätzung bzw. der genauen Festlegung des Stadiums. Dieses Ziel lässt sich, wenn auch eingeschränkt, ebenso mit einer **selektiven Lymphonodektomie vergrößerter Lymphknoten** erreichen. Ob die Entfernung vergrößerter Lymphknoten im Sinne der Verringerung der Tumorlast in Einzelfällen zu einer Verbesserung des Überlebens führen kann, ist offen, aber betreffs der Biologie des Karzinosarkoms unwahrscheinlich.

Zusammengefasst gibt es zurzeit keine validen Daten, die für eine standardmäßige systematische bzw. selektive pelvine und paraaortale Lymphonodektomie sprechen. Dennoch besteht in der Gesamtschau der Literatur am ehesten Konsens, dass eine Lymphonodektomie in Betracht gezogen werden sollte, wenn es der Patientin zumutbar ist (should be considered in suitable fit patients) (59). Die Patientin muss zweifelsfrei rechtskonform über den nicht erwiesenen Nutzen und über die möglichen Komplikationen des Eingriffs aufgeklärt werden. Das Unterlassen einer Lymphonodektomie kann anhand der vorliegenden Daten zurzeit nicht als Fehler angesehen werden.

In einer retrospektiven japanischen Studie wurde ein signifikant verbessertes Gesamtüberleben durch eine **erweiterte oder radikale Hysterektomie** beschrieben (37). Die Untersuchungen basierten allerdings auf einer Analyse aller uterinen Sarkome in den Stadien I–IV, aus denen der Anteil der Stadium I und II Karzinosarkome nicht herauslesbar ist. Es gibt auch sonst keine validen Daten über einen Nutzen einer radikalen Hysterektomie bei auf den Uterus begrenzten Tumoren. In den aktuellen NCCN-Guidelines gibt es keine Empfehlung für eine radikale Hysterektomie (49).

Betreffs einer **Omentektomie** existiert kein Standard. Das Netz ist bei der Erstdiagnose in 9–13 % befallen (21, 81). Es sollte zumindest dann entfernt werden, wenn eine klarzellige oder papillär-seröse epitheliale Komponente vorliegt (69). In den aktuellen NCCN-Guidelines wird eine Omentektomie generell im Sinne einer Category-2A-Empfehlung vorgeschlagen. Eine intraperitoneale Zytologie und mehrfache Peritonealbiopsien können entnommen werden. Die Ergebnisse sind jedoch ohne therapeutische Konsequenz.

In Analogie zum Endometriumkarzinom müssen die Adnexe als häufige Lokalisation von Metastasen und/oder synchroner Karzinosarkome mit entfernt werden.

Merke: Als Standardoperation ist die abdominale Hysterektomie mit beidseitiger Ovarektomie anzusehen. Es gibt zurzeit keine validen Daten zum therapeutischen Effekt einer systematischen oder selektiven pelvinen und paraaortalen Lymphonodektomie. Es besteht jedoch im wesentlichen Konsens, dass eine Lymphonodektomie durchgeführt werden kann, wenn es der Patientin zumutbar ist. Der Eingriff dient nur der Prognoseeinschätzung, ohne dass sich daraus definitive Konsequenzen für eine adjuvante Therapie ergeben. Das Unterlassen einer Lymphonodektomie kann nicht als fehlerhaft eingestuft werden. Es gibt keine validen Daten, dass eine erweiterte oder radikale Hysterektomie das Überleben beeinflusst. Zumindest bei Vorliegen einer klarzelligen oder papillär-serösen Endometriumkarzinomkomponente soll zusätzlich eine Omentektomie erfolgen.

Adjuvante Chemotherapie

Es existieren keine gesicherten Daten, die bei operierten Karzinosarkomen im Stadium I und II einen Überlebensvorteil durch eine adjuvante Chemotherapie belegen. In einer randomisierten Studie, in der alle uterinen Sarkome eingeschlossen waren, war auch bei isolierter Auswertung der Karzinosarkome kein signifikanter Effekt auf das Überleben erkennbar (54). Einschränkend muss bemerkt werden, dass die Chemotherapie mit **Doxorubicin** erfolgte, das beim Karzinosarkom als nicht besonders wirksam gilt. In zahlreichen retrospektiven Analysen, die mehrheitlich alle uterinen Sarkome einbezogen hatten, konnte gleichfalls kein Benefit aufzeigt werden (19, 35, 36, 37, 71, 73, 81). In einer weiteren Analyse mit Karzinosarkomen war ein marginaler Gewinn an progressionsfreier Zeit zu erkennen, allerdings waren auch höhere Stadien behandelt worden (80). In den jüngeren Übersichtsarbeiten wird im Zusammenhang mit einer adjuvanten Chemotherapie häufig auf die randomisierte Phase III-Studie (GOG 150) verwiesen, die wegen des Einschlusses der Stadien I–IV bei einem erlaubten Tumorrest von ≤ 1 cm jedoch nicht als eine echte adjuvante (!) Therapiestudie angesehen werden kann. Geprüft wurde unabhängig vom Lymphknotenstatus eine Ganzabdomenbestrahlung gegen eine Chemotherapie bestehend aus **3 Zyklen Ifosfamid und Cisplatin** (77). Nach der Chemotherapie war die Rezidivrate bzw. die geschätzte Todesrate gegenüber der Bestrahlung um 21 bzw. 29 % gesenkt. Allerdings ließ sich dieser Vorteil nicht statistisch sichern. Ausgehend von den Daten, dass eine postoperative Bestrahlung beim Karzinosarkom das Überleben nicht verlängert, und weder die Strahlen- noch die Chemotherapie bei den in die Studie aufgenommenen Fällen mit (!) Tumorresten die Rezidive verhindern konnte, deutet sich zumindest eine **potentielle adjuvante Wirksamkeit der Chemotherapie** an. Allerdings kann bei fehlender Kontrollgruppe nicht ausgeschlossen werden, dass die Ganzabdomenbestrahlung mit 2 toxisch bedingten Todesfällen sogar ungünstiger war, als eine reine Beobachtung. Damit könnte sich wiederum das bessere Abschneiden der Chemotherapie relativieren. Die Autoren kommen dennoch zu dem nicht unberechtigten Schluss, dass sich der beobachtete leichte Überlebensvorteil möglicherweise durch eine längere Chemotherapie (mehr als 3 Zyklen) und/durch Einführung anderer Substanzen wie z. B. Paclitaxel verbessern lässt.

Tatsächlich hat sich zumindest in der palliativen Situation eine **Kombination aus Ifosfamid und Paclitaxel bzw. Paclitaxel und Carboplatin** (▶ Kap. 4.3.2.5) als gut wirksam erwiesen und stellt damit auch eine potentielle Option für eine adjuvante Therapie dar (59).

Generell ergibt sich aus der Gesamtschau aller bekannten Daten, insbesondere wegen fehlender Vergleichsdaten, bislang kein sicher nachgewiesener signifikanter Überlebensgewinn durch eine adjuvante Chemotherapie für die uterinen Sarkome (20, 68). Für ein R0-reseziertes auf den Uterus begrenztes Karzinosarkom existiert somit auch kein nachgewiesenermaßen effektives adjuvantes Chemotherapieschema.

Es besteht im wesentlichen Konsens, dass bei der unsicheren Wirkung (of uncertain value (59)) einer adjuvanten Chemotherapie ein greifbarer Effekt auf das Überleben ohne einen Kontrollarm nicht einzuschätzen ist (27). Zusammenfassend kann eine adjuvante Chemotherapie gegenwärtig daher nicht als Standard definiert werden (64). Das Unterlassen einer adjuvanten Chemotherapie unabhängig vom Lymphknotenstatus ist somit zurzeit nicht als fehlerhaft anzusehen.

Dennoch deutet sich aus dem Resümee aller Studien im Trend ein Überlebensvorteil durch eine adjuvante Chemotherapie an. Die NCCN-Category-2A-Empfehlung umfasst im Stadium IA entweder eine Beobachtung oder eine adjuvante Chemotherapie und in den Stadien IB/C sowie II (FIGO vor 2009) eine adjuvante Chemotherapie mit oder ohne Bestrahlung (49). Aus der Gesamtschau sprechen somit auch keine harten Daten gegen die Anwendung einer adjuvanten Chemotherapie, so dass sie mitunter auch in entsprechenden Übersichten empfohlen wird (20). Entschließt man sich zu dieser Maßnahme, muss die Patientin dennoch zweifelsfrei und rechtskonform über den fraglichen Nutzen unter Hinweis auf die Toxizität der Chemotherapie aufgeklärt werden. Die Chemotherapie kann nach den genannten Empfehlungen auch mit einer Bestrahlung kombiniert werden (49). Für eine zusätzliche sequenzielle Bestrahlung spricht auch die relativ hohe Rate von pelvinen Rezidiven nach einer alleinigen Chemotherapie (▶ adjuvante Radiochemotherapie) (68). Es ist in jedem Fall sinnvoll, die Patientinnen in adäquate Studien einzubringen.

Merke: Auf der Basis eines bislang nicht erwiesenen Nutzens kann die adjuvante Chemotherapie gegenwärtig nicht als Standard definiert werden. Das Unterlassen einer adjuvanten Chemotherapie unabhängig vom Lymphknotenstatus ist daher nicht als fehlerhaft anzusehen. Die im Trend besseren Überlebensdaten rechtfertigen bei diesem hochmalignen Tumor bei starkem Therapiewunsch jedoch den Einsatz dieser Maßnahme, wenn die Patientin zweifelsfrei über den nicht gesicherten Nutzen und die Nebenwirkungen der Chemotherapie aufgeklärt wird. Optional ist auch eine Radiochemotherapie denkbar.

Therapievorschlag

Ifosfamid 1,5 g/m² i. v. (Tag 1–5)+ Cisplatin 20 mg/m² i. v. (Tag 1–5)	q 3 Wochen
Ifosfamid 1,6 g/m² i. v. (Tag 1–3)+ Paclitaxel 135 mg/m² i. v. (Tag 1)	q 3 Wochen

Adjuvante Hormontherapie

Die Karzinosarkome sind bis auf wenige Ausnahmen hormonrezeptornegativ. Bei einer endometrioiden epithelialen Komponente und/oder einem endometrialen Stromasarkom als mesenchymalen Anteil können sich dennoch gelegentlich Hormonrezeptoren nachweisen lassen. Zur adjuvanten Hormontherapie von entsprechenden Karzinosarkomen gibt es keine verwertbaren Daten. Selbst, wenn die Rezeptoren positiv sein sollten, ist in Analogie zum endometrialen Stromasarkom, zum Adenosarkom ohne „sarcomatous overgrowth" und auch zum Endometriumkarzinom eine adjuvante Hormontherapie nicht indiziert.

Merke: Es gibt **keine Indikation für eine adjuvante Hormontherapie**. Das gilt auch, wenn die Hormonrezeptoren positiv sind.

Postoperative Bestrahlung

Nur in einer häufig zitierten retrospektiven Studie aus dem Jahre 1999 wurde nach einer postoperativen externen Bestrahlung von Karzinosarkomen mit und ohne Brachytherapie ein verbessertes rezidivfreies und Gesamtüberleben beschrieben (25). Diese Studie, die übrigens alle Sarkome eingeschlossen hatte, weist zahlreiche schwerwiegende BIAS auf, so dass aus ihr keine Schlussfolgerungen gezogen werden können. Auch in einer weiteren weniger umfangreichen Analyse wurde eine deutliche Senkung der Lokalrezidivrate verbunden mit einem Überlebensvorteil beobachtet (23). Neuere retrospektive Erhebungen mit größeren Fallzahlen lassen durch eine postoperative Bestrahlung jedoch **keinen Überlebensgewinn** erkennen (11, 48). In diesen Studien war zwar die Zahl der Lokalrezidive im Bestrahlungsarm vermindert, dafür aber die akute Toxizität nicht unerheblich erhöht. In einer weiteren Untersuchung war bei kompletter Verhinderung von Lokalrezidiven die Zahl der Fernmetastasen erhöht, so dass auch hier kein Einfluss auf das Überleben erkennbar war (16). In einer vergleichenden retrospektiven Studie, in der eine Chemotherapie mit und ohne Bestrahlung gegen eine alleinige Strahlentherapie analysiert wurde, fanden sich im Strahlenarm 90,9 % der Rezidive/Fernmetastasen außerhalb des kleinen Beckens (42).

Die kürzlich publizierte randomisierte Phase III-Studie (EORTC 55874) zur postoperativen Bestrahlung von uterinen Sarkomen unter Einbeziehung von 91 Karzinosarkomen der Stadien I und II ergab kein signifikant verbessertes krankheitsfreies bzw. Gesamtüberleben im Strahlen- gegenüber dem Beobachtungsarm (58). Die Ergebnisse decken sich mit den Resultaten einer randomisierten Studie zur postoperativen Strahlentherapie beim (intermediate-) und high-risk Endometriumkarzinom (7). In Analogie zum Endometriumkarzinom ließ sich auch beim Karzinosarkom in der Bestrahlungsgruppe die Lokalrezidivrate senken, im Gegenzug war jedoch die Anzahl von Fernmetastasen erhöht (58). Im Ergebnis der EORTC 55874-Studie wird die Schlussfolgerung gezogen, dass eine externe Bestrahlung bei identischen Überlebensdaten trotz leicht gesenkter Lokalrezidivrate aber bei erhöhter Toxizität nicht indiziert (not routinely acceptable) ist (58). Die Autoren sind weiterhin der Meinung, dass es keine Beweise für den Benefit einer externen Bestrahlung bei einer nicht erfolgten Lymphonodektomie gibt. Sie vertreten jedoch die Auffassung, dass bei einem Befall des zervikalen Stromas eine Brachytherapie angezeigt sein könnte. Insgesamt bleibt die Frage offen, ob zur Senkung der Lokalrezidive die relativ nebenwirkungsarme Brachytherapie prinzipiell von Nutzen sein kann. In Analogie zu den Daten einer randomisierten Studie beim Endometriumkarzinom kann ein positiver Effekt zumindest erwartet werden (52).

Die aktuellen mit 1819 Karzinosarkomen sehr umfangreichen **SEER-Daten** zur postoperativen Bestrahlung in den Stadien I und II stehen in einem gewissen Widerspruch zu den Ergebnissen der randomisierten Studie (58, 78). Die Bestrahlung war mit einer **21 %igen Reduktion der krebsspezifischen Mortalität** verbunden. Dabei war die Reduktion mit 25 % besonders deutlich, wenn keine Lymphonodektomie durchgeführt worden war. Die Mortalitätssenkung war dagegen nur gering, wenn eine Lymphonodektomie erfolgt war. Die Ergebnisse könnten betreffs des Karzinosarkoms hypothetisch dafür sprechen, dass eine Lymphonodektomie möglicherweise zu einer Überlebensverbesserung führt bzw. eine unterlassene Lymphonodektomie durch eine externe Bestrahlung ersetzt werden kann. Zahlreiche BIAS dieser retrospektiven Untersuchung (78) und die jüngsten Ergebnisse der randomisierten EORTC 55874-Studie zu allen uterinen Sarkomen (58) und einer randomisierten Studie zur postoperativen Bestrahlung beim Endometriumkarzinom (7) sprechen gegen derartige Überlegungen. Im Bewusstsein der Unzulänglichkeiten ihrer Erhebung haben die Autoren der SEER-Analyse auch keine Empfehlungen für eine postoperative Bestrahlung abgeleitet.

Der Grund für das Versagen der Strahlentherapie hinsichtlich des Gesamtüberlebens ist darin begründet, dass beim Karzinosarkom schon bei der Erstdiagnose 17 % positiven Lymphknoten 26 % Fernmetastasen gegenüberstehen (48) und die Erstmanifestation der Rezidive mehrheitlich außerhalb des kleinen Beckens stattfindet (61, 65). Das Überleben entscheidet sich somit nicht in der Beckenregion (▶ Kap. 4.3.1). Insbesondere bei positiven paraaortalen Lymphknoten muss schon primär mit einen Lymphknotenbefall in höheren Abschnitten gerechnet werden, d. h. mit einer Bestrahlung lässt sich die weitere Ausbreitung nicht aufhalten (▶ Abb. 4.17).

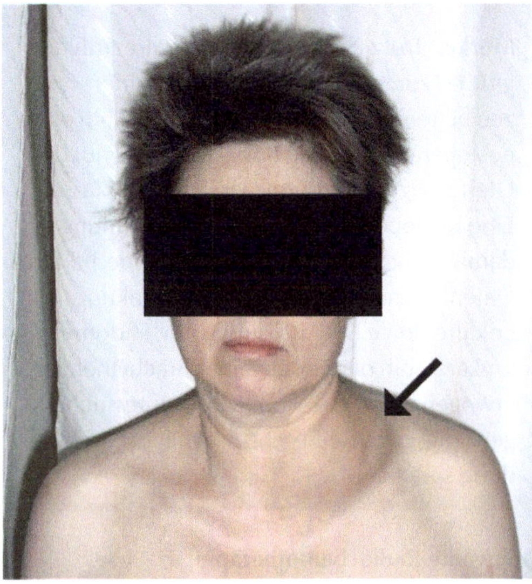

Abb. 4.17 Karzinosarkom - klinischer Verlauf und Tumorausbreitung (II).
Befall der „Virchow Drüse“ (Pfeil) einen Monat nach Abschluss einer Bestrahlung von positiven pelvinen und paraaortalen Metastasen eines Karzinosarkoms.

Zusammenfassend ist beim Karzinosarkom als „metaplastischem“ hochmalignem Endometriumkarzinom auch in Analogie zur fehlenden Wirksamkeit einer postoperativen Bestrahlung von high- und intermediate-risk Endometriumkarzinom kein Überlebensgewinn von einer alleinigen postoperativen Bestrahlung zu erwarten.

In modernen Übersichten wird eine Ganzabdomenbestrahlung mit und ohne Brachytherapie abgelehnt (59). Dem entspricht auch eine NCCN-Category-3-Empfehlung (▶ Kap. 1.7) (49).

In der Gesamtschau aller Daten ist gegenwärtig eine externe Strahlentherapie beim operierten auf den Uterus begrenzten Karzinosarkom nicht indiziert. Sollte eine Patientin auf dieser Behandlungsmethode bestehen, muss sie zweifelsfrei aktenkundig über den fehlenden Nutzen betreffs des Überlebens und die potentiellen Nebenwirkungen aufgeklärt werden. In Analogie zum Endometriumkarzinom könnte eine Brachytherapie hinsichtlich einer Senkung der Lokalrezidivrate von Nutzen sein. Es gibt keine harten Daten, die für oder gegen die Anwendung dieser Methode sprechen.

Merke: Trotz Senkung der Lokalrezidivrate gibt es zurzeit keine Daten, die einen Nutzen betreffs des Gesamtüberlebens durch eine postoperative externe Bestrahlung bei auf den Uterus begrenzten Tumoren erkennen lassen. Eine postoperative perkutane Bestrahlung ist damit nicht indiziert. Obgleich keine harten Daten bekannt sind, kann zur Senkung der Lokalrezidive in Analogie zum Endometriumkarzinom der Einsatz einer Brachytherapie erwogen werden. Es gibt keine Untersuchungen, die gegen eine entsprechende Anwendung sprechen.

Adjuvante Radiochemotherapie

Die außerordentlich hohe Rate an pelvinen, extrapelvinen und Fernmetastasen qualifizieren das Karzinosarkom prinzipiell für eine Radiochemotherapie. Leider gibt es zu dieser Fragestellung nur 3 jüngere retrospektive Studien. In 2 Studien wurde eine Chemotherapie vorrangig mit **Ifosfamid und Cisplatin** über 3–6 Zyklen plus einer nachfolgenden Bestrahlung (Radiochemotherapie) gegen eine alleinige Chemo- oder Strahlentherapie, bzw. gegen eine alleinige operative oder Chemo- oder Strahlentherapie geprüft (45, 79). Verteilt über 20–30 Fraktionen wurde eine pelvine oder eine Ganzabdomenbestrahlung appliziert. Die entsprechende Strahlendosis lag zwischen 45 und 54 bzw. 45 und 50 GY und war teilweise mit einer Brachytherapie kombiniert. In beiden Studien fand sich stadienadjustiert ein Überlebensvorteil für die sequenzielle Radiochemotherapie. Die zusätzliche Radiotherapie war nicht mit einer auffällig vermehrten Morbidität verbunden. Kritisch muss angemerkt werden, dass in die relativ kleine Fallzahl von jeweils 49 bzw. 43 Karzinosarkomen alle Stadien I–IV einbezogen waren und eine Reihe von Selektions-BIAS erkennbar sind. Die Vermischung einer adjuvanten und palliativen Therapie macht eine Auswertung mit entsprechenden Schlussfolgerungen ohnehin außerordentlich schwierig, wenn auch in den Stadien I und II die besten Ergebnisse erzielt wurden. In einer weiteren retrospektiven Analyse wurde eine über meist 6 Zyklen applizierte Chemotherapie vorrangig mit **Carboplatin plus Paclitaxel** und z. T. mit Ifosfamid plus Cisplatin mit und ohne sequenzielle Bestrahlung gegen eine alleinige externe Bestrahlung bei Karzinosarkomen der Stadien I–IV ausgewertet (42). Unter den bereits erwähnten Einschränkungen wurde mit der Chemotherapie mit und ohne sequenzielle Bestrahlung ein längeres progressionsfreies und Gesamtüberleben beobachtet, ohne dass eine statistische Signifikanz erreicht wurde. Die Autoren halten die Behandlung mit Paclitaxel plus Carboplatin für besser tolerabel als die mit Ifosfamid plus Cisplatin konnten aber keine definitive Aussage zum Effekt der zusätzlichen Bestrahlung machen (42).

Da für R0-resezierte Karzinosarkome bei einer insgesamt schlechten Prognose bislang keine definitiv wirksame adjuvante Chemotherapie zur Verfügung steht, gibt es keine harten Daten, die gegen eine Radiochemotherapie sprechen (68). Allerdings muss eine verstärkte Toxizität in Kauf genommen werden. In Analogie zur Chemotherapie primär lokal fortgeschrittener und fernmetastasierter Karzinosarkome (▶ Kap. 4.3.2.5) ist es sinnvoll die hochtoxische Ifosfamid/Cisplatin-Kombination durch Carboplatin plus Paclitaxel zu ersetzen. Unterstützt wird ein entsprechendes Vorgehen durch je eine vergleichbare retrospektive und randomisierte Studie bei high-risk Endometriumkarzinomen (28, 43). In beiden Studien war die Radiochemotherapie gegenüber einer alleinigen Chemotherapie mit einem Überlebensvorteil verbunden.

Die genannten retrospektiven Analysen (42, 45, 79) mit den sehr niedrigen Fallzahlen und statistisch nicht gesicherten Überlebensvorteilen sind allerdings nicht ausreichend, ein entsprechendes Vorgehen generell zu empfehlen bzw. zum Standard zu erheben. Die NCCN-Guideline empfiehlt als Category-2A in den Stadien IB/C sowie II eine adjuvante Chemotherapie mit oder ohne Bestrahlung (49).

Die in der EORTC 55874-Studie (58) nach einer perkutanen Bestrahlung von Karzinosarkomen ohne Überlebensgewinn beobachtete Senkung der Lokalrezidive könnte dafür sprechen, dass die lokale Wirksamkeit im Analogieschluss zum Endometriumkarzinom (52) auch mit einer Brachytherapie zu erreichen ist. Aus dieser Sicht erscheint eine **Kombination aus einer Chemotherapie und Brachytherapie** sinnvoll zu sein, ohne dass gegenwärtig harte Daten dazu vorliegen.

Entschließt man sich zu dieser Maßnahme muss die Patientin zweifelsfrei und rechtskonform über den nicht sicher nachgewiesenen Nutzen unter Hinweis auf die Toxizität der Radiochemotherapie aufgeklärt werden.

Merke: Auf der Basis eines bislang nicht sicher erwiesenen Nutzens kann die adjuvante sequenzielle Radiochemotherapie bei einem R0 resezierten Karzinosarkom gegenwärtig nicht als Standard definiert werden. Das Unterlassen dieser Maßnahme ist daher unabhängig vom Lymphknotenstatus nicht als fehlerhaft anzusehen. Die sich im Trend andeutenden besseren Überlebensdaten sprechen bei diesem hochmalignen Tumor bei starkem Therapiewunsch von Seiten der Patientin jedoch nicht gegen eine sequenzielle Chemo- und perkutane Strahlentherapie. Obwohl keine harten Daten vorliegen, können mit einer Kombination aus einer Chemotherapie und einer Kontakttherapie möglicherweise die gleichen Ergebnisse wie mit einer sequenziellen perkutanen Bestrahlung erreicht werden.

Therapievorschlag

Ifosfamid 1,2–1,5 g/m² i. v. (Tag 1–5) + Cisplatin 20 mg/m² i. v. (Tag 1–4) oder 60 mg/m² i. v. (Tag 1), q 3–4 Wochen über 3 bis maximal 6 Zyklen, Reduktion auf 4 Tage Ifosfamid bei Myelotoxizität, q 3–4 Wochen

Paclitaxel 175 mg/m² i. v. (Tag 1) + Carboplatin AUC 5–6 i. v. (Tag 1), q 4 Wochen

Nachfolgend perkutane pelvine Bestrahlung mit 45–54 Gy (oder Ganzabdomenbestrahlung 45–50 GY) mit/ohne Brachytherapie des Scheidenstumpfes mit 3x5 GY in 0,5 cm Gewebetiefe oder alleinige Brachytherapie des Scheidenstumpfes mit 7x3 bis 6x4 GY in 0,5 cm Gewebetiefe.

Primäre Bestrahlung

Im Stadium I ist beim Karzinosarkom das Überleben nach alleiniger Bestrahlung dramatisch schlechter als nach einer Operation (60). Der wesentliche Grund besteht darin, dass beim Karzinosarkom die Rezidive fast ausschließlich außerhalb des Beckens liegen und die Fernmetastasen das Überleben bestimmen (▶ operative Therapie). Für eine primäre Strahlentherapie operabler Karzinome gibt es bei allgemein operablen Patientinnen daher keine Indikation. Lehnt eine Patientin eine Operation ab, sollte wie bei einer allgemeinen Inoperabilität (▶ Kap. 4.3.2.3) vorgegangen werden. Die Patientin muss jedoch dringlich auf den fehlenden Nutzen einer Strahlentherapie operabler Karzinosarkome aktenkundig hingewiesen werden, wenn sie auf dieser Maßnahme besteht.

Merke: Für eine primäre Strahlentherapie von auf den Uterus begrenzten operablen Karzinosarkomen gibt es bei allgemein operablen Patientinnen keine Indikation.

4.3.2.2 Therapie von primär fortgeschrittenen auf das Becken und die Bauchhöhle begrenzten Tumoren

Neoadjuvante Chemo- und Radiochemotherapie

Daten über eine neoadjuvante Chemo- oder Radiochemotherapie von primär inoperablen Karzinosarkomen sind nicht bekannt. In Analogie zur postoperativen Chemo-, Radiochemo- und zur palliativen Chemotherapie von Karzinosarkomen (▶ entsprechende Kapitel) wäre für diese Indikation am ehesten eine Chemotherapie mit Carboplatin/Paclitaxel oder Ifosfamid plus Cisplatin geeignet.

Im Ausnahmefall wäre bei einer Patientin im guten Allgemeinzustand eine neoadjuvante Chemotherapie als Therapieversuch zum Erreichen einer Operabilität denkbar. Alternativ kann eine Radiochemotherapie in Betracht gezogen werden. Generell ist bei der sehr raschen generalisierten Tumorausbreitung und der nur sehr kurzen progressionsfreien Zeit unter bzw. nach einer Chemotherapie fortgeschrittener oder rezidivierter Karzinosarkome selbst bei einer Remission der Nutzen einer nachfolgenden Operation jedoch äußerst fragwürdig. Entschließt man sich dennoch zu einer neoadjuvantenTherapie, muss die Patientin über den nicht bewiesenen Nutzen und die Nebenwirkungen dieser Therapie ausführlich und zweifelsfrei aufgeklärt

Merke: Eine neoadjuvante Chemotherapie zur Tumorverkleinerung bzw. Herstellung einer lokalen Operabilität ist denkbar. Über den Nutzen einer solchen Maßnahme betreffs des Überlebens auch bei Erreichen einer Operabilität gibt es keine Daten. Bei der außerordentlich schlechten Prognose fortgeschrittener Tumoren muss gegenwärtig eher von einem solchen Vorgehen abgeraten werden.

Neoadjuvante Hormontherapie

Die Karzinosarkome exprimieren nur in bis zu 24 % Estrogen- und Progesteronrezeptoren (57). Die Wirksamkeit einer Hormongabe zur neoadjuvanten Therapie erscheint somit von vorne herein unwahrscheinlich. Tatsächlich existieren zu dieser Fragestellung keine Daten. Für eine neoadjuvante Hormontherapie fortgeschrittener Tumoren zur Erzielung einer Operabilität gibt es derzeit auch bei positiven Rezeptoren keine Indikation.

Merke: Für eine neoadjuvante Hormontherapie fortgeschrittener Tumoren gibt es keine Indikation.

Primäre Operation

Bei extrauteriner Ausbreitung im Becken und in der Bauchhöhle soll beim Karzinosarkom in Analogie zum fortgeschrittenem Ovarial- und Endometriumkarzinom ein optimales **Tumordebulking** durchgeführt werden (42, 69, 77, 80). Eine extensive Operation ist nach retrospektiven Untersuchungen auch ohne nachfolgende systemische oder aktinische Therapie mit einem Überlebensvorteil verbunden (37).

Die mediane Zeit bis zu einem erneuten Rezidiv liegt nach einem optimalen Debulking mit makroskopischem Tumorrest bei 10 Monaten. Aus gegenwärtiger Sicht ist daher statt einer alleinigen palliativen Chemotherapie mit einem meist noch kürzerem progressionsfreien Intervall ein optimales Tumordebulking als Methode der Wahl anzusehen. Ein optimales Debulking entspricht auch der aktuellen Category-2A NCCN-Empfehlung (49).

Merke: Bei im Becken und in der Bauchhöhle ausgebreiteten technisch operablen Tumoren muss gegenwärtig ein optimales Tumordebulking als Therapie der Wahl angesehen werden.

Postoperative Hormon-, Strahlen- und Chemotherapie

Betreffs einer **postoperativen Hormontherapie** operierter fortgeschrittener Tumoren gibt es auch beim rezeptorpositiven Karzinosarkom weder Daten noch eine Indikation.

Nach einem optimalen Debulking mit Tumorresten < 1 cm wurde in einer randomisierten Studie (GOG 150) (77) mit einer **postoperativen Chemotherapie** bestehend aus **Ifosfamid plus Cisplatin gegenüber einer Ganzabdomenbestrahlung** ein nicht signifikanter Überlebensvorteil gesehen. Eingeschlossen waren Patientinnen mit einem Karzinosarkom in den Stadien I–IV. Bei kritischer Wertung der Studie muss darauf hingewiesen werden, dass es keinen „Nihilarm" gegeben hat und unter der Bestrahlung 2 Patientinnen infolge einer Strahlentoxizität verstorben sind. Es kann daher auch vermutet werden, dass in diesem Fall die Ganzabdomenbestrahlung möglicherweise sogar mit einem schlechteren Ergebnis verbunden ist, als gar keine postoperative Therapie. Die durch randomisierte Studien (7, 58) gesicherte Wirkungslosigkeit einer alleinigen postoperativen Strahlentherapie beim Endometriumkarzinom und den uterinen Sarkomen stützt zumindest diese Hypothese. Dementsprechend ist das statistisch nicht (!) signifikant bessere Abschneiden der Chemotherapie hinsichtlich des progressionsfreien und Gesamtüberlebens in der GOG 150-Studie sehr vorsichtig zu interpretieren. Hinzu kommt, dass in der genannten Studie in den beiden Behandlungsarmen jeweils 4 von

5 bzw. 6 Fällen beider Behandlungsarme mit einem Tumorrest in sehr kurzer Zeit rezidivierten. Allerdings waren auch nur 3 Chemotherapiezyklen verabreicht worden. Möglicherweise war die Zykluszahl zu gering um einen optimalen Effekt zu erzielen. Der statistisch nicht gesicherte Überlebenseffekt einer postoperativen Chemotherapie nach Operation von fortgeschrittenen Fällen ist daher zumindest fragwürdig. Die Studie wurde durch eine ergänzende retrospektive Untersuchung erweitert, in der die Patientinnen die gleichen Bedingungen erfüllt haben mussten. Von 49 Frauen erhielten 11 eine **alleinige perkutane pelvine oder Ganzabdomenbestrahlung** und der Rest eine **Chemotherapie mit oder ohne Bestrahlung**. In 60,5 % der Fälle bestand die Chemotherapie nun aus 6 Zyklen Paclitaxel plus Carboplatin und sonst aus 4–6 Zyklen Ifosfamid plus Cisplatin oder einem anderen Schema (42). Das 3-Jahres-progressionsfreie- und Gesamtüberleben betrug nach der Chemotherapie mit und ohne Bestrahlung 35 bzw. 66 % und das nach alleiniger Bestrahlung 9 bzw. 34 %. Damit war die **Chemotherapie mit oder ohne Bestrahlung der alleinigen Strahlentherapie überlegen**, ohne dass statistische Signifikanz erzielt wurde. Es konnte nicht geklärt werden, ob die Addition einer Bestrahlung zur Chemotherapie mit einem zusätzlichen Nutzen verbunden war. Offen blieb auch der Effekt einer Brachytherapie.

Ausgehend von den randomisierten EORTC-55874-, GOG 150- sowie von den retrospektiven Studien ist nicht zu erwarten, dass durch eine alleinige postoperative Bestrahlung nach einer Operation fortgeschrittener Tumoren mit R0- oder R1/2-Resektionen ein Überlebensvorteil zu erzielen ist. Die genannten Studien sprechen jedoch für einen möglichen Überlebensgewinn durch eine postoperative Chemotherapie.

Unter Berücksichtigung der retrospektiven Analysen zum Karzinosarkom und der randomisierten Studien zum Endometriumkarzinom ist wahrscheinlich von einer postoperativen Radiochemotherapie am ehesten ein Benefit zu erwarten (28, 43, 45, 79). Es gibt somit keine harten Daten, die gegen eine postoperative Chemotherapie bzw. Radiochemotherapie nach einer Debulkingoperation sprechen.

Aus der Gesamtschau der Studien und einer NCCN-Category-3-Empfehlung kann man ableiten, dass in diesen Fällen bei einer **Radiochemotherapie** eine **Ganzabdomenbestrahlung (!) (49) nicht indiziert** ist. Hingegen wird eine **Chemotherapie, ggf. in Kombination miteiner einer gezielten (!) perkutanen Bestrahlung und/oder Brachytherapie als Category-2A empfohlen**. Zusammengefasst ergibt sich aus allen verfügbaren Daten, dass eine Bestrahlung im Anschluss an eine postoperative Chemotherapie nur bei einem lokalisierbaren Befund oder einer lokalisierten R1/2-Resektion sinnvoll ist. Bei ausgedehnter R1- bzw. R2- Resektion oder Mehrorganmetastasierung bzw. lokaler oder allgemeiner Inoperabilität ist daher bestenfalls eine alleinige postoperative systemische Therapie indiziert.

Da ein signifikanter Überlebensgewinn bislang durch keine der genannten Maßnahmen gesichert werden konnte, kann eine postoperative Chemo- oder Radiochemotherapie nach einer Operation fortgeschrittener Befunden nicht als Standard definiert werden. Ein Verzicht auf eine postoperative Therapie ist somit nicht als fehlerhaft anzusehen. Andererseits existieren keine validen Daten, die definitiv gegen eine postoperative Chemo- oder Radiochemotherapie sprechen. Auf der Basis sonst völlig fehlender Alternativen ist bei diesen prognostisch extrem ungünstigen Fällen eine postoperative Maßnahme unter den genannten Einschränkungen vertretbar. Patientinnen mit dringendem Therapiewunsch müssen jedoch zweifelsfrei aktenkundig über den nicht hinreichend bewiesenen Nutzen und die relativ starke Toxizität der Behandlung aufgeklärt werden. Die verwendeten Behandlungsschemata entsprechen denen der adjuvanten Chemo- oder Radiochemotherapie mit der Einschränkung, dass nur eine gezielte Bestrahlung stattfinden soll.

Merke: Für eine alleinige postoperative perkutane pelvine oder Ganzabdomenbestrahlung und oder Hormontherapie gibt es keine Indikation. Bei einem lokalisierten Befund oder einer lokalisierten R1/2-Resektion kann eine postoperative sequenzielle Radiochemotherapie sinnvoll sein. Die Bestrahlung muss als gezielte (!) perkutane Strahlen- und/oder Brachytherapie erfolgen. Bei ausgedehnter R1- bzw. R2- Resektion oder Mehrorganmetastasierung ist bestenfalls eine alleinige postoperative systemische Therapie indiziert. Ein signifikanter Überlebensgewinn konnte bislang durch keine postoperative Maßnahme nachgewiesen werden. Eine Chemo- oder Radiochemotherapie nach einer Operation fortgeschrittener Befunden kann deshalb gegenwärtig nicht als Standard definiert werden. Dennoch gibt es keine harten Daten, die gegen ein entsprechendes Vorgehen sprechen. Die verwendeten Behandlungsschemata sind mit denen der adjuvanten Chemo- oder Radiochemotherapie identisch, mit der Einschränkung, dass nur eine gezielte externe Bestrahlung und/oder Brachytherapie durchgeführt werden soll.

Primäre Bestrahlung

Der erwartete Therapieeffekt einer primären Bestrahlung fortgeschrittener Karzinosarkome ist noch schlechter als der einer primären Strahlentherapie von auf den Uterus begrenzten Tumoren. Eine primäre alleinige Bestrahlung fortgeschrittener Tumoren gilt daher als nicht indiziert. Sollte die Patientin auf einer primären Strahlentherapie bestehen, ist entsprechend dem Vorgehen bei allgemeiner Inoperabilität (▶ Kap. 4.3.2.3) zu verfahren.

Merke: Eine primäre alleinige Bestrahlung fortgeschrittener Tumoren ist nicht indiziert.

4.3.2.3 Vorgehen bei allgemeiner Inoperabilität

Liegt bei einem auf den Uterus begrenzten Karzinosarkom eine allgemeine Kontraindikation gegen eine Operation vor, ist in Ermangelung jeglicher Alternative im Sinne eines Therapieversuchs am ehesten eine **sequenzielle Radiochemotherapie** wie bei der adjuvanten Radiochemotherapie denkbar. Bei erhaltenem Uterus ist die externe Bestrahlung mit einer intrauterinen Kontakttherapie in Analogie zum Endometriumkarzinom zu kombinieren.

Ist die Chemotherapie kontraindiziert, kann für diese Fälle eine primäre Radiatio, bestehend aus einer alleinigen perkutanen pelvinen Bestrahlung und einer Brachytherapie, durchgeführt werden. Ob bei fortgeschrittenen Tumoren eine Ganzabdomenbestrahlung gerechtfertigt ist, ist zurzeit unklar, kann bei Ausbreitung über das kleine Becken hinaus jedoch in Betracht gezogen werden. Durch diese Maßnahme ist bislang noch kein Effekt auf das Überleben nachgewiesen worden; er ist bei allgemeiner intraabdomineller Dissemination jedoch auch nicht sicher ausgeschlossen. Im entsprechenden Bestrahlungsfeld ist jedoch mit einer erheblichen gastrointestinalen und hepatischen Toxizität, auch mit Todesfolge zu rechnen (77). Die Patientin muss bei einem entsprechenden Therapiewunsch über den nicht nachgewiesenen Nutzen und die Nebenwirkungen der Strahlen- bzw. Radiochemotherapie zweifelsfrei aufgeklärt werden.

Merke: Bei einer allgemeinen Inoperabilität ist bei auf den Uterus begrenzten Tumoren eine pelvine perkutane Bestrahlung in Kombination mit einer intrauterinen Brachytherapie denkbar. Mit einer sequenziellen Radiochemotherapie sind möglicherweise günstigere Ergebnisse zu erzielen. Bei fortgeschrittenen Tumoren ohne extraabdominelle Dissemination führt eine Ganzabdomenbestrahlung statt einer perkutanen pelvinen Radiatio möglicherweise zu besseren Resultaten (Therapieschemata ▶ Kap. 4.3.2.1, adjuvante Radiochemotherapie). Bei einer alleinigen oder zusätzlichen extraperitonealen Ausbreitung ist die Chemotherapie die Therapie der Wahl.

4.3.2.4 Nachsorge

In Analogie zum Endometriumkarzinom soll die Nachsorge auch beim Karzinosarkom **klinisch und symptomorientiert mittels gynäkologischer und allgemeiner Untersuchung** erfolgen. Die Kontrollen sollen für 2 Jahre alle 3 Monate, für die nächsten 3 Jahre alle 6 und danach alle 12 Monate durchgeführt werden. Ein Überlebensgewinn durch aufwändige laborchemische und apparative Untersuchungen konnte bislang nicht belegt werden. Intensivere diagnostische Schritte sollen daher erst bei einem erhobenen Befund oder Symptomatik eingeleitet werden. Die aus einem positiven aber symptomlosen Befund abzuleitenden Konsequenzen sind völlig unklar und nach der derzeitigen Datenlage ohne Effekt auf die Überlebenszeit.

In den sehr seltenen Fällen mit positiven Estrogen- und Progesteronrezeptoren verbietet sich eine Hormonersatztherapie mit Estrogenen. Bei der überwiegenden Mehrheit der rezeptornegativen Karzinosarkome gibt betreffs dieser Indikation keine Daten. Die Pathogenese dieser Tumoren spricht dafür, dass man in Analogie zum rezeptornegativen Endometriumkarzinomen verfahren kann. Eine Therapie mit **Tamoxifen** muss man insgesamt als kontraindiziert ansehen, zumal es in der Genese des Karzinosarkoms eine nicht unerhebliche Rolle spielt. Ist eine Hormontherapie wegen eines simultanen oder metachronen Mammakarzinoms angezeigt, können **Raloxifen oder Aromatasehemmer** bzw. bei jungen Frauen **GnRH-Analoga** in der üblichen Dosierung eingesetzt werden.

Merke: In Analogie zum Endometriumkarzinom soll die Nachsorge klinisch und symptomorientiert mittels gynäkologischer und allgemeiner Untersuchung erfolgen. Die Kontrollen sollen für 2 Jahre alle 3 Monate, für die nächsten 3 Jahre alle 6 und danach alle 12 Monate durchgeführt werden. Ein Überlebensgewinn durch aufwändige laborchemische und apparative Untersuchungen konnte bislang nicht belegt werden. Intensivere diagnostische Schritte sollen daher erst bei einem erhobenen Befund oder Symptomatik eingeleitet werden.

4.3.2.5 Rezidive und Metastasen

Wesentliche Daten sind bereits bei der Prognose des Karzinosarkoms (▶ Kap. 4.3.1) abgehandelt worden. Insgesamt muss damit gerechnet werden, das Rezidive und Metastasen sehr früh nach der Erstbehandlung auftreten. Mitunter liegt schon bei der Erstdiagnose eine Fernmetastasierung vor. Aus diesem Grund wird die Diagnose nicht selten primär an einer Fernmetastase gestellt. Metastasen in der Lunge und Leber sind häufig. In Analogie zum Endometriumkarzinom sind auch Metastasen in der Scheide keine Seltenheit (▶ Abb. 4.19A). Für alle im Folgenden beschriebenen Maßnahmen besteht allgemeiner Konsens, dass es sich um geeignete Therapiemaßnahmen handelt, die nur auf wenigen randomisierten Studien in der Mehrheit jedoch auf klinischer Erfahrung bzw. einer „lower-level evidence" beruhen.

Primäre Operation

Wegen nur weniger wirksamer Substanzen und des i. d. R. nur kurzen progressionsfreien Intervalls unter einer palliativen Chemotherapie sollte beim Karzinosarkom der operativen Behandlung der Vorzug gegeben werden. Die Domäne für die Operation sind **lokalisierte Rezidive im kleinen Becken und in der Bauchhöhle**. Auch bei **Einzelmetastasen in Lunge und Leber** ist eine Resektion zu erwägen. Bedingungen für die Resektion von Lungen- und Leberherden sind Tumorfreiheit im kleinen Becken und fehlende anderweitige Metastasen. Bei mehr als einer aber weniger als 5 Metastasen in Lunge oder Leber ist ein minimal invasives Vorgehen möglich. Infrage kommen eine **LITT** oder eine **SIRT**. Eine **Chemoembolisation** ist gleichfalls denkbar. Erfahrungen bzw. Studien zu den minimal invasiven Maßnahmen sind nicht bekannt.

Es gibt keine validen Daten darüber, ob eine Operation einer palliativen systemischen Therapie überlegen ist. Auch die Operation bleibt bei diesem hochmalignen Tumor letztlich eine hochpalliative Maßnahme (▶ Abb. 4.18 A. B.) Über diesen Tatbestand ist die Patientin vor einem operativen Eingriff zweifelsfrei aufzuklären.

Merke: Wegen der eng begrenzten Wirksamkeit einer palliativen Chemotherapie ist bei lokalisierten Befunden, wenn technisch möglich, eine operative Sanierung mindestens im Sinne eines optimalen Debulkings anzustreben. Das gilt gleichermaßen für minimal invasive Methoden im Bereich der Lunge und der Leber, wenn eine anderweitige Tumorfreiheit vorliegt. Es gibt keine validen Daten, ob eine Operation tatsächlich einer palliativen systemischen Therapie überlegen ist. Ausgedehnte Befunde, Mehrorgan- und diffuse Metastasierung sind als Kontraindikation für eine Operation anzusehen.

Postoperative Strahlen-, Hormon- und Chemotherapie

Bei lokalisierter R1/2 Resektion kann beim Karzinosarkom eine nachfolgende gezielte perkutane Bestrahlung erfolgen. Insbesondere bei operierten Rezidiven im Scheidenbereich kann die Bestrahlung auch durch eine alleinige Brachytherapie realisiert werden. Nach der gegenwärtigen Datenlage zur **Strahlentherapie von Karzinosarkomen**, muss allerdings davon ausgegangen werden, dass eine zusätzliche Radiatio wahrscheinlich keinen Überlebensvorteil nach sich zieht . Entsprechend einer aktuellen NCCN-Category-2A-Empfehlung kann eine zielgerichtete Bestrahlung mit und ohne Chemotherapie appliziert werden. Eine postoperative Ganzabdomenbestrahlung wird nach Category-3 (▶ Kap. 1.7) nicht empfohlen (49). Die Patientin ist vor einer Operation mit oder ohne Bestrahlung darüber aufzuklären, dass der Nutzen aller genannten Maßnahmen nicht erwiesen ist und es sich in der Endkonsequenz um eine hochpalliative Maßnahme handelt.

Bei ausgedehnter R1- bzw. R2- Resektion oder Mehrorganmetastasierung kann **primär eine Chemotherapie** und in begründeten Fällen **bei positiven Estrogen- und Progesteronrezeptoren eine Hormontherapie** in Erwägung gezogen werden. Betreffs einer Hormonbehandlung existiert keine verwertbare Literatur. Alle beschriebenen Maßnahmen gelten als hoch palliativ. Zum Überlebensgewinn liegen keine validen Daten vor. Keine der beschriebenen postoperativen Maßnahmen kann daher derzeit als Standard definiert bzw. ihre Unterlassung als fehlerhaft angesehen werden. Das gilt insbesondere, wenn keine Symptomatik vorliegt.

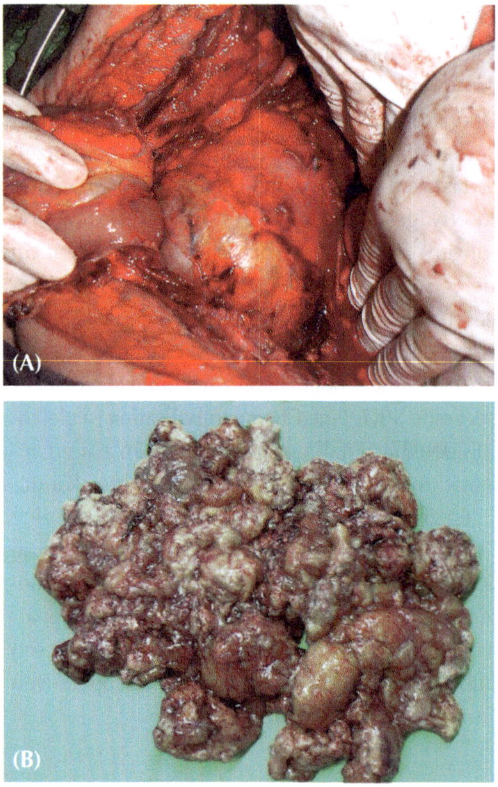

Abb. 4.18 Karzinosarkom – klinischer Verlauf und Tumorausbreitung (III).
(**A**) Das gesamte Becken ausfüllendes enkapsuliertes Rezidiv eines Karzinosarkoms, jetzt makroskopisch tumorfrei operiert, primäre Hysterektomie vor 12 Monaten mit pelviner und paraaortaler Lymphonodektomie.
(**B**) Zerfallendes Tumormaterial aus (**A**), nach 4 Monaten erneut Rezidiv trotz anschließender Bestrahlung.

Merke: Bei lokalisierter R1/2-Resektion kann eine gezielte postoperative perkutane Bestrahlung, eine alleinige Brachytherapie oder ggf. die Kombination beider Verfahren erfolgen. Bei ausgedehnter R1- bzw. R2- Resektion oder Mehrorganmetastasierung kann primär eine Chemotherapie und in begründeten Fällen bei positiven Estrogen- und Progesteronrezeptoren eine Hormontherapie in Erwägung gezogen werden. Keine der genannten Maßnahmen kann derzeit als Standard definiert werden.

Primäre Chemotherapie

Bei ausgedehnten Rezidiven und diffusen Metastasen oder Befunden, die einer Operation und/oder

Strahlentherapie nicht zugänglich sind oder metachron nach diesen Maßnahmen aufgetreten sind, ist eine palliative Chemotherapie des Karzinosarkoms indiziert. Es ist derzeit keine Aussage darüber möglich, ob bei fehlender Symptomatik mit einer systemischen Therapie zunächst abgewartet werden kann. Wegen der relativ kurzen progressionsfreien Zeit unter bzw. nach einer palliativen Chemotherapie, der begrenzten chemotherapeutischen Möglichkeiten und in Analogie zu anderen malignen Tumoren des weiblichen Genitale und der Brust, scheint es sinnvoll zu sein, mit der Behandlung erst bei bestehender Symptomatik oder bedrohlicher Lage der Rezidive zu beginnen. Entscheidend ist die Lebensqualität, die auch durch die Toxizität einer systemischen Therapie bestimmt wird. Da zu dieser Fragestellung keine validen Daten existieren, kann keines der beiden Vorgehensweisen als fehlerhaft angesehen werden. Eine ausführliche Beratung mit der Patientin ist in diesem Fall unumgänglich.

Für die palliative Therapie von Karzinosarkomen gibt es nur wenige wirksame Zytostatika. Das bei den anderen Sarkomen effektive Doxorubicin ist sowohl für sich alleine mit einer Remissionsrate von 10–19 % als auch als Kombinationspartner von Cyclophosphamid eher nicht für die palliative Therapie von Karzinosarkomen geeignet (34). Mit Topotecan wird nur eine Remission von 10 % erzielt (46). Als wirksamste Zytostatika für eine **Monotherapie** gelten **Ifosfamid, Paclitaxel und Cisplatin** mit Remissionsraten von 36, 19 und 18 % (14, 72). Ifosfamid gehört zu den am besten untersuchten Substanzen. In einer randomisierten Studie der GOG wurde eine **Kombination aus Ifosfamid plus Cisplatin** gegen eine Ifosfamid-Monotherapie geprüft (67). Die Ifosfamid/Cisplatin Therapie war bei einer Remissionsrate von 54 % mit einem progressionsfreien Intervall von median 6 Monaten verbunden (Ifosfamid-Monotherapie 36 %, 4 Monate progressionsfreies Intervall). Die Überlebensdauer war mit beiden Regimes identisch, die Toxizität in der Kombination jedoch erheblich. In einer weiteren Phase-II-Studie betrug bei hoher Toxizität und einem medianen progressionsfreien Intervall von nur 2–4 Monaten die Remissionsrate von Cisplatin plus Ifosfamid nur 33 % (57). Aufgrund der erheblichen Toxizität der Kombination kommen die Autoren beider Studien zu dem Schluss, die **Polychemotherapie nur in ausgewählten Fällen** anzuwenden (57, 67).

In einer weiteren randomisierten Phase-III-Studie wurde eine Kombination aus **Ifosfamid und Paclitaxel** gegen eine Ifosfamid-Monotherapie geprüft. Bei einer Responserate von 45 % mit einem medianen progressionsfreien Überleben von 5,8 Monaten war die Kombination der Monotherapie (Remissionsrate 29 %, 3,6 Monate progressionsfreies Intervall) deutlich überlegen. Mit Ifosfamid und Paclitaxel konnte mit 13,5 gegenüber 8,4 Monaten auch ein verlängertes Gesamtüberleben bei einer allerdings erhöhten Rate von Neutropenien und Alopecien erreicht werden (29).

In einer weiteren Untersuchung mit Carboplatin plus Paclitaxel betrug bei tolerabler Toxizität die Remissionsrate von allerdings nur 12 metastasierten und rezidivierten Karzinosarkomen bei einem progressionsfreien Intervall von 12 Monaten sogar 55 % (30). Von derselben Arbeitsgruppe wurde mit dieser Kombination über ähnliche Ergebnisse bei rezidivierten und metastasierten endometrialen Karzinomen berichtet (44). Auf der Basis der **günstigen Resultate mit Carboplatin/Paclitaxel** beim rezidivierten und progredienten Karzinosarkom entwickelt sich diese Kombination zum **Standard in der palliativen Therapie** (30, 59). Ist diese Behandlungsoption nicht möglich, sollte insbesondere bei mäßigem Remissionsdruck bzw. milder bis mäßiger Symptomatik mit einer Ifosfamid-Monotherapie begonnen werden. Ein primärer Einsatz der sehr toxischen Kombinationen aus Ifosfamid plus Paclitaxel oder Ifosfamid plus Cisplatin sollte unter der Voraussetzung eines hohen Remissionsdrucks nur dann erfolgen, wenn eine definitive Kontraindikation zur Gabe von Carboplatin/Paclitaxel vorliegt.

Die berichteten Remissionsraten dürfen nicht darüber hinwegtäuschen, dass das progressionsfreie Intervall i. d. R. median 2–6 Monate nicht überschreitet und nur in einer retrospektiven Untersuchung maximal 14 Monate betrug. Entsprechend zeigen die Tumoren trotz teilweise beeindruckendem Ansprechen meist noch unter der

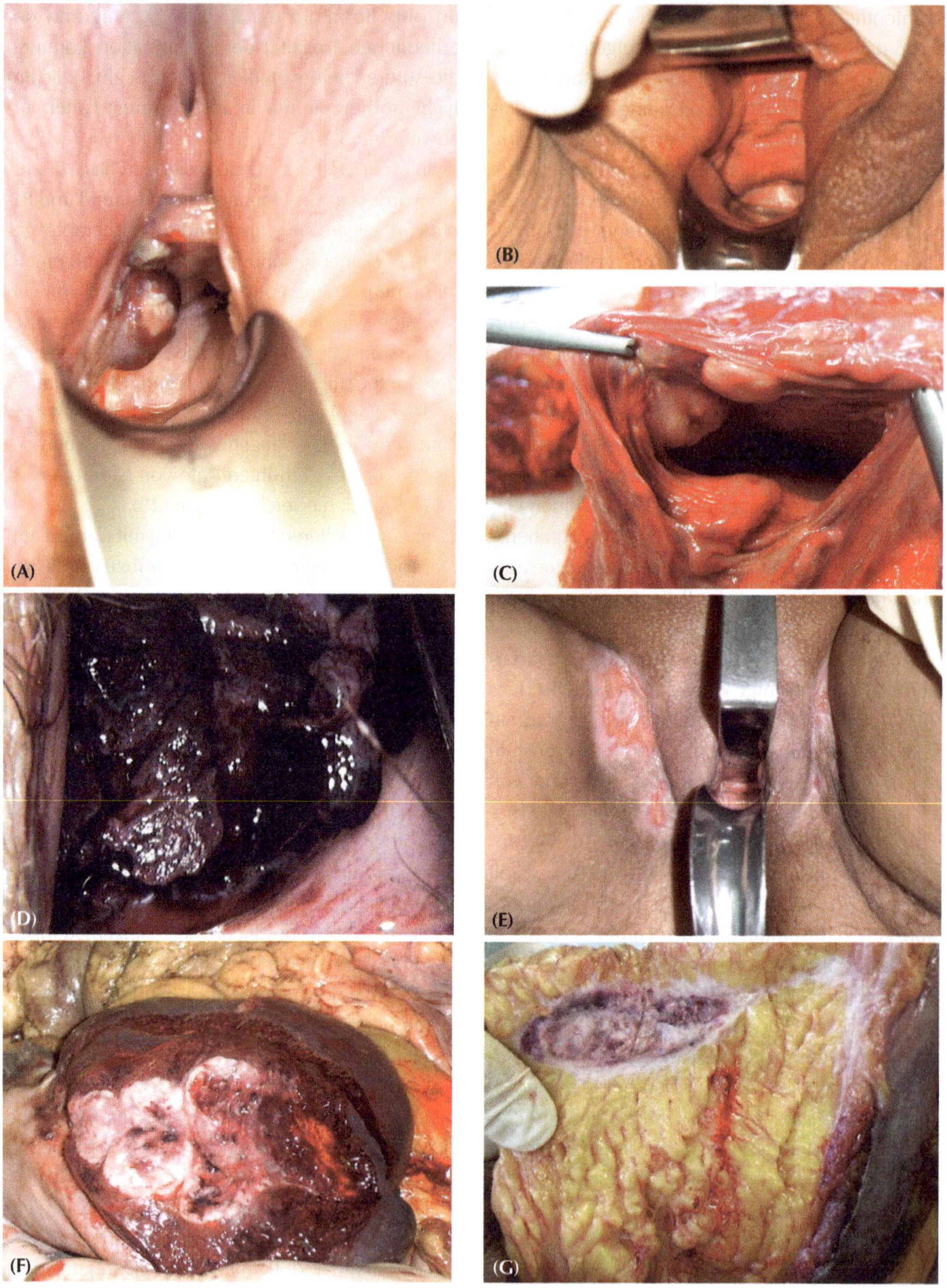

Abb. 4.19 Karzinosarkom – klinischer Verlauf und Tumorausbreitung (IV).
(**A**) Scheidenmetastasen eines heterologen Karzinosarkoms. (**B**) Komplettremission nach 3 Zyklen mit Paclitaxel und Carboplatin. (**C**, Sektionsbefund) Erneutes Rezidiv der Scheide bei allgemeiner Metastasierung, 5 Monate nach Komplettremission. (**D**) Kolposkopischer Befund eines in die Scheide durchgebrochenen, das kleine Becken ausfüllenden Karzinosarkoms. (**E**) Komplettremission des Befundes aus (**D**) nach 3 Zyklen einer Radiochemotherapie mit schwerer Haut- und Hämatotoxizität. Milzmetastasen (**F**) und subkutane Metastasen (**G**) des Befundes aus (**D, E**) Sektionsbefund 10 Monate nach Beginn der palliativen Radiochemotherapie.

Chemotherapie oder kurz nach deren Abschluss einen erneuten Progress (▶ Abb. 4.19 A–G). Neuere Untersuchungen lassen vermuten, dass die Karzinosarkome mit einem dominanten epithelialen Anteil besser auf eine Kombination aus Paclitaxel plus Carboplatin und solche mit einer vorherrschenden Sarkomkomponente besser auf Cisplatin plus Ifosfamid ansprechen (55). Fällt bei sehr hohem Remissionsdruck die Entscheidung zwischen den beiden genannten Kombinationen schwer, ist möglicherweise eine Berücksichtigung der Dominanz der einen oder anderen Komponente hilfreich. Insgesamt ist nach dieser Studie eine epitheliale Dominanz mit einer günstigeren Remissionsrate verbunden.

In weiterer Erprobung befindet sich noch eine Kombination aus **liposomalem Doxorubicin plus Carboplatin**. Bei einer sehr kleinen Fallzahl mit insgesamt 7 rezidivierten Karzinosarkomen wurde in 2 prospektiven Phase II-Studien eine Partialremission von 57 % bei tolerabler Toxizität gesehen. Über das progressionsfreie Intervall liegen keine auswertbaren Daten vor (15, 38). Unter Hinzunahme von Paclitaxel zu dieser Kombination wurde sogar eine Remissionsrate von 62 % bei einer progressionsfreien Zeit von 8,2 Monaten bei tolerabler Toxizität gesehen (56). Wenn sich die Ergebnisse bestätigen lassen, sollte die Anwendung von liposomalem Doxorubicin plus Carboplatin mit und ohne Paclitaxel einer Therapie mit Ifosfamid und Cisplatin vorgezogen werden.

Merke: Bei symptomarmen, nicht bedrohlichen Rezidiven/Metastasen ist wegen des kurzen progressionsfreien Intervalls bei allen Chemotherapien zunächst eine Monotherapie einzusetzen. Eine Progression unter der Monochemotherapie und/oder eine starke bzw. bedrohliche Symptomatik und/oder ein hoher Remissionsdruck erfordern eine Polychemotherapie. Am ehesten ist aus der Sicht der Remissionsrate, der Toxizität und des progressionsfreien Intervalls eine Kombination aus Paclitaxel plus Carboplatin zu empfehlen.

Therapievorschlag	
Monochemotherapie	Ifosfamid 2 g/m² i. v. (Tag 1–3),
Polychemotherapie	Paclitaxel 175 mg/m² i. v. (Tag 1) + Carboplatin AUC 5–6 (Tag 1), q 4 Wochen
	Ifosfamid 1,6 g/m² i. v. (Tag 1–3)+ Paclitaxel 135 mg/m² i. v. (Tag 1), q 3 Wochen
	Ifosfamid 1,5 g/m² i. v. (Tag 1–5) + Cisplatin 20 mg/m² i. v. (Tag 1–5), q 3 Wochen
	PegLiposomal Doxorubicin 40 mg/m² 1 h i. v. + Carboplatin AUC 6 i. v. (Tag 1), q 4 Wochen

Primäre Hormontherapie

Die Karzinosarkome exprimieren in bis zu 24 % Estrogen- und Progesteronrezeptoren (57). In diesen Fällen kann bei nicht bedrohlicher Lokalisation bzw. milder bis mäßiger Symptomatik in Analogie zum Endometriumkarzinom primär eine **Hormontherapie mit Gestagenen** als Therapieversuch vorgenommen werden. Es gibt einen Fallbericht über eine Remission nach 2,5 mg/d **Letrozol** bei einem tamoxifeninduzierten Karzinosarkom mit unbekanntem Rezeptorstatus (76). Eine generelle Empfehlung zur primären Anwendung von **Aromatasehemmern** kann daraus bei rezidiviertem tamoxifeninduziertem (rezeptorpositivem) Karzinosarkom noch nicht abgeleitet werden. Bei rezeptorpositiven Karzinosarkomen sind Aromatasehemmer insbesondere bei einem erneuten Progress unter Gestagenen indiziert, ohne dass gegenwärtig Daten für ein entsprechendes Vorgehen vorliegen. Im Sinne eines Therapieversuch ist auch ihr primärer Einsatz denkbar. In Analogie zum Endometriumkarzinom könnte auch der **Estrogenrezeptorblocker Fulvestrant** wirksam sein. Publikationen zu dieser Fragestellung sind zurzeit nicht verfügbar. Die Anwendung von Aromatasehemmern und Fulvestrant erfolgt off label use. Bei rezeptornegativen Tumoren ist eine Hormontherapie nicht indiziert. Bei fehlender Ansprechbarkeit oder bei erneutem

Progress unter einer Hormonbehandlung muss auf eine Chemotherapie gewechselt werden.

Merke: Eine palliative Hormontherapie kann nur bei rezeptorpositiven Karzinosarkomen mit milder Symptomatik bzw. nicht bedrohlichen Rezidiven in Betracht gezogen werden. An erster Stelle steht die Gabe von Gestagenen. Bei Unwirksamkeit bzw. einem erneuten Progress ist eine Anwendung von Aromatasehemmern eventuell auch Fulvestrant möglich.

Therapievorschlag

Gestagene	Medroxyprogesteronacetat Megestrolacetat	150–200 mg/d oral 80–160 mg/d oral
Aromatasehemmer	Letrozol Anastrozol	2,5 mg/d oral 1 mg/d oral
Estrogenrezeptorblocker	Fulvestrant	250 mg monatlich i. m.

Primäre Bestrahlung

Mit einer alleinigen externen Strahlentherapie von Rezidiven und Metastasen eines Karzinosarkoms liegen kaum Erfahrungen vor. Sie ist am ehesten bei lokalisierten (!) Rezidiven und Fernmetastasen, die keiner Operation zugänglich sind, als gezielte Bestrahlung indiziert. Bei **Metastasen im Scheidenbereich** kann letztere mittels einer **Brachytherapie** realisiert werden. Wegen der gleichfalls stark limitierten Effektivität einer Chemotherapie, kann es zweckmäßig sein in den genannten Fällen vor einer systemischen Behandlung die Strahlentherapie im Sinne eines Therapieversuchs einzusetzen. Die Patientin ist vor einer alleinigen Strahlentherapie dennoch darüber aufzuklären, dass nur eine vorübergehende Remission oder symptomatische Erleichterung ohne Einfluss auf das Überleben zu erreichen ist.

Merke: Die primäre Bestrahlung ist am ehesten bei lokalisierten Rezidiven und Fernmetastasen, die keiner Operation zugänglich sind, als gezielte Bestrahlung indiziert. Wegen der begrenzten Wirksamkeit einer systemischen Therapie kann es zweckmäßig sein die gezielte Bestrahlung als Therapieversuch vor einer Chemotherapie einzusetzen.

Supportive Therapie

Bei einer disseminierten Erkrankung ist in Analogie zu den anderen uterinen Sarkomen wegen der sehr schlechten Prognose des Karzinosarkoms statt einer Chemo- oder Radiotherapie auch eine gute supportive Therapie eine mögliche Option (49).

Merke: Bei einer diffusen Metastasierung ist eine alleinige supportive Behandlung eine akzeptierte Therapieoption.

Neue Entwicklungen

Die GOG vergleicht gegenwärtig in einer randomisierten Phase-III-Studie die Wirksamkeit der Kombination Paclitaxel/Ifosfamid gegen Paclitaxel/Carboplatin bei Stadium I–IV und rezidivierten Karzinosarkomen (3).

Bei der GOG ist außerdem eine Phase-II-Studie (GOG-0232C) in Arbeit, die bei rezidivierten Karzinosarkomen die kombinierte Gabe von Paclitaxel plus Carboplatin mit einem **PARP-Inhibitor** überprüft (3). Poly(ADP-Ribose) polymerase (PARP) ist ein Schlüsselenzym, das für die DNA-Reparatur verantwortlich ist. Es wird durch eine Chemo- bzw. Radiotherapie stimuliert und kann deren Wirksamkeit vermindern. Der PARP-Inhibitor ist in der Lage über eine Hemmung des DNA-Reparaturmechanismus die Sensibilität gegenüber einer Chemo- und/oder Radiotherapie zu erhöhen.

Die Expression von VEGF und EGFR im epithelialen und mesenchymalen Anteil der Karzinosarkom qualifizieren diesen Tumor auch für eine Therapie mit **Antikörpern gegen VEGF** bzw. mit **Tyrosinkinasehemmern**. Ergebnisse von zurzeit laufenden internationalen Studien liegen noch nicht vor.

4.3.3 Literatur

1. Abidi, A., Men, K., Sherman, A., Konia, T., Azodi, M.: Cervical carcinosarcoma: a case report. J. Reprod. Med. 53 (2008) 138–140
2. Akahira, J., Tokunaga, H., Toyoshima, M., Takano, T., Nagase, S., Yoshinaga, K., Tase, T., Wada, Y., Ito, K., Niikura, H., Yamada, H., Sato, A., Sasano, H., Yaegashi, N.: Prognoses and prognostic factors of carcinosarcoma, endometrial stromal sarcoma and uterine leiomyosarcoma: A Comparison with uterine endometrial adenocarcinoma. Oncology 71 (2006) 333–340
3. Alvarez, R.: Gynecologic Oncology Group Report, January 2009. Gynecol. Oncol. 113 (2009) 14–15
4. Amant, F., de la Rey, M., Dorfling, C. M., van der Walt, L., Dreyer, G., Dreyer, L., Vergote, I., Lindeque, B. G., Van Rensburg, E. J.: PTEN mutations in uterine sarcomas Gynecol. Oncol. 85 (2002) 165–699
5. Amant, F., Cadron, I., Fuso, L., Berteloot, P., de Jonge, E., Jacomen, G., Van Robaeys, J., Neven, P., Moerman, P., Vergote, I.: Endometrial carcinosarcomas have a different prognosis and pattern of spread compared to high-risk epithelial endometrial cancer. Gynecol. Oncol. 98 (2005) 274–280
6. Arenas, M., Rovirosa, A., Hernández, V., Ordi, J., Jorcano, S., Mellado, B., Biete, A.: Uterine sarcomas in breast cancer patients treated with tamoxifen. Int. J. Gynecol. Cancer 16 (2006) 861–865
7. ASTEC/EN.5 Study Group, Blake, P, Swart, A. M, Orton, J., Kitchener, H., Whelan, T., Lukka, H., Eisenhauer, E., Bacon, M., Tu, D., Parmar, M. K., Amos C., Murray, C., Qian, W.: Adjuvant external beam radiotherapy in the treatment of endometrial cancer (MRC ASTEC and NCIC CTG EN.5 randomised trials): pooled trial results, systematic review, and meta-analysis. Lancet 373 (2009) 137–146
8. ASTEC study group, Kitchener, H., Swart, A. M., Qian, Q., Amos, C., Parmar, M. K.: Efficacy of systematic pelvic lymphadenectomy in endometrial cancer (MRC ASTEC trial): a randomised study. Lancet 373 (2009) 97–99
9. Bansal, N,, Herzog, T. J., Seshan, V. E., Schiff, P. B., Burke, W. M., Cohen, C. J., Wright, J. D.: Uterine carcinosarcomas and grade 3 endometrioid cancers: evidence for distinct tumor behavior. Obstet. Gynecol. 112 (2008) 64–70
10. Booth, C., Zahn, C. M., McBroom, J., Maxwell, G. L.: Retroperitoneal müllerian carcinosarcoma associated with endometriosis: a case report. Gynecol. Oncol. 93 (2004) 546–549
11. Callister, M., Ramondetta, L. M., Jhingran, A., Burke, T. W., Eifel, P. J.: Malignant mixed Müllerian tumors of the uterus: analysis of patterns of failure, prognostic factors, and treatment outcome. Int. J. Radiat. Oncol. Biol. Phys. 58 (2004) 786–796
12. Cimbaluk, D., Rotmensch, J., Scudiere, J., Gown, A., Bitterman, P.: Uterine carcinosarcoma: immunohistochemical studies on tissue microarrays with focus on potential therapeutic targets. Gynecol. Oncol. 105 (2007) 138–144
13. Cormio, G., Loizzi, V., Nardelli, C., Fattizzi, N., Selvaggi, L.: Non-puerperal uterine inversion due to uterine sarcoma. Gynecol. Obstet. Invest. 61 (2006) 171–173
14. Curtin, J. P., Blessing, J. A., Soper, J. T., DeGeest, K.: Paclitaxel in the treatment of carcinosarcoma of the uterus: a gynecologic oncology group study. Gynecol. Oncol. 83 (2001) 268–20
15. Du Bois, A., Pfisterer, J., Burchardi, N., Loibl, S., Huober, J., Wimberger, P., Burges, A., Stähle, A., Jackisch, C., Kölbl, H.: Arbeitsgemeinschaft Gynäekologische Onkologie Studiengruppe Ovarialkarzinom; Kommission Uterus. Combination therapy with pegylated liposomal doxorubicin and carboplatin in gynecologic malignancies: a prospective phase II study of the Arbeitsgemeinschaft Gynäekologische Onkologie Studiengruppe Ovarialkarzinom (AGO-OVAR) and Kommission Uterus (AGO-K-Ut). Gynecol. Oncol. 107 (2007) 518–525
16. Dusenbery, K. E., Potish, R. A., Argenta, P. A., Judson, P. L.: On the apparent failure of adjuvant pelvic radiotherapy to improve survival for women with uterine sarcomas confined to the uterus. Am. J. Clin. Oncol. 28 (2005) 295–300
17. El Maalouf, G., Duvillard, P., Rey, A., Morice P., Haie-Meder, Ch., Lhommé, C., Pautier, P.: Clinical features, recurrence patterns and treatment in endometrial stromal sarcomas: a thirty-year single-institution experience. J. Clin. Oncol. 26 (15S) (2008) Abstr. 10547
18. Emoto, M., Charnock-Jones, D. S., Licence, D. R., Ishiguro, M., Kawai, M., Yanaihara, A, Saito T., Hachisuga, T., Iwasaki, H., Kawarabayashi, T., Smith, S.K.: Localization of the VEGF and angiopoietin genes in uterine carcinosarcoma. Gynecol. Oncol. 95 (2004) 474–482
19. Fleming, G. F.: Systemic chemotherapy for uterine carcinoma: metastatic and adjuvant. J. Clin. Oncol. 25 (2007) 2983–2989
20. Gadducci, A., Cosio, S., Romanini, A., Genazzani, A. R.: The management of patients with uterine sarcoma: a debated clinical challenge. Crit. Rev. Oncol. Hematol. 65 (2008) 129–142
21. Gallup, D. G., Gable, D. S., Talledo, O. E., Otken L. B. Jr.: A clinical-pathologic study of mixed müllerian tumors of the uterus over a 16-year period--the Medical College of Georgia experience. Am. J. Obstet. Gynecol. 161 (1989) 533–538
22. George, E., Lillemoe, T. J., Twiggs, L. B., Perrone, T.: Malignant mixed müllerian tumor versus high grade endometrial carcinoma and aggressive variants of endometrial carcinoma: a comparative

analysis of survival. Int. J. Gynecol. Pathol. 14 (1995) 39–44
23. Gerszten, K., Faul, C., Kounelis, S., Huang, Q., Kelley, J., Jones M. W.: The impact of adjuvant radiotherapy on carcinosarcoma of the uterus. Gynecol. Oncol. 68 (1998) 8–13
24. Guarino, M., Giordano, F., Pallotti, F., Polizzotti, G., Tricomi, P, Cristofori, E.: Malignant mixed müllerian tumor of the uterus. Features favoring its origin from a common cell clone and an epithelial-to-mesenchymal transformation mechanism of histogenesis. Tumori 84 (1998) 391–397
25. Guedea F., Rovirosa A., Anglada L., Delannes M., Marin S., DuBois J.-B., Daly-Schveitzer N.: Impact of radiotherapy on local control and survival in uterine sarcomas: a retrospective study from the group oncologic català-occità. Int. J. Radiat. Oncol. Biol. Phys. 44 (1999) 47–52
26. Hanprasertpong, J., Wootipoom, V., Hanprasertpong, T. J.: Non-puerperal uterine inversion and uterine sarcoma (malignant mixed müllerian tumor): report of an unusual case. Obstet. Gynaecol. Res. 30 (2004) 105–108
27. Hensley, M. L.: Uterine sarcomas and carcinosarcomas: Advances for advanced disease and updates on adjuvant therapy. Educational 2006, Am. Soc. Clin. Oncol. 301–304
28. Hogberg, T., Rosenberg, P., Kristensen, G., Oliviera, C. F. de, Christensen, R. dePont, Sorbe, B., C Lundgren, C., Andersson, H., Salmi, T., Reed, N. S . (on behalf of NSGO and EORTC): A randomized phase-III study on adjuvant treatment with radiation (RT) ± chemotherapy (CT) in early stage high-risk endometrial cancer (NSGO-EC-9501/EORTC 55991). ASCO 2007, Abstract 5503
29. Homesley, H. D., Filiaci, V., Markman, M., Bitterman, P., Eaton, L., Kilgore, L. C., Monk, B. J., Ueland F. R.: Phase III trial of ifosfamide with or without paclitaxel in advanced uterine carcinosarcoma: a gynaecologic oncology group study. J. Clin. Oncol. 25 (2007) 526–531
30. Hoskins, P. J., Le, N., Ellard, S., Lee, U., Martin, L. A., Swenerton, K. D., Tinker, A. V.: Carboplatin plus paclitaxel for advanced or recurrent uterine malignant mixed mullerian tumors. The British Columbia Cancer Agency experience. Gynecol. Oncol. 108 (2008) 58–62
31. Hoskins, P. J., Le, N.: Preoperative tumor markers at diagnosis in women with malignant mixed müllerian tumors/carcinosarcoma of the uterus. Int. J. Gynecol. Cancer 18 (2008) 1200–1201
32. Huang, G. S., Chiu, L. G., Gebb, J. S., Gunter, M. J., Sukumvanich, P., Goldberg, G. L., Einstein, M. H.: Serum CA125 predicts extrauterine disease and survival in uterine carcinosarcoma. Gynecol. Oncol. 107 (2007) 513–517
33. Inthasorn, P., Carte, J., Valmadr, S., Beale, P., Russell, P., Dalrymple, C.: Analysis of clinicopathologic factors in malignant mixed Müllerian tumors of the uterine corpus. Int. J. Gynecol. Cancer. 12 (2002) 348–353
34. Kanjeekal, S., Chambers, A., Fung, M. F., Verma, S.: Systemic therapy for advanced uterine sarcoma: a systematic review of the literature. Gynecol. Oncol. 97 (2005) 624–637
35. Kelly, K.-L., J., Craighead, P. S.: Characteristics and management of uterine sarcoma patients treated at the Tom Baker Centre. Int. J. Gynecol. Cancer 15 (2005)132–139
36. Koivisto-Korander, R., Butzow, R., Koivisto, A.-M., Leminen, A.: Clinical outcome and prognostic factors in 100 cases of uterine sarcoma: Experience in Helsinki University Central Hospital 1990 – 2001. Gynecol. Oncol. 111 (2008) 74 – 81
37. Kokawa, K., Nishiyama, K., Ikeuchi, M., Ihara, Y., Akamatsu, N., Enomoto, T., Ishiko, O., Motoyama, S., Fujii, S., Umesaki, N.: Clinical outcomes of uterine sarcomas: results from 14 years worth of experience in the kinki district in Japan (1990–2003). Int. J. Gynecol. Cancer 16 (2006) 1358–1363
38. Lê, L. H., Swenerton, K. D., Elit, L., Provencher, D. M., Stuart, G. C., LE, T., Lee, U., Rodgers, A., Pond, G. R., Hu, H., Oza, A. M.: Phase II multicenter open-label study of carboplatin and pegylated liposomal doxorubicin in uterine and cervical malignancies. Int. J. Gynecol. Cancer 15 (2005) 799–806
39. Leng, J., Lang, J., Guo, L., Li, H., Liu, Z.: Carcinosarcoma arising from atypical endometriosis in a cesarean section scar. Int. J. Gynecol. Cancer 16 (2006) 432–435
40. Löning, T.: Funktionelle Morphologie und Pathologie des Myometriums. In: Löning, T., Riethdorf, L. (Hrsg.): Pathologie der weiblichen Genitalorgane III – Pathologie des Uterus der Vagina und Vulva. Springer, Berlin - Heidelberg - New York 2001, 652–704
41. Major, F. J., Blessing, J. A., Silverberg, S. G., Morrow, C. P., Creasman, W. T., Currie, J. L., Yordan, E., Brady, M. F.: Prognostic factors in early-stage uterine sarcoma. A Gynecologic Oncology Group study. Cancer 71 (Suppl 4) (1993) 1702–1709
42. Makker, V., Abu-Rustum, N. R., Alektiar, K. M., Aghajanian, C. A., Zhou, Q., Iasonos, A., Hensley, M. L. A.: Retrospective assessment of outcomes of chemotherapy-based versus radiation-only adjuvant treatment for completely resected stage I-IV uterine carcinosarcoma. Gynecol. Oncol. 111 (2008) 249–254
43. Matsuura, M., Suzuki, T., Morishita, M., Tanaka, R., Ito, E., Saito, T.: Chemotherapy (CT) with radiotherapy versus CT alone for FIGO Stage IIIc endometrial cancer. Eur. J. Gynaecol. Oncol. 30 (2009) 40–44

44. Mazgani, M., Le, N., Hoskins, P. J.: Reuse of carboplatin and paclitaxel in patients with relapsed endometrial cancer -- the British Columbia Cancer Agency experience. Gynecol. Oncol. 111 (2008) 474–477
45. Menczer, J., Levy, T., Piura, B., Chetrit, A., Altaras, M., Meirovitz, M., Glezerman, M., Fishman, A.: A comparison between different postoperative treatment modalities of uterine carcinosarcoma. Gynecol. Oncol. 97 (2005) 166–170
46. Miller, D. S., Blessing, J. A., Schilder, J., Munkarah, A., Lee, Y. C.: Phase II evaluation of topotecan in carcinosarcoma of the uterus: a Gynecologic Oncology Group study. Gynecol. Oncol. 98 (2005) 217–21
47. Moinfar, F., Azodi, M., Tavassoli, F. A.: Uterine sarcomas. Pathology 39 (2007) 55–71
48. Mourton, S. M., Xing, G. B., Leiserowitz, G. S.: Survival of patients with uterine carcinosarcoma: Analysis of risk factors. Gynecol. Oncol. 108 (2008) S32–S33
49. National Comprehensive Cancer Network: NCCN Practice Guidelines in Oncology –Uterine neoplasms. V.2.2009 www.nccn.org
50. Nemani, D., Mitra, N., Guo, M., Lin, L.: Assessing the effects of lymphadenectomy and radiation therapy in patients with uterine carcinosarcoma: a SEER analysis. Gynecol. Oncol. 111 (2008) 82–88
51. Nordal, R. R., Kristensen, G. B., Stenwig, A. E., Nesland, J. M., Pettersen, E. O., Trope, C. G.: An evaluation of prognostic factors in uterine carcinosarcoma. Gynecol. Oncol. 67 (1997) 316–321
52. Nout, R. A., Putter, H., Jürgenliemk-Schulz, I. M., Jobsen, J. J., Lutgens, L. C., van der Steen-Banasik, E. M., Mens, J. W., Slot, A., Stenfert Kroese, M. C., van Bunningen, B. N., Smit, V. T., Nijman, H. W., van den Tol, P. P., Creutzberg, C. L.: Quality of life after pelvic radiotherapy or vaginal brachytherapy for endometrial cancer: first results of the randomized PORTEC-2 trial. J. Clin. Oncol. 27 (2009) 3547–56
53. Nucci, M. R., Quade, B. J.: Uterine mesenchymal tumors. In: Crum, P. C., Lee, K. R. (eds.) Diagnostic gynecologic and obstetric pathology. Elsevier-Saunders, Philadelphia 2006, 611–673
54. Omura, G. A., Blessing, J. A., Major, F., Lifshitz, S., Ehrlich, C. E., Mangan, C., Beecham, J., Park, R., Silverberg, S.: A randomized clinical trial of adjuvant adriamycin in uterine sarcomas: a Gynecologic Oncology Group Study. J. Clin. Oncol. 3 (1985) 1240–1245
55. Ozguroglu, M., Bilici, A., Ilvan, S., Turna, H., Atalay, B., Mandel, N., Sahinler, I.: Determining predominating histologic component in malignant mixed müllerian tumors: is it worth it? Int. J. Gynecol. Cancer 18 (2008) 809–812
56. Pectasides, D., Pectasides, E., Papaxoinis, G., Xiros, N., Sykiotis, C., Papachristodoulou, A., Tountas, N., Panayiotides, J., Economopoulos, T.: Combination chemotherapy with carboplatin, paclitaxel and pegylated liposomal doxorubicin for advanced or recurrent carcinosarcoma of the uterus: clinical experience of a single institution. Gynecol. Oncol. 110 (2008) 299–303
57. Ramondetta, L. M., Burke, T. W., Jhingran, A., Schmandt, R., Bevers, M. W., Wolf, J. K., Levenback, C. F., Broaddus, R.: A phase II trial of cisplatin, ifosfamide, and mesna in patients with advanced or recurrent uterine malignant mixed müllerian tumors with evaluation of potential molecular targets. Gynecol. Oncol. 90 (2003) 529–536
58. Reed, N. S., Mangioni, C., Malmström, H., Scarfone, G., Poveda, A., Pecorelli, S., Tateo, S., Franchi, M., Jobsen, J. J., Coens, C., Teodorovic, I., Vergote, I., Vermorken, J. B.: Phase III randomised study to evaluate the role of adjuvant pelvic radiotherapy in the treatment of uterine sarcomas stages I and II: an European organisation for research and treatment of cancer gynaecological cancer group study (protocol 55874). Eur. J. Cancer 44 (2008) 808–818
59. Reed, N. S.: The management of uterine sarcomas. Clin. Oncol. 20 (2008) 470–478
60. Salazar, O. M., Bonfiglio, T. A., Patten, S. F., Keller, B. E., Feldstein, M. L., Dunne, M. E., Rudolph, J. H.: Uterine sarcomas: analysis of failures with special emphasis on the use of adjuvant radiation therapy, natural history, treatment and prognosis. Cancer 42 (1978) 1161–1170
61. Scott McMeekin, D.: Sarcoma of the uterus. In: DiSaia, P. J., Creasman, W. T. (eds.). Clinical Gynecologic Oncology. 7th ed. Mosby Elsevier 2007, 185–199
62. Semczuk, A., Skomra, D., Chyzy□ska, M., Szewczuk, W., Olcha, P., Korobowicz, E.: Immunohistochemical analysis of carcinomatous and sarcomatous components in the uterine carcinosarcoma: a case report. Pathol. Res. Pract. 204 (2008) 203–207
63. Silverberg, S. G., Major, F. J., Blessing, J., Fetter, B., Askin, F. B., Liao, S. Y., Miller A.: Carcinosarcoma (malignant mixed mesodermal tumor) of the uterus. A Gynecologic Oncology Group pathologic study of 203 cases. Int. J. Gynecol. Pathol. 9 (1990) 1–19
64. Sleijfer, S., Seynaeve, C., Verweij, J.: Gynaecological sarcomas. Curr. Opin. Oncol. 19 (2007) 492–496
65. Sreenan, J. J., Hart, W. R.: Carcinosarcomas of the female genital tract. A pathologic study of 29 metastatic tumors: further evidence for the dominant role of the epithelial component and the conversion theory of histogenesis. Am. J. Surg. Pathol. 19 (1995) 666–674
66. Sumathi, V. P., Murnaghan, M., Dobbs S. P., McCluggage, W. G.: Extragenital müllerian carcinosarcoma arising from the peritoneum: report of two cases. Int. J. Gynecol. Cancer. 12 (2002) 764–767

67. Sutton, G., Brunetto, V. L., Kilgore, L., Soper, J. T., McGehee, R., Olt, G., Lentz, S. S., Sorosky, J., Hsiu, J. G.: A phase III trial of ifosfamide with or without cisplatin in carcinosarcoma of the uterus: A Gynecologic Oncology Group study. Gynecol. Oncol. 79 (2000) 147–153
68. Sutton, G., Kauderer, J., Carson, L. F., Lentz, S. S., Whitney, C. W., Gallion, H.: Adjuvant ifosfamide and cisplatin in patients with completely resected stage I or II carcinosarcomas (mixed mesodermal tumors) of the uterus: a Gynecologic Oncology Group study. Gynecol. Oncol. 96 (2005) 630–634
69. Sutton, G., Kavanagh, J., Wolfson, A., Tornos, C.: Corpus: mesenchymal tumors. In: Hoskins, W. J., Perez, C. A., Young, R. C., Barakat, R. R., Markman, M., Randall, M. E. (eds.): Principles and practice of gynecologic oncology. Lippincott Williams & Wilkins, Philadelphia 2005, 873–894
70. Szukala, S. A., Marks, J. R., Burchette, J. L., Elbendary, A. A., Krigman, H. R.: Co-expression of p53 by epithelial and stromal elements in carcinosarcoma of the female genital tract: an immunohistochemical study of 19 cases. Int. J. Gynecol. Cancer 9 (1999) 131–136
71. Temkin, S. M., Hellmann, M., Lee, Y. C., Abulafia, O.: Early-stage carcinosarcoma of the uterus: the significance of lymph node count. Int. J. Gynecol. Cancer 17 (2007) 215–219
72. Thigpen, J. T., Blessing, J. A., Beecham, J,, Homesley, H,, Yordan, E.: Phase II trial of cisplatin as first-line chemotherapy in patients with advanced or recurrent uterine sarcomas: a Gynecologic Oncology Group study. J Clin. Oncol. 9 (1991) 1962–1966
73. Tsikouras, P., Liberis, V., Galazios, G., Savidis, A., Grapsa, A., Grapsas, X., Teichmann, A. T., Maroulis, G.: Uterine sarcoma: a report of 57 cases over a 16-year period analysis. Eur. J. Gynaecol. Oncol. 29 (2008) 129–34
74. Vaida, A. P., Horowitz, N. S., Oliva, E., Halpern, E. F., Duska, L. R.: Uterine malignant mullerian tumors should not be included in studies of endometrial cancers. Gynecol. Oncol. 103 (2006) 684–687
75. Varela-Duran, J., Nochomovitz, L. E., Prem, K. A., Dehner, L. P.: Postirradiation mixed müllerian tumors of the uterus: a comparative clinicopathologic study. Cancer 45 (1980) 1625–1631
76. Wang, X., Tangjitgamol, S., Liu J., Kavanagh, J. J.: Response of recurrent uterine high-grade malignant mixed müllerian tumor to letrozole. Int. J. Gynecol. Cancer 15 (2005) 1243–1248
77. Wolfson, A. H., Brady, M. F., Rocereto, T., Mannel, R. S., Lee, Y. C., Futoran, R. J., Cohn, D. E., Ioffe, O. B.: A gynecologic oncology group randomized phase III trial of whole abdominal irradiation (WAI) vs. cisplatin-ifosfamide and mesna (CIM) as post-surgical therapy in stage I–IV carcinosarcoma (CS) of the uterus. Gynecol. Oncol. 107 (2007) 177–185
78. Wright, J. D., Seshan, V. E., Shah, M., Schiff, P. B., Burke, W. M., Cohen, C. J., Herzog, T. J.: The role of radiation in improving survival for early-stage carcinosarcoma and leiomyosarcoma. Am. J. Obstet. Gynecol. 199 (2008) 536.e1–8
79. Wong, L., See, H. T., Khoo-Tan, H. S., Low, J. S., Ng, W. T., Low, J. J.: Combined adjuvant cisplatin and ifosfamide chemotherapy and radiotherapy for malignant mixed müllerian tumors of the uterus. Int. J. Gynecol. Cancer 16 (2006) 1364–1369
80. Wu, T. I., Hsu, K. H., Huang, H. J., Hsueh, S., Chou, H. H., Tsai, C. S., Ho, K. C., Chao, A., Chang, T. C., Lai, C. H.: Prognostic factors and adjuvant therapy in uterine carcinosarcoma. Eur. J. Gynaecol. Oncol. 29 (2008) 483–488
81. Yamada, S. D., Burger, R. A., Brewster, W. R., Anton, D., Kohler, M. F., Monk, B. J.: Pathologic variables and adjuvant therapy as predictors of recurrence and survival for patients with surgically evaluated carcinosarcoma of the uterus. Cancer 88 (2000) 2782–2786

Register